Dr. med. Dorothee Biener

WIR SUPER HELDINNEN

Eine Frauenärztin verrät, was du schon immer über deinen Körper wissen wolltest

PENGUIN VERLAG

MIX
Papier | Fördert gute Waldnutzung
FSC® C014496

Penguin Random House Verlagsgruppe FSC® N001967

1. Auflage

in der Penguin Random House Verlagsgruppe GmbH,
Neumarkter Str. 28, 81673 München
produktsicherheit@penguinrandomhouse.de
(Vorstehende Angaben sind
zugleich Pflichtinformationen nach GPSR)

Illustrationen: Sabine Timmann
Umschlaggestaltung: zero-media.net
Umschlagabbildungen: FinePic®, München
Satz: KCFG – Medienagentur
Druck und Bindung: GGP Media GmbH
Printed in Germany
ISBN 978-3-328-11234-1

www.penguin-verlag.de

Inhalt

Liebe Leserin und lieber Leser,

ich freue mich sehr, dass du hier bist!
Gemeinsam mit dir möchte ich mir eines der spannendsten Themen überhaupt ansehen: die Frau, eine echte Superheldin. In diesem Buch machen wir eine Reise durch das Wunderwerk des weiblichen Körpers, es geht um Brust, Vulva, Klitoris, Vagina, Gebärmutter, Eierstöcke und um Eizellen, Hormone und Zyklus. Wir schauen uns an, wie es funktioniert und wie du dich und deinen Körper noch besser kennenlernen kannst. Natürlich sprechen wir auch über typisch weibliche Erkrankungen, wie du sie erkennen und was du vorbeugend dagegen tun kannst. Wir beleuchten die weibliche Sexualität und suchen die Wahrheit hinter einer Menge Mythen, die auch heute noch überall herumschwirren. Und natürlich werden wir uns eine Menge spannender Fälle aus meiner Arbeit als Ärztin ansehen. Mein Ziel als Frauenärztin ist es, dir möglichst viele gute Informationen und verständliche Erklärungen zu liefern, damit du dir ein eigenes Bild vom Wunderwerk Frau machen kannst. Eine moralische Bewertung von meiner Seite wirst du hier nicht finden, genauso wenig wie eine eindeutige Empfehlung für oder gegen ein bestimmtes Vorgehen. Das Einzige, was ich dir wirklich nachhaltig ans Herz legen kann, ist, achtsam und liebevoll mit dir umzugehen und auf dich und deinen wunderbaren Körper zu hören!

Viel Spaß beim Lesen!

Dorothee Biener

Es geht los

Frauen sind spektakulär, großartig und absolut bewundernswert. Genau um die Superheldin »Frau« geht es hier – um den weiblichen Körper, um seine Besonderheiten und die Dinge, die ihn so liebenswert machen! Denn obwohl wir einfach ständig begeistert vom großartigen Frauenkörper sein könnten, empfinden wir verrückterweise oft genau das Gegenteil. Viel zu viel Zeit verbringen wir mit der Frage, ob wir nicht vielleicht zu klein, zu groß, zu dick, zu dünn, zu alt oder zu jung sind. Wir machen uns endlos viele Gedanken über unsere möglichen Schwächen und vergessen darüber ganz, wie fantastisch unser Körper funktioniert und wie großartig er das allermeiste ganz von allein wuppt.

Ein Beispiel? Während du dies liest, wird deine Körperkerntemperatur gleichmäßig bei 37 ° Celsius gehalten, du atmest, ohne darüber nachdenken zu müssen, dein Herz schlägt regelmäßig. Vielleicht verdaust du gerade ein köstliches Essen oder dein Körper macht sich bereit für die nächste Mahlzeit. Dein Gehirn verarbeitet die Sätze, die du liest, und lässt Bilder vor deinem inneren Auge entstehen. Eventuell untermalt es diese Bilder sogar mit Emotionen. So musst du vielleicht lächeln, wenn du liest, dass ich beim Schreiben dieses Satzes sehr vergnügt war. Beim Lesen steuern Hormone deine Wachheit, deinen Stoffwechsel, deine Aktivität, das Gleichgewicht zwischen Aufbau und Abbau in deiner Muskulatur und deinen Knochen und die Funktion deiner Sexualorgane. Und dafür brauchst du nicht das Geringste zu tun. Es läuft einfach. Ob du gerade vor der Pubertät, mittendrin, erwachsen und am Zyklusanfang oder -ende oder in der Menopause bist, dein Körper richtet sich perfekt auf deinen aktuellen Lebensmoment und deine damit verbundenen Bedürfnisse ein. Sehr gekonnt passt er sich zudem den tagesaktuellen Anforderungen an. Du musst nichts davon bewusst steuern, planen oder aktiv in die Tat umsetzen. Die Milliarden von einzelnen Zellen, aus denen dein Körper sich zusammensetzt, arbeiten perfekt synchron als großes Ganzes zusammen. Das haben sie schon getan, als sie erst zu wenigen im Bauch deiner Mutter waren, und das tun sie jetzt, wo du das gerade liest. Manche der körperlichen Vorgänge passieren immerzu wie die Atmung oder der Herzschlag, der schon in der 5. Schwangerschaftswoche in der Entwicklung des Embryos einsetzt und nicht mehr aufhört, bis du stirbst. Andere Vorgänge spielen nur in bestimmten Lebensphasen eine Rolle (zum Beispiel als Kleinkind oder als älterer Mensch) oder kommen sogar nur in einzelnen Lebenssituationen vor. Aber auch dafür hat dein Körper ein Skript.

Stellen wir uns vor, du bist verliebt! Wow, allein, wenn du an die Person denkst, die dein Herz höherschlagen lässt (man beachte die vielen körperorientierten Redewendungen, die wir, ohne darüber nachzudenken, im Alltag benutzen), wird dir warm, deine Wangen werden besser durchblutet, dein Gehirn arbeitet auf Hochtouren. Die Botenstoffe, die deine Stimmung regulieren, lassen die Welt vor deinen Augen rosarot erscheinen, während die Hormone, die bei Aufregung freigesetzt werden, einen deutlichen Anstieg verzeichnen. Dein Körper gibt Vollgas. Schlaf? Brauchst du kaum noch. Regelmäßige Nahrungsaufnahme? Nebensächlich. Stundenlanges Schwärmen und Träumen? Gar kein Problem, dein Körper ist in solchen Phasen zu Höchstleistungen fähig.

Jetzt stellen wir uns vor, deine verliebten Gefühle werden erwidert, und ein Date steht an. Dein Körper legt, was Wachheit und Aufregung angeht, noch eine Schippe drauf. Du machst dich schön, kümmerst dich um deine Kleidung und dein Aussehen. Vielleicht denkst du darüber nach, was du tun kannst, um witzig und charmant zu wirken. Dein Körper ist in dieser Zeit hochaktiv. Du bildest Pheromone, also Duftstoffe, die man nicht bewusst riechen kann, die wir Menschen als Säugetiere aber trotzdem wahrnehmen und die eine große Rolle im Paarungsverhalten / Sexualleben spielen. In deinem Bauch kribbelt es, du bist hibbelig und kannst kaum stillhalten, vielleicht musst du vor Aufregung ständig aufs Klo. Manche Menschen müssen sich vor positiver Aufregung sogar übergeben. Kein Wunder, denn der Körper schüttet wegen der Aufregung mehr Adrenalin und andere aktivierende Botenstoffe aus. Du bist wacher als sonst, deine Pupillen sind weit gestellt, und alles befindet sich in positiver Alarmbereitschaft.

Jetzt läuft es richtig gut bei deinem Date, und du bist dir sicher, noch nie in so schöne braune, blaue oder grüne Augen gesehen zu haben, noch nie so sehr über lustige Sprüche gelacht oder über interessante Äußerungen des anderen nachgedacht zu haben. Du bekommst Lust auf Körperkontakt, auf Berührungen und auf Sex. Wieder geht dein Körper mit. Die Durchblutung von Klitoris und Scheide nimmt zu, vielleicht spürst du, wie du leicht(er) feucht wirst. Du findest es nicht nur erträglich, dass ein anderer Mensch dir nahekommt, du findest es sogar angenehm, stimulierend und sexy. In deinem Gehirn kommt das Angstzentrum zur Ruhe, und die Areale, die mit Erregung und Bindung zu tun haben, springen an. Du fasst jemand anderen an, lässt dich auf einen ganz engen körperlichen Kontakt ein. Du tolerierst dabei ein viel größeres Maß an Nähe, als du es zum Beispiel in der U-Bahn ertragen könntest; auch das müssen dein Gehirn und dein Körper möglich machen. Jetzt ist es sogar so, dass du Nähe nicht nur angenehm findest, sondern dass sie mit Erregung verbunden ist. Vielleicht fegt die Lust wie ein Tsunami über dich hinweg, und du fragst dich in diesem Moment garantiert nicht, haben meine Zellen genügend Adenosintriphosphat zur Verfügung oder tun die Lactatdehydrogenase und die Acyl-CoA-Synthetase ihre Arbeit?

Die Antwort auf all diese Fragen ist im Übrigen mit einer hohen Wahrscheinlichkeit ja. Du musst nicht darüber nachdenken, ob es schwierig ist, die Scheide feucht werden und die Klitoris anschwellen zu lassen. Du brauchst deinem Körper nicht zu sagen: »Jetzt ist Erregung dran.« Das weiß dein Körper ganz von allein, und er regelt alles, was von Körperseite her zu tun ist. Natürlich muss man Sex lernen genauso wie andere Dinge, und natürlich muss man herausfinden, was einem guttut oder eben nicht. Und natürlich gibt es bei allen Körperfunktionen auch mögliche Probleme und Sollbruchstellen. Aber die meiste Zeit weiß der wunderbare Frauenkörper sehr genau, was er tun muss, und regelt hunderttausend Dinge still, leise und ohne großes Aufheben. Dafür sorgen Tausende und Abertausende von Stoffwechselvorgängen, Hormonverschaltungen und Steuerungsmechanismen, die ablaufen, ohne dass wir uns auch nur ein einziges Mal Gedanken darüber machen müssen. Und genau darüber sollten wir uns freuen. Vielleicht könnten wir unseren Körper einfach mal dafür loben, wie großartig er das alles managt, und uns dabei vor Augen führen, dass kleine Schwächen nämlich nur das sind: kleine Schwächen.

Statt zu sagen, dies oder das an mir – Haare, Haut, Busen, Beine, Po – ist nicht perfekt, sollten wir uns viel öfter vor Augen halten, was genial an uns ist. Ich habe die hübschesten Hände, das bezauberndste Lächeln oder das schönste Dekolleté. Außerdem ist es großartig, wie die Natur den Zyklus eingerichtet hat. Und was ist es für ein Wunder, dass die Gebärmutter so aufgebaut ist, wie sie ist. Denn genau das ist es: Wir Frauen sind ein Wunder!

Absolut genial, und zwar jede Einzelne von uns, wie wir auf unserer Reise durch den weiblichen Körper, auf die ich dich mitnehmen möchte, sehen werden. Wir müssen nicht verstehen, wie unser Körper funktioniert, damit er es tut. Aber sich anzuschauen, wie die weiblichen Organe (zusammen-)arbeiten, macht Spaß und lässt unser Leben auf einmal deutlich verständlicher werden. Außerdem ist es gut für unser positives Körpergefühl.

Deshalb geht es jetzt auch gleich los auf unsere Reise. Und wo beginnen wir?

Genau – am Anfang.

Bei der Frage, was eine Frau eigentlich zu einer Frau macht.

Frau sein

Im Alltag nehmen wir es als gegeben hin, dass Frauen mehr lächeln als Männer, länger leben und eine engere Bindung an ihre Bezugspersonen haben. Wir sehen einen größeren Widerstand gegen Ermüdung und einen niedrigeren Energiebedarf bei Frauen, und wir wissen, dass sie seltener einen Herzinfarkt erleiden oder weniger oft an Krebs erkranken als Männer. Aber was macht eine Frau denn nur zu einer Frau? Busen, Beine, Po, Fettreserven an den richtigen Stellen? Oder Busen, Vulva, Vagina, Gebärmutter? Vielleicht sind es auch Eierstock, Eileiter, Gebärmutter und Klitoris? Spielt auch das Gehirn eine Rolle, oder geht es nur um die Hormone?

Was ist es denn nun, das große Geheimnis, das uns zur Frau macht?

Die medizinisch-biologische Antwort ist sehr klein und heißt X-Chromosom. Chromosomen sind nichts anderes als die Transportform unserer Erbinformation. Auf der Erbinformation, DNA genannt (Desoxyribonukleinsäure), ist alles gespeichert, was genetisch, also erblich festgelegt ist. Wir Frauen haben zwei X-Chromosomen, wir sind also XX. Auch mit nur einem X wird man zur Frau – außer neben dem einen X- ist noch ein Y-Chromosom vorhanden, dann wird man zum Mann. Männer sind also XY.

Frauen XX – Männer XY. Ein belangloser Unterschied? Nein, ein dramatischer Unterschied mit riesigen Auswirkungen!

Auf dem Y-Chromosom findet sich die Anleitung, wie man zu einem männlichen Individuum wird. Besonders das sogenannte SRY-Gen ist dafür verantwortlich, dass sich ein männlicher Fetus im Bauch der Mutter in einen Jungen entwickelt. Kein SRY – kein Junge.

Das SRY-Gen haben wir Frauen nicht, und deshalb kommen wir als Frauen auf die Welt. Das ist der eigentlich kleine, aber knackige Unterschied, der alle weiteren Unterschiede nach sich zieht.

Aber warum können Jungs und Männer nicht YY oder auch nur Y sein? Das liegt daran, dass sich auf dem X-Chromosom viel mehr Informationen befinden als auf dem Y-Chromosom, Informationen, die auch Männer zum Leben brauchen. Zum Beispiel für die Entwicklung des Gehirns und für Wahrnehmung und Lernen. Sie alle fehlen auf dem Y-Chromosom. Ein X braucht man also mindestens zum Leben, daher gönnen wir den Männern auch eines (das sie immer von ihrer Mutter geerbt haben).

Ohne X geht es nicht, und wir Frauen haben sogar gleich zwei davon. Ein guter Anfang, oder?

Aber jetzt wollen wir uns ansehen, was außer zwei X-Chromosomen typisch weiblich ist. Wo wollen wir beginnen – oben, unten oder in der Mitte?

Ich bin für das, was man häufig sehr schnell wahrnimmt, wenn man sein weibliches Gegenüber mustert. Natürlich sind da auch die schönen Augen und die ausdrucksvolle Mimik, aber ich meine die weibliche Brust.

Die weibliche Brust

Eine echte Schönheit im Detail: Der Aufbau der weiblichen Brust

Also eines ist ja wohl klar: Brüste gibt es in allen Größen, Formen und Hautfarben. Sie sind höchst variabel und absolut individuell, nicht einmal die beiden Brüste einer Frau sehen gleich aus. Was jemand in diesem Punkt als schön empfindet, ist ebenfalls höchst individuell, dazu kommt das Ideal der Zeit, das sich im Laufe der Jahrhunderte allerdings immer wieder sehr geändert hat. Großer Busen oder kleine, flache Brust? Viel zu sehen oder komplett verhüllt?

Da beim Thema Brust generell zwei Aspekte mitschwingen, die gern moralisch bewertet werden – die Brust zum Stillen des Kindes und die Brust als sexuelles Organ –, ist es kein Wunder, dass sie in unserer Gesellschaft so wahnsinnig wichtig genommen wird. Interessanterweise ist das nicht immer und überall auf der Welt so. Doch ausgerechnet in unserem Kulturkreis wurde der Brust schon immer (über-)große Bedeutung beigemessen, besonders von männlicher Seite. Frauen wurden nicht unbedingt gefragt, wie sie das sahen oder was sie schön oder angenehm fanden. Mal war die Brust der Inbegriff aller Sünde, wie bei etlichen mittelalterlichen Theologen und Ärzten, dann war sie der Inbegriff der Aufklärung, wie zu sehen auf den berühmten Oben-ohne-Bildern aus der Französischen Revolution. Auch heute im 21. Jahrhundert wird noch leidenschaftlich über die Brust gestritten. Ist es okay für eine Mutter, sich obenrum nackt auf dem Spielplatz in die Sonne zu setzen? Muss im Schwimmbad ein Bikinioberteil getragen werden? Ist das Privatsache, oder geht das alle an? Während wir noch darüber diskutieren, wie viel nackte Brust wir vertragen, werden wir von der Werbung mit Bildern von Brüsten förmlich überschwemmt. Allerdings ist da selten eine »normale« Brust zu sehen, sondern vielmehr eine idealisierte Darstellung davon – von klein bis groß, tendenziell zu weit oben, meist von heller Hautfarbe –, die mit der Realität herzlich wenig zu tun hat. Aber das ist auch egal, da sich Bier, Brillen und Bratwürstchen in Gegenwart einer Brust anscheinend besser verkaufen. Die ständige Präsenz der weiblichen Oberweite in der Werbung hat jedoch einen Nebeneffekt, der weitreichender sein kann, als man auf den ersten Blick annehmen könnte. Nämlich, dass die idealisierte Darstellung in der eigenen Vorstellung Einzug hält und dann als Vergleichsgrundlage Unglück schafft. Ich möchte damit sagen, dass wir viel zu sehr glauben, es wäre normal, richtig oder schön, was wir auf perfekten Fotos sehen. Niemand würde auf die Idee kommen, sein altes, klapperiges Auto mit einem Rennwagen aus der Werbung gleichzusetzen. Aber Frauen haben überhaupt kein Problem damit, ihre eigene Brust mit dem mit Photoshop überarbeiteten Dekolleté des Werbemodels auf dem Plakat oder bei Insta zu vergleichen. Wenn sie dann den Kürzeren ziehen (was unvermeidlich ist), steigen Frustration und Enttäuschung. Aber das ist so schade! Denn alle Brüste sind schön! Wirklich! Jede Brust hat ihre ganz eigene Schönheit und kann auf ihre einzigartige Weise zum Wohlbefinden einer Frau beitragen.

Daher sollten wir unserer eigenen Brust mit viel mehr Zuneigung begegnen. Sie gehört zum Gesamtbild von uns, sie ist ein Teil von uns. Das heißt nicht, dass ich gegen Schönheits-OPs an der Brust bin. Ganz im Gegenteil, sie sind toll, wenn sie zum eigenen Wohlbefinden beitragen und nicht nur dem

Nachlaufen eines Schönheitsideals dienen, das doch nur unglücklich macht. Ich habe viele Patientinnen betreut, die sehr unter einer Asymmetrie ihrer Brüste gelitten haben, dass also ihre beiden Brüste einen deutlichen Größenunterschied aufwiesen. Für diese Patientinnen ist eine OP eine wunderbare Möglichkeit, mit sich selbst besser in Einklang zu kommen. Auch für Frauen, bei denen zum Beispiel aus gesundheitlichen Gründen Brustgewebe entfernt werden muss, ist eine aufbauende OP eine sehr gute Option. Aber es sollte dabei immer um die Frau selbst und ihre eigenen Bedürfnisse gehen. Um das, was sie ist und als wer sie sich fühlt, und nicht darum, was irgendwer anders über ihre Brust denkt oder sagt.

Ich habe einmal erlebt, dass am Ende eines Aufklärungsgespräches vor einer OP, bei der eine große Gewebeentnahme mit anschließendem Brustwiederaufbau geplant war, der Ehemann zum aufklärenden Oberarzt sagte: »Können Sie meiner Frau nicht gleich 'ne größere Nummer Implantate einbauen?«

Der Oberarzt sah ihn eine Weile schweigend an, dann wandte er sich an die Patientin. »Sie haben eine wunderschöne Brust. Wir werden dafür sorgen, dass sie auch weiterhin so schön sein wird wie jetzt. Denn sie ist perfekt, genau so, wie sie ist.« Und er hatte recht. (Manchmal muss man sich als Ärztin oder Arzt ganz schön zusammenreißen, den Angehörigen nicht zu sagen, was man wirklich über sie denkt. Aber das nur am Rande.)

Also lasst uns unsere eigene Brust ansehen und uns fragen, was an ihr besonders schön ist. Gibt es etwas, das du an deiner Brust besonders magst? Ist die Haut angenehm weich oder das Hautbild besonders gleichmäßig? Und wie ist es mit der lebendigen Brust in deinem Leben? Kannst du Erregung spüren, wenn du sie selbst oder dein Partner / deine Partnerin sie berührt, anfasst, liebkost? Wenn ja, magst du lieber eine feste Berührung oder eine sanfte? Soll die Brustwarze stimuliert oder besser gar nicht berührt werden? Was haben deine Brust und du schon zusammen erlebt? Gibt es besondere Momente oder Erinnerungen, die du nur mit ihr teilst? Findest du es schön, wenn sie dich anlacht, wenn du nach dem Duschen in den Spiegel schaust? Oder lacht sie vielleicht eher den Boden an, weil sie eine ganz normale Brust ist, die der Schwerkraft folgt und nicht wie festgeklebt am Oberkörper hochsteht?

Die Brust entwickelt sich beim Mädchen ab dem Zeitpunkt, ab dem die ersten Geschlechtshormone gebildet werden (Östrogen und Progesteron). Das passiert im Mittel so im Alter zwischen 8 und 10 Jahren. Das erste sichtbare Zeichen, dass da etwas geschieht, nennen wir Thelarche, die Knospung der Brust. Dabei bilden sich kleine Gewebeverdickungen unter den Brustwarzen. In den folgenden Jahren wächst die Brust weiter, bis sie ihre endgültige Größe erreicht hat. Und wie unterschiedlich diese sein kann, wissen wir, schließlich gibt es nicht umsonst Körbchengrößen A bis H. Wie groß im Übrigen die Brust wird und wie ihre Gestalt ist, hängt stark von genetischen Faktoren ab, das heißt, es ist angeboren, ob wir zu den Frauen mit »viel Holz vor der Hütt'n« gehören oder eben nicht. Allerdings liegt es nicht (nur) an den Genen, wie der Gesamteindruck ausfällt. Denn wie wir die Brust wahrnehmen, hängt auch stark davon ab, wie ihre Umgebung aussieht. So beeinflussen die Muskeln auf dem Brustkorb unser Bild von der Brust. Das liegt daran, dass die Brust, die in der Medizin übrigens den schönen Namen Mamma trägt, auf dem Musculus pectoralis, dem großen Brustmuskel, liegt. Wird der Brustmuskel stark trainiert, sieht auch die Brust darüber anders aus. Außerdem hat auch der körperliche Gesamteindruck Auswirkung auf unser Bild von der Brust. Ist die Frau eher kräftig oder dünn, sind ihre Schultern breit oder schmal? Dazu kommt die Hautstruktur, das Relief der Schlüsselbeine und des Halses. Selbst mit der gleichen Brust würden zwei verschiedene Frauen unterschiedlich aussehen. Nur bei bestimmten Schönheitschirurgen sehen hinterher wirklich alle Brüste gleich aus. Aber ob das das Ziel sein kann? In der Natur kommt es jedenfalls nicht vor.

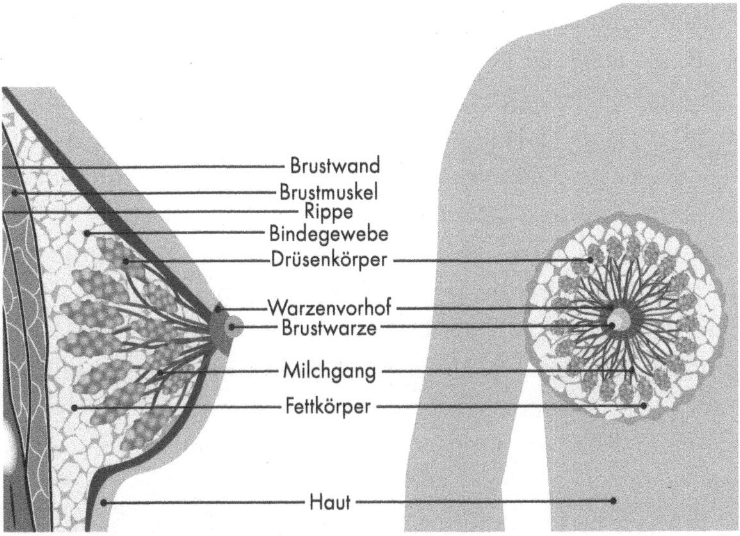

Aufbau der weiblichen Brust

Doch zurück zur Anatomie. Zur Brust gehört die Brustwarze. Sie ist von einem Warzenhof umgeben, und beide haben eine hellbraune, rötliche bis dunkelbraune Färbung. Bei Berührung oder Kälte richten sich die Brustwarzen auf. Dieses Aufrichten rührt daher, dass sich die Muskeln unter der Brustwarze zusammenziehen. Viele Frauen mögen das und finden besonders die Stimulation der Brustwarze sexuell erregend. Es gibt Frauen, die einzig vom Spielen mit den Brustwarzen zum Orgasmus kommen können, andere wiederum haben es mit der Brust nicht so. Ist das nicht spannend, wie unterschiedlich das sein kann? Wie ist es bei dir? Was gefällt dir besonders?

Unter der Haut besteht die Brust aus einem weißlichen Drüsenkörper mit einem Milchgangsystem und einem gelblichen

Fettkörper. Das Ganze wird gehalten von Bindegewebe (Stützgewebe). Der Drüsenkörper, der in der Lage ist, auf Anforderung Milch zu bilden, besteht aus 15 bis 24 Einzeldrüseneinheiten, die durch lockeres Bindegewebe voneinander getrennt sind. Zu jeder Einheit gehört ein Ausführungsgang, der sich auf seinem Weg nach außen mit anderen Ausführungsgängen vereint. 12 bis 15 Hauptmilchausführungsgänge münden so in der Brustwarze. Durch sie fließt beim Stillen die Milch nach außen und kann dort vom Baby aufgenommen werden.

Wir wissen, dass sich das Aussehen der Brust im Laufe des Lebens verändert. Im jungen Erwachsenenalter ist sie fester und straffer als im Alter. Das liegt vor allem daran, dass sich mit der Zeit das Verhältnis von Drüsenkörper zu Fettkörper verschiebt. Besonders in der Postmenopause, also nach den Wechseljahren, nimmt der Drüsenanteil ab und der Fettanteil zu.

Etwaige Beschwerden, die frau zuvor im Zyklus hatte, verschwinden und einem fröhlichen Leben mit der Brust steht in diesem Punkt nichts mehr im Wege. Gut, oder?

Doch wie wir ja schon gesehen haben, geht es in der allgemeinen Wahrnehmung leider nicht immer um die Vorteile, die eine bestimmte Lebensphase für uns bedeutet. Tatsächlich wird viel häufiger über die Nachteile geredet, was sehr bedauerlich ist. Aber da dies ein ehrliches Buch sein soll, kommen wir nicht umhin, auch über Nachteile des Alterns zu sprechen. Und ich fürchte, da ist das Thema Hängebusen ein großes – zumindest in unserer Gesellschaft, in anderen spielt es überhaupt keine Rolle.

Dabei sagt eine Beurteilung des Straffheitsgrades der Brust herzlich wenig darüber aus, wie schön und angenehm es sich vielleicht gerade mit ihr lebt. Übrigens sprechen wir bei Männern nicht permanent über den Hängehoden, obwohl auch der Hoden im Laufe des Lebens weiter nach unten hängt. Aber irgendwie arbeitet es sich gesellschaftlich gesehen anscheinend leichter an Frauen und ihren äußeren Merkmalen ab.

Um gleich einmal mit einem sich dauerhaft haltenden Vorurteil aufzuräumen: Stillen macht keine Hängebusen! Wirklich nicht, es gibt sogar Studien dazu. Gewichtszunahme in der Schwangerschaft lässt den Busen ebenfalls nicht absacken, und ob man Oberkörpertraining macht, spielt ebenfalls keine Rolle. Große Gewichtsverluste (über 25 kg), hohes Körpergewicht, große Brustgröße, Anzahl der Schwangerschaften und Rauchen haben hingegen schon einen Einfluss. Und natürlich lässt die Elastizität des Bindegewebes im Laufe des Lebens nach – das ist normal, auch wenn es uns vielleicht manchmal etwas traurig macht. Auf der anderen Seite nehmen Lebensweisheit, Erfahrung und gesammelte positive Erlebnisse zu. Wenn es gut läuft, kennt man mit siebzig seinen Körper viel besser als mit zwanzig und weiß, was ihm guttut. Ein Vorteil, der auch mit elastischerem Bindegewebe nicht aufzuwiegen ist.

*Wie das Leben so spielt: Ein Fall aus meiner Tätigkeit als Frauenärztin**

Brust und Wohlbefinden

Dass wahre Schönheit alterslos ist, habe ich ganz zu Beginn meiner medizinischen Laufbahn gelernt. Damals machte ich eine Famulatur (Praktikum während des

* *Kurze Anmerkung: Bei den Fällen, die ich in diesem Buch vorstelle, habe ich stets die Namen geändert und alle Informationen, die die Patientin für ihre Umwelt eindeutig kenntlich machen könnten. Das ist wichtig, denn die Patientinnen vertrauen sich uns Ärztinnen an, und ihr Vertrauen und ihre Privatsphäre muss immer bewahrt werden.*

Medizinstudiums) in einer Klinik für Frauenheilkunde. Zu meinen Aufgaben gehörte es, mit den Patientinnen, die am nächsten Tag operiert werden sollten, das Aufnahmegespräch zu führen und die Aufnahmeuntersuchung durchzuführen. In diesem Gespräch versucht man, alles über die aktuelle Erkrankung und über Vorerkrankungen herauszubekommen, welche Medikamente die Patientin nimmt (manchmal gar nicht so einfach) und über Rauchen, Alkohol und alles andere zu sprechen, das während des Klinikaufenthaltes wichtig werden könnte. Bei der anschließenden Untersuchung werden Herz und Lunge abgehört, der Bauch abgetastet, in den Mund geschaut und nach den Lymphknoten im Halsbereich getastet sowie ein kurzer neurologischer Status erhoben. In den ersten Famulaturen hat man meistens noch nicht so viel Erfahrung, das heißt, es dauert alles ein bisschen länger. Der große Vorteil davon ist, dass man oftmals mit den Patientinnen besser ins Gespräch kommt. An diesem Morgen rief ich also meine erste Patientin auf, und hereinkam eine gut gelaunte 86-jährige Frau, die ich Emma nennen will.

Emma erzählt mir, dass sie für einen Implantatwechsel in die Klinik käme. Vor über zwanzig Jahren waren ihr wegen einer Brustkrebserkrankung beide Brüste entfernt worden, und sie hatte an der Stelle ihres eigenen Brustgewebes Silikonimplantate unter die Haut gelegt bekommen. Sie war zufrieden mit ihren neuen Freundinnen, wie sie ihre Implantate nannte. Mit der Zeit allerdings hatte ihr Körper eine feste Bindegewebskapsel um die Implantate gebildet. Dadurch war ihre Brust fest, fast steif geworden, etwas, was Emma gar nicht mochte. Also hatte sie vor ungefähr zehn Jahren die Implantate wechseln lassen. Damals hatte sie noch ihr Mann begleitet, der zu ihrem großen Kummer mittlerweile verstorben war. Nach der Wechsel-OP war Emma mit ihren noch neueren Freundinnen ebenfalls glücklich gewesen, doch leider hatte sich nach und nach erneut eine feste Bindegewebskapsel gebildet, rechts mehr als links, sodass sie nun das rechte Implantat austauschen lassen wollte.

So weit, so gut. Während ich sie also untersuchte, erzählte mir Emma, wie unglaublich schwierig es gewesen sei, diesen OP-Termin zu bekommen. Als sie ihrem niedergelassenen Frauenarzt von ihrem Wechselwunsch erzählt hatte, waren dessen Worte nur gewesen: »Aber wozu? Ihr Mann ist doch tot.« Und der Krankenkassenmitarbeiter, der die Kostenübernahme bewilligen musste, meinte: »In Ihrem Alter? Wofür soll denn das gut sein? Sie sterben doch sowieso bald.«

Emma holte tief Luft und sagte zu mir: »Aber ich brauche diese OP. Ich möchte mich mit meinem Busen wohlfühlen. Er ist ein Teil von mir, egal ob ich zwanzig oder hundertzwanzig bin!«

Recht hatte sie – und zwar zu 100 Prozent. Ja, sie sollte sich mit ihrem Körper wohlfühlen, und ich fand es toll, dass sie wusste, was sie dafür tun musste. Ebenfalls großartig fand ich, wie unbeirrbar sie den dummen Sprüchen entgegentrat, mit denen die (männliche) Umwelt sie traktierte.

So wurde sie – nachdem ihr auch noch der Anästhesist von der OP abgeraten hatte (nicht etwa aus medizinischen Gründen) – schließlich operiert. Ich werde nie vergessen, wie sie mich am Morgen nach der OP anlächelte und stolz beide Daumen hob. Sie hatte sich für sich selbst eingesetzt und bewirkt, dass sie wieder glücklich in ihrem Körper war. Was für eine großartige Frau!

• • •

Das große Zusammenspiel: Brust und Hormone

Die Brust verändert sich nicht nur im Laufe des Lebens, sondern bei der geschlechtsreifen Frau auch im Verlauf eines Zyklus. Das liegt daran, dass das Brustgewebe stark auf die Wirkung der beiden weiblichen Hormone Östrogen und Progesteron anspricht (diese Hormone sind so wichtig, dass sie am Ende des Buches noch ihr eigenes Kapitel haben, siehe Seite 281). In der ersten Zyklusphase, die mit der Blutung beginnt, sind die Spiegel von beiden Hormonen niedrig, und das Brustgewebe ist weich. Etwaige Schwellungen der Brust aus dem Vorzyklus bilden sich schnell zurück. Daher eignen sich die ersten Tage nach Einsetzen der Periode besonders gut zur Selbstabtastung der Brust oder für andere Brustuntersuchungen (darüber sprechen wir gleich).

Danach nimmt die Menge an Östrogen im Körper kontinuierlich zu. Zusätzlich wird in der zweiten Zyklushälfte nach dem Eisprung auch noch viel Progesteron gebildet. Das Brustgewebe lagert dadurch mehr Wasser ein und schwillt an. Insbesondere vor dem Einsetzen der nächsten Regel nehmen manche Frauen ihre Brust als gespannt, geschwollen und deutlich berührungsempfindlicher wahr. Das kann bis zu richtiggehenden Schmerzen reichen, die in der Medizin als Mastodynie bezeichnet werden, was nichts anderes als Brustschmerz heißt. Diese Brustschmerzen können allein vorkommen oder Teil des Prämenstruellen Syndroms sein, das wir im Kapitel »Hormone« auch noch genauer kennenlernen werden. Zu Beginn des nächsten Zyklus sind dann alle Beschwerden wieder rückläufig.

Kommt es in einem Zyklus zu einer Schwangerschaft, bedeutet das noch größere Veränderungen für die Brust. Denn während der Schwangerschaft vergrößern sich nicht nur die Milchdrüsen, sondern sie reifen in Vorbereitung des Stillens auch erst vollständig aus. Die Brüste insgesamt werden größer und können wegen des starken Hormoneinflusses anfangen zu spannen und zu ziehen. Manche Frauen erkennen überhaupt erst an den Veränderungen in ihrer Brust, dass sie schwanger sind!

Im Verlauf der Schwangerschaft und vor allem nach der Geburt steigt das für das Stillen notwendige Hormon Prolaktin massiv an. Es sorgt dafür, dass die Milchdrüsen fertig ausreifen und dass Milch produziert wird, gleichzeitig unterdrückt es mögliche weitere Eisprünge. Prolaktin wirkt jedoch nicht nur auf die Brust, sondern auch auf die Psyche, wo es für Entspannung sorgt und es der Frau in Schwangerschaft und Stillzeit ermöglicht, besser mit Stress umzugehen. Ist das nicht großartig? Was für eine geniale Idee, dass man einer sowieso schon genialen Erfindung wie dem Stillen noch etwas für die Seele mitgibt! Ich finde wirklich, dass man beim weiblichen Körper aus dem Staunen nicht herauskommt.

Um stillen zu können, braucht man übrigens zusätzlich zum Prolaktin auch noch das Hormon Oxytocin, das hilft, die Milch aus der Brust auszustoßen. Interessanterweise ist es auch für die Entstehung von Wehen unter der Geburt zuständig und dafür, dass sich die Gebärmutter nach der Geburt wieder zusammenzieht, was extrem wichtig ist. Außerdem wirkt es ebenfalls auf die Psyche, verstärkt die Bindung von der Mutter an das Kind und wird deshalb auch das Bindungshormon genannt. Hier haben wir eine weitere elegante Kopplung von Körper und Seele (falls man die beiden überhaupt als getrennt betrachten möchte). Diese Verschränkung und Verschaltungen der verschiedenen Hormonwirkungen im Körper sind schon wirklich genial! Allerdings kann man das System auch komplett aushebeln, indem man zum Beispiel auf das Stillen verzichtet.

Ein echtes Wunder: Brust und Stillen

Stillen ist ein ziemliches Wunderwerk. Nicht nur hat man immer eine kostenlose Nahrung für das Baby dabei, sie hat auch genau die richtige Temperatur und ist zu jeder Tages- und Nachtzeit sofort verfügbar. Man muss keine besonderen Hygienevorschriften beachten, die Brust muss nicht in den Kühlschrank, keine Fläschchen müssen vorab ausgekocht werden, sondern ran an die Brust und fertig. Besonders nachts, wenn man von einem hungrigen Baby aus dem Tiefschlaf geweckt wird, ist das ein großer Vorteil.

Bis zu einem Liter Milch produziert die weibliche Brust in der Stillzeit am Tag, und wenn nötig kann sie diese Menge sogar noch steigern. Das heißt, dass im Laufe der gesamten Stillzeit viele Hundert Liter Milch gebildet werden! Das finde ich sehr beeindruckend, aber das ist noch lange nicht alles. Vielmehr passt sich die Milch genau den Bedürfnissen des Kindes und seiner Entwicklung an. Ganz am Anfang kommt das Kolostrum, die Erstmilch. Sie ist dickflüssig, goldgelb und voller Nährstoffe. Außerdem stärkt sie das noch unreife Immunsystem des Neugeborenen. Mithilfe des Kolostrums und später der reifen Muttermilch überträgt die Mutter ihre Immunkompetenz gegen Erkrankungen, die sie schon durchgemacht hat oder gegen die sie geimpft ist, auf das Kind. Das ist eine ganz, ganz großartige Erfindung der Natur! Denn so sind frisch geborene Babys geschützt vor vielen Erkrankungen, gegen die sie sich sonst nicht wehren könnten. Mittlerweile gibt es sogar eine Impfung für die werdende Mutter gegen RSV (eine Atemwegserkrankung, die ungefährlich für Erwachsene ist, aber für Neugeborene höchst bedrohlich werden kann). Die Mutter wird geimpft und schützt mit ihren Antikörpern gegen RSV ihr Neugeborenes, das diese Antikörper selbst noch nicht bilden kann.

Außerdem ist die Muttermilch so zusammengesetzt, dass sich mit ihrer Hilfe die kindliche Darmflora gut aufbauen kann, und sie unterstützt die kindliche Gehirnentwicklung (unter anderem mit ihrem reichen Gehalt an Omega-3-Fettsäuren). Stillen kann vor Allergien schützen, und gestillte Kinder haben ein geringeres Risiko, in ihrem Leben übergewichtig zu werden, einen Herzinfarkt zu erleiden, hohen Blutdruck zu bekommen oder an Diabetes mellitus zu erkranken. Muttermilch ist optimal für die kindliche Gewichtsentwicklung, denn sie passt sich in ihrer Zusammensetzung dem kindlichen Energiebedarf an. Am Anfang ist sie dünnflüssiger, später deutlich fettreicher. Zudem können sich Kinder an Muttermilch nicht »übertrinken«, denn jedes Plus an Kalorien wandert ausschließlich in das braune Fettgewebe, wo es für die Wärmeproduktion des leicht auskühlenden Babys zur Verfügung steht. Doch Stillen tut dem Baby nicht nur von der Verdauungsseite her gut, es hilft auch, eine gute, stabile Beziehung zwischen Mutter und Kind aufzubauen. Stillen »stillt« das Bedürfnis nach Wärme, Geborgenheit und Sicherheit und kann Trost in herausfordernden Situationen spenden, von denen es in diesem Leben selbst für die ganz Kleinen schon eine ganze Menge gibt.

Doch nicht nur das Kind profitiert vom Stillen. Auch die Mutter hat Vorteile davon: Während der Schwangerschaft zugenommene Kilos purzeln, Stillen senkt das Risiko von Brustkrebs, Eierstockkrebs, Herz-Kreislauf-Erkrankungen, Diabetes Typ II und Osteoporose. Außerdem bildet die Mutter beim Stillen viel Prolaktin, das – wie wir vorhin gesehen haben – gelassener macht. Und etwas mehr Gelassenheit im Alltag können wir doch alle ziemlich gut gebrauchen, oder?

Ich würde also sagen, dass Stillen ein Gewinn für alle Beteiligten bedeutet. Zum Glück hat das mittlerweile auch die Medizin begriffen, und inzwischen wird viel mehr Wert darauf gelegt, werdende Mütter und ihre Familien zum Thema Stillen zu beraten und sie dann im Wochenbett für ein gutes Gelingen zu begleiten.

Lieber mit oder lieber ohne? Brust, BH und Gesundheit

Die weibliche Brust ist auf eine Menge Lebenslagen absolut perfekt eingerichtet. Was können wir umgekehrt tun, damit sie sich wohlfühlt? Eine gute Ernährung ist wichtig wie auch genügend Bewegung, außerdem ist ausreichend Schlaf zur Regeneration und Entfernung von Abbauprodukten aus den Zellen bedeutsam (das gilt übrigens auch ganz besonders für das Gehirn!). Ferner ist es ratsam, nicht zu rauchen (superwichtig) und nicht zu viel Alkohol zu trinken. Alles Grundempfehlungen, die für den ganzen Körper gelten.

Was können wir darüber hinaus speziell der Brust Gutes tun? Ich glaube, es ist wohltuend, wenn sie liebevoll betrachtet und angefasst wird (auch das gilt eigentlich für den ganzen Körper). Bei der Brust steht außerdem immer die Frage im Raum, ob frau eigentlich einen BH tragen sollte. Mir ist bewusst, dass das eine oftmals sehr emotional geführte Diskussion ist, die eine durchaus politische Dimension hat und schon früher zu heftigen Streitereien bis hin zu BH-Verbrennungen geführt hat. Die Befürworterinnen des BHs sagen, er stützt, hält und hilft. Die Gegnerinnen sagen, er bevormundet und engt ein.

Beide haben recht.

Doch wie kann das sein und was ist die wissenschaftlich zu empfehlende Lösung: BH ja oder nein?

Um es gleich vorwegzusagen: Durch das Tragen eines BHs an sich werden die Brüste weder straffer noch – umgekehrt – schlaffer. Mit BH sieht das Dekolleté vielleicht etwas straffer und fester aus, aber das Bindegewebe selbst, das die Brust hält, wird nicht gerafft oder gestrafft. (In diesem Punkt sind die Werbeversprechen der BH-Hersteller manchmal etwas übertrieben.) Umgekehrt lässt ein BH das stützende Bindegewebe der Brust durch seinen Halt auch nicht verschwinden, denn anders als bei Muskeln, die bei Untätigkeit abgebaut werden, schrumpft das Bindegewebe durch das Stützen von außen nicht. Ein gut sitzender BH hat in der Tat einen stützenden Effekt und kann helfen, dass natürliche »Ausleiern« des Bindegewebes im Laufe des Lebens zu verlangsamen. Ob wir festes oder sehr weiches Bindegewebe haben, ist übrigens keine Frage des Trainings oder des BHs, sondern der Gene. Es ist aber umgekehrt nicht zwangsläufig immer und überall nötig, einen BH zu tragen. Für wen es das Richtige ist und für wen nicht, hat sehr viel mit der individuellen Brust zu tun und außerdem mit dem Gefühl, das eine Frau gern haben möchte, also ihrem persönlichen Empfinden. Man kann meine Nippel sehen – no-go oder cool? Ich mag das Schwingen meiner Brüste, wenn ich mich bewege – super oder niemals?

Dennoch gibt es ein paar Situationen, in denen ich als Ärztin einen BH empfehlen würde, oder anders gesagt: Wer sollte wann über das Tragen eines BHs nachdenken?

Auf alle Fälle Frauen mit einem sehr großen Busen und Frauen, die schon wissen, dass sie ein sehr lockeres Bindegewebe haben. Außerdem ist die Stützfunktion eines BHs wichtig für Frauen in Schwangerschaft und Stillzeit und natürlich beim Sport! Beim Sport würde ich immer einen BH empfehlen, weil die Belastung auf das Bindegewebe der Brust eine vielfach höhere ist als sonst. Aber – und das ist wirklich entscheidend – der BH muss gut sitzen! Schlecht sitzende oder zu enge BHs quetschen die Haut und das Unterhautfettgewebe ein, drücken auf das Brustgewebe und können eine schlechte Haltung im Brustbereich befördern, ganz abgesehen davon, dass sie nicht angenehm sind und wir unserer Brust ja eigentlich etwas Gutes tun wollten. Umgekehrt können weiche, gut sitzende BHs eine angenehme Unterstützung und ein Gefühl des Komforts bedeuten. Was also tun? Mein Rat ist es, nicht zu schnell bei der Suche nach dem richtigen BH aufzugeben. Für andere wichtige Entscheidungen nehmen wir uns schließlich auch viel Zeit. Man sollte verschiedene Modelle anprobieren und sich dabei wirklich auf sein persönliches Wohlgefühl verlassen. Mit dem Finden des richtigen BHs ist es ein bisschen wie mit einer guten Freundin: Die Suche danach kann dauern, aber wenn wir die richtige vor uns haben, spüren wir es. Und ja, es gibt auch bei BHs Fehlkäufe. Wir alle kennen das von Schuhen. Im Laden sahen sie so toll aus und wirkten auch superbequem, aber im Alltag merken wir, dass leider weder Punkt 1 noch Punkt 2 zutrifft. Diese Schuhe ziehen wir meist nicht mehr an. Beim BH sollten wir es ähnlich halten. Gut sitzender BH auch am Ende eines langen Tages – du bist willkommen. Alle anderen ab zu Tauschbörse, Kleinanzeigen oder ganz nach hinten in die Schublade. Das ist schade und manchmal auch ein teurer Spaß, aber trotzdem das Beste, was wir für unsere Brust tun können. Wichtig ist also, dass frau wählt, was ihr gut passt, und nicht das, was nach Maßgabe der Werbung oder Social Media das Beste wäre. Denn wenn wir uns wohlfühlen, strahlen wir dieses Wohlbefinden auch aus – und das ist schön! Viel schöner übrigens als das makelloseste Dekolleté. Was allerdings nicht heißt, dass man für ein Date nicht auch einmal etwas Unbequemlichkeit in Kauf nehmen kann. Wenn es dann gut läuft, produziert unser Körper genügend Glückshormone, um uns mit Leichtigkeit über einen drückenden BH-Träger hinwegsehen zu lassen. Aber wenn es schlecht läuft, dann ist unser Gegenüber den unbequemen BH garantiert nicht wert. Also weg damit … Denn die Brust ist unsere lebenslange Freundin, und wir sollten sie auch so behandeln.

Ein weibliches Krankheitsbild: Mastopathie

In diesem Buch soll es auch um typische Beschwerden und Krankheiten von Frauen gehen, denn sie gehören zum Leben dazu. Außerdem versteht man manchmal erst dann, wenn man sieht, was schiefgehen kann, wie nahezu perfekt unser Körper eigentlich funktioniert …

Die Mastopathie ist eine häufige, gutartige Erkrankung der Brust, die wahrscheinlich aufgrund eines Hormonungleichgewichts zwischen Östrogenen und Progesteron, den beiden wichtigen weiblichen Hormonen, entsteht. Das Östrogen ist hierbei im Konzert der Hormone zu stark vertreten und übertönt dadurch alle anderen Stimmen. Das hört sich nicht nur fürchterlich schräg an, sondern bringt die Gesangsdarbietung aller Hormone aus dem Lot. Oder, mit anderen Worten, man bekommt Beschwerden.

Besonders vor der Periode können die Brüste stark anschwellen, spannen oder sich ungewöhnlich schwer anfühlen. Außerdem können die Brüste extrem berührungsempfindlich werden bis hin zu heftig schmerzen. Diese unangenehmen Symptome halten bis zur Periode an, um dann wie von Zauberhand wieder zu verschwinden.

Zudem können sich Knoten und Zysten in der Brust bilden. Zysten sind flüssigkeitsgefüllte Blasen im Drüsengewebe der Brust, die dadurch entstehen, dass die Drüsenzellen vermehrt Flüssigkeit produzieren, die entweder gar nicht oder nicht vollständig ablaufen kann. Manchmal kann bei einer Mastopathie auch Flüssigkeit aus der Brustwarze austreten. Knoten zeigen an, dass das Bindegewebe der Brust hormongesteuert vermehrt wächst. Wichtig ist, dass sich sowohl Zysten als auch Knoten beim Abtasten gut abgrenzen und gut verschieben lassen. Denn Verschieblichkeit und gute Abgrenzbarkeit sind Merkmale, die auf eine Gutartigkeit hinweisen.

Es gibt drei Formen der Mastopathie. Eine, bei der die Zystenbildung im Vordergrund steht (zystische Mastopathie), und eine, bei der es mehr Knotenbildung gibt (fibröse Mastopathie), sowie eine Mischform zwischen beiden (fibrozystische Mastopathie), die die häufigste von allen ist.

Außerdem kann man die Mastopathie in drei Schweregrade einteilen.

Grad 1 (einfache Mastopathie): Rund 70 Prozent aller Fälle. Die Bindegewebszellen sind leicht vermehrt, und man findet erweiterte Milchgänge, manchmal auch Zysten. Ein erhöhtes Risiko, dass aus dieser Mastopathie Brustkrebs entsteht, besteht nicht.

Grad 2 (einfach proliferierende Mastopathie): In den Milchgängen sind gutartige Zellwucherungen zu finden. Das Brustkrebsrisiko ist geringgradig erhöht. Rund 20 Prozent aller Frauen mit einer Mastopathie haben diesen Schweregrad.

Grad 3 (atypisch proliferierende Mastopathie): Das Gewebe wuchert stärker, und es finden sich krankhaft veränderte (atypische) Zellen in den Gewebewucherungen. Meistens liegen mehrere Herde davon in einer Brust, und bei einem Drittel der Patientinnen sind beide Brüste betroffen. Ungefähr 10 Prozent aller Frauen mit einer Mastopathie haben diesen Schweregrad, er ist also mit Abstand der seltenste. Bei der Mastopathie Grad 3 steigt das Risiko für eine Brustkrebserkrankung, insbesondere, wenn in der Familie der Frau bereits vermehrt Brustkrebs vorgekommen ist. Dann müssen die Patientinnen besonders gut überwacht werden!

Warum sind regelmäßige Kontrollen bei Frauen mit einer Mastopathie Grad 2 oder 3 oder bei Frauen gleich welchen Typs mit vielen Brustkrebsfällen in der Familie so wichtig?

Durch regelmäßige und engmaschige Kontrollen können Veränderungen frühzeitig erkannt und rechtzeitig behandelt werden. Das beugt negativen Krankheitsverläufen vor.

Doch woher weiß ich, ob ich eine Mastopathie habe?

Brustspannen und auch mal Schmerzen in der Brust vor der Periode haben sehr viele Frauen. Für die Diagnosesicherung ist eine Vorstellung bei der Frauenärztin** nötig. Mit ihr kann man die Symptome und Beschwerden besprechen, und sie kann herausfinden, ob tatsächlich eine Mastopathie vorliegt.

Typische Fragen, um eine Mastopathie zu bestätigen oder auszuschließen, sind:

- Welche Beschwerden haben Sie genau? Leiden Sie unter Brustspannen, Brustschmerzen?
- Wie stark sind Ihre Beschwerden? Schwankt die Stärke Ihrer Beschwerden?
- Können Sie Veränderungen in Ihrer Brust tasten?
- Wann sind die Beschwerden / Veränderungen zum ersten Mal aufgetreten?
- Treten die Beschwerden immer zu einem bestimmten Zykluszeitpunkt auf?
- Werden sie im Verlauf des Zyklus stärker oder schwächer? Ist Ihr Zyklus regelmäßig?
- Welche Erkrankungen haben Sie außerdem?
- Leiden Sie unter einer Schilddrüsenerkrankung? Eine Schilddrüsenunterfunktion scheint die Beschwerden einer Mastopathie zu verstärken.
- Gibt es in Ihrer Familie Brusterkrankungen? Gibt oder gab es Brustkrebs?
- Gibt es noch etwas Wichtiges, worüber wir jetzt noch nicht gesprochen haben?

** *Kurze Bemerkung: Ich werde von jetzt ab immer Frauenärztin schreiben, aber gemeint sind natürlich alle Ärzte, die sich um Frauen kümmern, unabhängig von ihrem Geschlecht. Dasselbe gilt auch für alle anderen Berufsgruppen.*

Der nächste Schritt bei der Frauenärztin ist die Untersuchung. Hierfür tastet die Ärztin die Brust sorgfältig ab, zusätzlich wird ein Ultraschall gemacht. In seltenen Fällen ist auch eine Mammografie nötig (wie die genau funktioniert, werden wir in diesem Kapitel noch sehen) oder ein MRT (Magnetresonanztomogramm). In ganz seltenen Fällen muss eine kleine Gewebeprobe aus der Brust entnommen werden, um sicherzustellen, dass die Gewebeveränderungen gutartig sind.

Was passiert, wenn die Diagnose steht?

Grundsätzlich ist es wichtig zu sagen, dass eine Mastopathie per se keine Behandlung erfordert. Wichtig sind nur die regelmäßigen Kontrollen. Vielen Frauen reicht die Bestätigung, dass es sich um eine gutartige Erkrankung handelt, um mit den Beschwerden zurechtzukommen. Das Wissen, dass es sich »nur« um die Folge einer hormonellen Dysbalance im Körper handelt, kann sehr entlastend und beruhigend sein.

Sind die Beschwerden jedoch so stark, dass sie unerträglich werden, oder leidet die Lebensqualität der Patientin, kann man es mit Schmerzmitteln versuchen oder mit Progesteron, das als Gel auf die Brust aufgetragen wird, oder mit anderen progesteronähnlichen Hormonen, die in Tablettenform eingenommen werden. Manche Frauen verwenden auch pflanzliche Präparate wie Mönchspfeffer (als Tablette) oder Nachtkerzenöl in Kombination mit Vitamin E (als Creme).

Was kann man noch tun? Viele Frauen profitieren von einem gut sitzenden (eventuell auch individuell angepassten) BH, von einer fettreduzierten Ernährung und davon, weniger Koffein zu sich zu nehmen. Interessanterweise hilft für das körperliche Wohlbefinden in einem Leben mit Mastopathie auch regelmäßige Bewegung und Sport.

Übrigens erklärt die Hormonabhängigkeit der Erkrankung, warum die Mastopathie vor allem bei der geschlechtsreifen Frau (Schwerpunkt zwischen 30 und 50 Jahren) und zudem oft zyklisch auftritt (also im Verlauf des Monatszyklus). Kommt die Frau in die Wechseljahre, verschwinden die Beschwerden meistens, was natürlich super ist.

Und zuletzt: Kann man sich davor schützen, eine Mastopathie zu bekommen? Leider nein. Bisher kennen wir noch keine vorbeugenden Maßnahmen im engeren Sinne. Aber ein gesunder Lebenswandel schadet sicher nicht.

Das einzig echte Wundermittel der Welt: Frauengesundheit und Sport

Was genau gehört eigentlich zu einem gesunden Lebenswandel? Ein Teil der Antwort ist ganz einfach und ist zugleich das beste Anti-Aging-Geheimnis aller Zeiten. Das Wundermittel, das tatsächlich gegen Alterung, Krankheit und vorzeitigen Tod hilft. Die echte »Superdrug«, die es ohne Rezept, ohne zusätzliche Kosten und überall frei verfügbar gibt. Das Zaubermittel, das nachgewiesenermaßen bei Mastopathie hilft und vor Krebs schützt. Und es besteht nur aus drei Wörtern, von denen lediglich zwei von Bedeutung sind: Bewegung und Sport.

»Echt jetzt?«, höre ich deine ungläubige Frage, »das musst du mir aber beweisen.«

Genau das habe ich vor.

Aber zunächst einmal, warum ausgerechnet Bewegung? Warum ausgerechnet etwas, bei dem man nicht einfach sitzen bleiben kann?

Nun, die Antwort ist simpel: Bewegung ist gut für uns, weil wir Menschen dafür gemacht sind, uns einen Großteil des Tages in Bewegung zu befinden. Unser Lebensstil – viel Sitzen, viel Liegen, wenig Laufen, noch weniger Rennen – macht es uns da nicht gerade leicht. Dabei ist Bewegung nicht nur für die Muskeln und den restlichen Bewegungsapparat (ein wenig attraktives Wort) gut, sondern auch für die Psyche. Wenn wir uns bewegen und / oder Sport treiben, produzieren wir Endorphine (körpereigene Glückshormone), die unser Wohlbefinden steigern und dafür sorgen, dass wir beispielsweise Schmerzen wie die von einer Mastopathie weniger stark wahrnehmen. Diesen Effekt können wir sogar gezielt ausnutzen, indem wir Sport zur besseren Schmerzkontrolle einsetzen.

Also gut, das verstehe ich ja, höre ich, aber ist Sport wirklich so eine große Sache? Nun, die Antwort ist einfach: Ja – Sport ist das ganz große Ding!

Früher (also vor ein paar Jahrtausenden) sind wir den ganzen Tag durch die Savanne gestreift, um Nahrung und Wasser zu finden, oder sind in der Eiszeit tagelang den Spuren einer Mammutherde im Schnee gefolgt. Unser Körper hat sich mit der Zeit auf diese Herausforderungen eingestellt. Wir können lange Strecken gehen, ohne zu ermüden, wir können auf zwei Beinen stehen, ohne es als anstrengend zu empfinden. Nur uns nicht oder wenig zu bewegen, dafür sind wir Menschen eigentlich nicht gemacht. Denn dann werden unsere Muskeln abgebaut oder neigen dazu, sich zu verspannen, zu viele Fettreserven wandern in die Depots, und für die Stimmung ist es auch nicht optimal.

Wenn wir uns bewegen, benutzen wir viel mehr Muskeln, als wenn wir sitzen oder liegen. Zwar arbeiten auch in Ruhe Muskeln (die sogenannten Haltemuskeln), aber nur vergleichsweise wenige. Wenn wir uns bewegen, kann das Blut gut durch den gesamten Körper gepumpt werden. Wenn wir sitzen, wird durch die gebeugte Hüfte der Blutfluss in die untere Extremität verringert, wenn wir noch dazu die Beine übereinanderschlagen, läuft der Rückstrom des Blutes zum Herzen noch schlechter. Wenn wir uns bewegen, schlägt unser Herz schneller und mehr Blut zirkuliert. Die Zellen werden optimal mit Sauerstoff versorgt, Zucker wird in die Muskelzellen verschoben, und der Stoffwechsel freut sich. Wenn wir uns bewegen, bauen wir Muskelmasse auf oder zumindest nicht ab. Wir trainieren unser Herz-Kreislauf-System, das dadurch leistungsfähiger wird. Wir tun etwas für unsere Knochen und beugen so einer Osteoporose vor, was besonders für uns Frauen wichtig ist. Außerdem tun wir etwas für unsere seelische Gesundheit und Ausgeglichenheit. Sport hilft uns, weniger Angst und Stress zu empfinden, und Sport hat eine nachgewiesen antidepressive Wirkung. Zusätzlich verbessern Sport und Bewegung den Schlaf und die Stimmung. Und das Beste ist, man kann jederzeit damit anfangen. Treppe genommen statt Aufzug – jippieh! Laufen oder schwimmen gegangen, statt Auszeit auf dem Sofa zu verbringen – hurra!

Man braucht kein Abo in einem teuren Fitnessclub und keine unerschwingliche Sportausrüstung, um loszulegen. Man muss nicht Polo oder Golf spielen, um seine Bewegung Sport zu nennen. Ja man muss nicht einmal einen schweißtreibenden Marathon laufen, um in Bewegung zu kommen. Flott zu Fuß gehen, Rad fahren und Treppe statt Rolltreppe sind schon mal ein Anfang. Dazu noch etwas Sport pro Woche – perfekt!

Wie viel muss es denn sein? Die WHO (Weltgesundheitsorganisation) empfiehlt mindestens 150 bis 300 Minuten pro Woche an aerobem Training mit moderater Intensität oder 75 Minuten pro Woche an anstrengendem Training plus zwei Einheiten von muskelstärkendem Sport pro Woche für alle.

Was heißt das jetzt konkret?

Unter aerobem Training mit moderater Intensität kann man sich eine Bewegung oder einen Sport vorstellen, der so anstrengend ist, dass man dabei nicht mehr singen, aber noch gut sprechen kann. Also zum Beispiel schnell gehen oder Nordic Walking machen, schwimmen, Rad fahren, Ski langlaufen oder tanzen. Dabei sollte das Training auf (Aus-)Dauer ausgelegt sein, und jede Trainingseinheit sollte mindestens 10 Minuten umfassen.

Wichtig zu wissen ist aber, dass selbst kleine Einheiten eine Menge bringen. So senken 10 Minuten zügiges Spazierengehen am Tag bereits das Risiko für Herz-Kreislauf-Erkrankungen um 20 Prozent! Das ist echt viel.

Unter anstrengendes Training fallen Ausdauersportarten wie Joggen, Fußballspielen, Tennis, schnelles Radfahren oder schnelles Schwimmen, aber auch Aerobic, Rudern oder Basketball.

Der muskelstärkende Sport kann aus leichtem Hanteltraining, Sport im Fitnessstudio oder in einer Sportgruppe bestehen. Aber auch Liegestützen, Kniebeugen und die lange Brücke auf dem Wohnzimmerteppich oder Klimmzüge am Türstock erfüllen diesen Zweck, wenn man sie richtig macht.

Um genau zu wissen, wie anstrengend ein Sport oder eine Aktivität ist, kann man das metabolische Äquivalent (MET) zu Rate ziehen. Es wird verwendet, um den Energieverbrauch bei verschiedenen Tätigkeiten zu vergleichen.

- Der Körper in Ruhe: 1 MET
- Putzen im Haushalt: 2–4 MET
- Vom Erdgeschoss ohne Pause in den ersten Stock gehen: 4 MET
- Moderate körperliche Aktivität: 3–6 MET
- Entspanntes Radfahren: 4 MET
- Körperliche Aktivität mit hoher Intensität: > 6 MET
- Aerobic: 7,3 MET
- Mountainbiken den Berg hoch unter großer Anstrengung: 14 MET

Doch nicht nur Sport hat ein metabolisches Äquivalent, auch Kuscheln, Schmusen und Sex haben das.

- Küssen, Umarmen, Kuscheln: 1,3 MET
- Aktiver Sex: 2,8 MET

Super, oder? Ganz abgesehen davon, dass Sex auch noch aus

anderen Gründen gut für unseren Körper und unsere Seele sein kann.

Doch zurück zum Thema Sport.

Es gibt neuere Studien, die zeigen, dass Frauen von derselben Menge an Bewegung mehr profitieren als Männer, oder anders gesagt, dass Frauen vielleicht sogar mit etwas weniger Bewegung pro Woche (140 Minuten) denselben Effekt erreichen können. Und 140 Minuten heißt in diesem Zusammenhang wirklich nur Bewegung, nicht völlig erschöpfender Hardcore-Sport.

Und wie sieht der positive Effekt davon aus? Das Risiko für Herz-Kreislauf-Erkrankungen sinkt, das für Bluthochdruck, Diabetes Typ II, Übergewicht, Stress und Burn-out auch. Auf der anderen Seite wird die Funktion des Immunsystems verbessert und frau wird weniger anfällig für Infektionen. Das Wohlbefinden steigt, und die Lebensqualität wird verbessert. Und wem das als Argument noch nicht reicht, dem sei gesagt: Sport verlängert das Leben. Schon 15 Minuten Bewegung am Tag senken das Sterberisiko um 14 Prozent!

Worauf wartest du also? Jetzt ist der richtige Zeitpunkt, das Buch aus der Hand zu legen und ein paar Kniebeugen zu machen, einmal durchs Zimmer zu rennen, Sex zu haben, sich zum Laufen zu verabreden oder … Übrigens: Auch Minitrainingseinheiten von 1 bis 2 Minuten bringen schon etwas, wenn man sich dabei so richtig anstrengt, also zum Beispiel die Treppe hochläuft oder mal so richtig schnell geht oder läuft.

Na, zurück von deiner kleinen Runde Bewegung? Wie war's? Hat es Spaß gemacht?

Jetzt kann man ja anführen, dass ich Frauenärztin bin und keine Sportmedizinerin und dass dies ein Buch über die Frau und ihren wunderbaren Körper ist. Warum rede ich also so euphorisch über Sport und bestehe geradezu darauf, dass alle sich bewegen?

Weil ich weiß, wie gut Sport für uns Frauen ist! Weil ich gesehen habe, wie gut Bewegung mir und meinen Patientinnen tut. Und weil ich weiß, dass Sport das Risiko senkt, an Brustkrebs und anderen Krebsarten zu erkranken.

Und selbst wenn der Krebs schon da ist, helfen Sport und Bewegung dabei, ihn besser zu überstehen. Und warum das für uns Superheldinnen so unglaublich wichtig ist, werden wir jetzt sehen, wenn es um Brustkrebs geht, die häufigste Krebsart bei Frauen, und wenn wir uns anschauen, welche Vorsorgemöglichkeiten es dagegen gibt.

Ein weibliches Krankheitsbild: Brustkrebs und Brustkrebsvorsorge

Wie wir weiter oben bereits gesehen haben, funktioniert unser Körper so fantastisch als Einheit, dass wir oft ganz vergessen, dass er eigentlich aus einer riesigen Anzahl einzelner Zellen besteht. Und es ist eine wirklich große Zahl: Eine erwachsene Frau besteht aus etwa 28 Billionen Zellen. Das sind 28 000 000 000 000 Zellen oder 28 x 10^{12} oder 28 x 1000 Milliarden Zellen oder 28 x 1000 x 1000 Millionen Zellen. Zellen für Haut, Schleimhaut und Gehirn, für Herz, Blut, Leber und Darm und obendrein noch ein Haufen typisch weibliche Zellen, etwa in der Gebärmutter, Brust und in den Eierstöcken. Insgesamt verfügt eine Frau über mehr als 200 Zellarten.

Diese Zellen verfügen alle über zahllose Stoffwechselwege, Stoffwechselaktivitäten und Steuerungsmöglichkeiten, die garantieren, dass ihr Leben (und damit auch unser Leben insgesamt) von der Geburt bis zum Tod reibungslos funktioniert.

Die wichtigste Struktur in der Zelle für diese Steuerung ist der Zellkern. Hier wird der Bauplan der Zelle, die Erbsubstanz, aufbewahrt. Wir hatten im Kapitel »Frau sein« schon mal ganz kurz über die DNA, unsere Erbinformation, gesprochen (siehe Seite 15). In einer stabilen chemischen Verbindung ist darauf alles verzeichnet, was man als Zelle braucht, um zu leben, sich zu vermehren und seiner »Arbeit« nachgehen zu können. Die DNA sieht aus wie eine um sich selbst gedrehte Strickleiter, und ihre Transportform sind die Chromosomen, über die wir ebenfalls schon kurz gesprochen haben. Was wir uns aber noch nicht genauer angesehen haben, ist der Aufbau der DNA. Sie ist nämlich in einzelne Informationseinheiten gegliedert, die wir Gene nennen. In den Genen steht beispielsweise, wie man eine Brustdrüsenzelle wird, welche speziellen Strukturen eine Gebärmutterzelle braucht oder wie man als Eierstockzelle weibliche Hormone produziert. Wirklich alles, was von den Genen gesteuert wird, und das ist in unserem Körper eine ganze Menge, ist auf der DNA verzeichnet. Augenfarbe – steht in den Genen. Veranlagung zu Sommersprossen – steht in den Genen. Ob man die Grübchen von Oma Käthe geerbt hat – steht in den Genen.

Dem Zellkern kommt dabei nicht nur die Aufgabe zu, diesen Bauplan aufzuheben, sondern ihn auch zu organisieren. Er muss dafür sorgen, dass die Gene, die man gerade braucht, leicht zugänglich sind (vergleichbar mit einem aufgeklappten Buch) und dass umgekehrt die Gene, die man garantiert nicht braucht, ordentlich aufgeräumt sind, man sie aber jederzeit finden und benutzen kann (wie in einer sehr großen Bibliothek). Um bei unserem Beispiel zu bleiben: Die Eierstockzelle muss auf einen Schlag ablesen können, wie das mit der Hormonproduktion funktioniert. Wie man eine Brustdrüsenzelle wird, ist hingegen nicht so spannend für sie, und diesen Teil der Information kann sie beruhigt wegpacken.

Wenn die Zelle sich teilen möchte, muss die gesamte Information kopiert und anschließend gleichmäßig auf beide Tochterzellen verteilt werden. Wie man sich vorstellen kann, ist das ein ziemlich aufwendiger Prozess, denn es müssen ungefähr 3,2 Milliarden Buchstaben kopiert werden (so viele Zeichen hat die menschliche DNA) und anschließend in ihre Transportform, die Chromosomen, verpackt werden. Und das muss bei jeder einzelnen Zellteilung passieren. Bei 28 Billionen Zellen, die aus einer einzigen Zelle hervorgegangen sind und sich zum Teil immer noch teilen, kann man sich vorstellen, was für ein Aufwand das war und ist!

Jetzt kann es bei diesem Kopiervorgang passieren, dass sich ein Fehler einschleicht. Statt eines A steht dann auf einmal ein C oder statt eines G ein T. Das kann harmlos sein, so wie wir Wörter immer noch lesen können, wenn die Buchstabenreihenfolge vertauscht ist: dne Txet ncoh fsat onhe Prlboeme lseen (den Text noch fast ohne Probleme lesen). Aber manchmal ändert sich auch der Sinn, wenn sich die Reihenfolge der Buchstaben ändert: Ob es im Text um Mehl oder um einen Helm geht, ist schon ein grundsätzlicher Unterschied. Als der Blumentopf vom Balkon fiel, stand Frieda mit einem Helm auf dem Kopf oder mit Mehl auf dem Kopf darunter. Hm, das ist schon etwas anderes ...

Manchmal ist es jedoch noch schlimmer: Dann reicht der Austausch eines einzigen Buchstabens, um den ganzen Sinn eines Wortes verloren gehen zu lassen oder ihn grundlegend zu verändern. So ist es etwas vollkommen anderes, ob zum Beispiel Futter oder Butter in einem Backrezept steht. Mit Futter ergibt das ganze Rezept keinen Sinn mehr.

So ein Fehler beim Kopieren der DNA kann, wenn er nicht repariert wird, dazu führen, dass die Zelle einen Stoffwechselweg nicht mehr beschreiten kann oder dass sie umgekehrt nicht mehr aufhören kann, es zu tun. Dabei ist es gleichgültig, ob der Fehler durch den Kopiervorgang entsteht oder dadurch, dass das Kopieren von außen gestört wird zum Beispiel durch radioaktive Strahlung, Umweltgifte oder andere Substanzen, die die DNA schädigen. Fakt ist dann, dass auf einmal ein Fehler im Text steht, der große Auswirkungen hat.

Im Leben einer Zelle ist eine große Menge geregelt. So ist festgelegt, wie die Zelle lebt oder wann der Zeitpunkt zum Sterben kommt. Aber was passiert nun, wenn der Sterbemechanismus durch einen Kopierfehler außer Kraft gesetzt wird? Genau, dann lebt die Zelle einfach weiter! Und wenn jetzt der Reparaturmechanismus, der Fehler in der Buchstabenfolge der DNA korrigiert, auf einmal selbst fehleranfällig wird? Dann häufen sich die Fehler in der genetischen Information in einer Zelle, die nicht stirbt, obwohl es eigentlich an der Zeit dafür wäre. Die sich anhäufenden Fehler führen nun dazu, dass die Zelle auf einmal ganz andere Sachen macht, als sie eigentlich soll. Vielleicht fängt sie zum Beispiel an, sich wie wild zu teilen, obwohl das gar nicht vorgesehen ist. Wenn die sich teilende Zelle es auch noch schafft, dem Immunsystem zu entgehen, das im Körper alles abräumt, was falsch aussieht oder sich falsch benimmt, haben wir auf einmal eine Zelle, die nicht mehr stirbt, sich wie wild teilt und auch ansonsten tut, was sie will. Diese Zelle ist sozusagen außer Rand und Band. Sie wächst unkontrolliert und stirbt nicht mehr. Sie ist zu einer Krebszelle geworden. Und sie gibt ihre »Unkontrolliertheit« an ihre Tochterzellen weiter. Ihre Tochterzellen sind also ebenfalls außer Rand und Band. Sie teilen sich so oft, dass sich eine Geschwulst, ein Tumor bildet. Wenn dieser Tumor dabei in gesundes Gewebe einwächst und zusätzlich Absiedelungen an anderen Orten im Körper bildet, nennen wir ihn bösartig oder maligne. So kann man sich die Entstehung von bösartigen Neubildungen oder Krebs vorstellen.

Allerdings verfügt der Körper über eine Menge Kontroll- und Stoppmechanismen, die das verhindern sollen. Die allermeiste Zeit greifen sie auch perfekt und verhindern die Krebsbildung. Es ist sehr wichtig, sich das klarzumachen: Die meiste

Zeit funktioniert alles annähernd perfekt. Für mich ist es nichts weniger als ein Wunder, dass alle diese unfassbar komplizierten Vorgänge wie das Kopieren der Erbinformation, die Zellteilung und die Kontrolle durch das Immunsystem überhaupt so fantastisch funktionieren und so selten dauerhafte Fehler hinterlassen.

Die Vorstellung von sich ansammelnden Fehlern macht auch deutlich, warum viele Krebserkrankungen erst im höheren Lebensalter auftreten. Bis dahin bleibt ganz einfach mehr Zeit, in der sich Probleme haben ansammeln können. Trotzdem gehen die allermeisten Menschen bis ins hohe Alter, ohne Krebs zu bekommen! Die Regulation im Körper funktioniert ausgezeichnet, und wir werden mit einer Menge Umweltgiften fertig und mit vielen inneren und äußeren Herausforderungen für die Zellen und den Körper insgesamt, ohne dass Krebs entsteht.

Doch was passiert genau, wenn es nicht klappt? Zu welchen Krebserkrankungen kann es kommen – insbesondere bei uns Frauen? Und ganz wichtig, welche Vorsorge- und Präventionsmöglichkeiten gibt es?

Die häufigsten Krebsarten bei Frauen sind Brustkrebs, Darmkrebs, Lungenkrebs, Gebärmutterkörperkrebs (Endometriumkarzinom) und Eierstockkrebs – in dieser Reihenfolge. Da es in diesem Buch um die weibliche Sicht der Dinge und damit um typische weibliche Erkrankungen geht, wollen wir uns hier als Erstes den Brustkrebs ansehen.

Doch bevor wir das tun, noch eine kurze Anmerkung: Ich weiß, dass das Thema Krebs Besorgnis hervorrufen kann. Und das hat auch seine Berechtigung. Sorge oder Angst zu haben, ist eine natürliche Reaktion unseres Gehirns / Körpers und ein Versuch, mit der Wirklichkeit umzugehen, die nicht immer schön ist. Was hilft, ist – meiner Erfahrung nach – Wissen. Je genauer wir Bescheid wissen, desto klarer können wir unseren

Weg sehen, entscheiden, wie wir uns verhalten wollen und wovor wir Angst haben müssen und wovor nicht.

Beim Thema Brustkrebs ist zudem das Wissen über schützende Faktoren und Vorsorgemöglichkeiten besonders wichtig, denn es ist eine Krankheit, bei der eine frühe Diagnose die Behandlung und die weiteren Aussichten absolut positiv beeinflusst.

Derzeit erkrankt in Deutschland ungefähr eine von acht Frauen im Laufe ihres Lebens an Brustkrebs, das macht in etwa 70 000 Neuerkrankungen pro Jahr. Das heißt im Umkehrschluss aber auch, dass sieben von acht Frauen keinen Brustkrebs bekommen!

Mit zunehmendem Alter steigt das Risiko für Brustkrebs, das heißt, jüngere Frauen sind vom Mammakarzinom, wie Brustkrebs in der Medizin genannt wird, nur selten betroffen – erst ab dem 40. und noch deutlicher ab dem 50. Lebensjahr erhöht sich die Wahrscheinlichkeit dafür. Das mittlere Erkrankungsalter liegt bei 64 Jahren und nur jede zehnte Betroffene ist jünger als 45 Jahre. In welcher Situation aber auch jüngere Frauen gefährdet sein können, werden wir uns noch ansehen. Im Übrigen können auch Männer Brustkrebs bekommen, aber das kommt selten vor – ungefähr nur in 1 Prozent aller Brustkrebsfälle.

Ganz wichtig: Brustkrebs ist zwar die häufigste Krebserkrankung bei Frauen, aber nicht die gefährlichste oder tödlichste. Wird er rechtzeitig erkannt und behandelt, ist er meist heilbar. Deshalb sind Vorsorge und Früherkennung auch so unglaublich wichtig!

Am Anfang des Kapitels über die Brust haben wir über ihren Aufbau gesprochen. Es gibt den Drüsenkörper mit den Drüsenzellen und den Milchgängen, dazu das Bindegewebe und das Fettgewebe. Beim Brustkrebs spielen hauptsächlich zwei Strukturen davon eine Rolle. Es gibt nämlich Brustkrebs, der von den Drüsenzellen der Brust ausgeht und den wir den lobulären Brustkrebs nennen (ca. 10–15 Prozent aller Brustkrebsfälle), und einen zweiten, der von den Milchgangszellen ausgeht und der duktales Mammakarzinom genannt wird (ca. 70–80 Prozent). Wenn im Milchgang schon veränderte Zellen wachsen, die die innere Zellschicht aber (noch) nicht durchbrechen, nennen wir sie duktales Carcinoma in situ der Brust (kurz DCIS). Beim DCIS haben die Zellen schon die Eigenschaften von Krebszellen, metastasieren aber noch nicht, bilden also keine Absiedelungen irgendwo anders im Körper. Wie man sich vorstellen kann, ist es besonders wichtig, genau diese Vorstufen rechtzeitig zu erkennen und zu entfernen. Und wieder sind wir bei der Vorsorge und Früherkennung und bei allem, was wir präventiv tun können, damit es erst gar nicht zur Entstehung eines Brustkrebs kommt.

Um zu verstehen, was man vorbeugend gegen Brustkrebs unternehmen kann, muss man sich zunächst anschauen, welche Risiko- und Schutzfaktoren es bei dieser Erkrankung gibt. Wir werden uns jetzt alle die genauer ansehen, die *wissenschaftlich nachgewiesenermaßen* einen Einfluss auf die Brustkrebshäufigkeit und -wahrscheinlichkeit haben. Denn gerade beim Thema Krebs kursieren viele abenteuerliche Vorstellungen, Theorien und Dogmen, die mit der Wirklichkeit der Erkrankung nichts zu tun haben, aber oft dazu führen, dass Patientinnen sich entweder schlecht fühlen oder Geld für unsinnige oder sogar schädliche Dinge ausgeben.

Risikofaktoren für die Entstehung von Brustkrebs sind:

- Weibliches Geschlecht – irgendwie logisch.
- Familiäre Krebsanamnese – wenn es in der Familie schon häufiger (Brust-)Krebs gab. Auf diesen wichtigen Punkt werden wir weiter unten noch genauer eingehen.

- Hohe mammografische Dichte – das bedeutet, dass die Brust viel Drüsen- und Bindegewebe und nur wenig Fett enthält.
- Höheres Alter – über den Zusammenhang von Alter und Krebs haben wir schon gesprochen.
- Genetische Prädisposition (Veranlagung) – es gibt Genveränderungen, die das Risiko für Brustkrebs erhöhen; wenn zum Beispiel eine Korrekturfunktion für Fehler in der DNA von vornherein nicht funktioniert, erhöht es das Risiko für die Krebsentstehung im Laufe des Lebens.
- Geringe Geburtenzahl oder keine Schwangerschaften – erst während der Schwangerschaft reift das Brustdrüsengewebe vollständig aus. Diese Ausreifung (Differenzierung) scheint einen wichtigen Schutz vor Brustkrebs zu bieten.
- Höheres Alter der Mutter bei der ersten Geburt – hier spielt wieder die Zeit eine Rolle, in diesem Fall die längere Zeit bis zur ersten Schwangerschaft und damit bis zur Ausreifung des Gewebes.
- Alkoholabusus – also schädlich viel Alkohol zu trinken. Schlecht für Leber und Lebensqualität, erhöht aber auch die Brustkrebshäufigkeit.
- Rauchen – es gibt einen eindeutigen, deutlichen Zusammenhang zwischen Rauchen und Brustkrebs.
- Hormontherapie vor und nach den Wechseljahren. Hier ist es wichtig, genau zu wissen und zu unterscheiden, welche Hormone wann und für wie lange genommen werden, um etwas über das Risiko aussagen zu können.
- Orale Kontrazeptiva (Pille und Ähnliches) – hier wird das Risiko für Brustkrebs leicht erhöht, das für Eierstockkrebs und Gebärmutterkrebs aber zeitgleich reduziert. Das Risiko, an Brustkrebs zu sterben, wird allerdings nicht erhöht.
- Übergewicht nach den Wechseljahren – Fettgewebe ist hormonell aktiv und kann zudem Entzündungssubstanzen pro-

duzieren, die ungute Auswirkungen auf die Gesundheit haben.

- Persönliche Brustanamnese – gab es schon einmal einen auffälligen Befund oder Brustkrebs in der eigenen Vorgeschichte?
- Thoraxbestrahlung – zum Beispiel als Strahlentherapie für eine andere Erkrankung oder bei einer vorangegangenen Brustkrebserkrankung.

Dazu kommen noch Risikofaktoren wie die Luftverschmutzung mit Feinstaub, deren Bedeutung noch nicht endgültig geklärt ist. Nicht alle Risikofaktoren können wir beeinflussen, und natürlich wiegt nicht jeder Risikofaktor gleich schwer. Bei vielen hängt es auch davon ab, in welchem Alter sie aufgetreten sind oder wie lange oder bis zu welchem Alter sie bestanden haben. So ist es natürlich etwas vollkommen anderes, ob man mal ab und zu für ein paar Monate eine Zigarette geraucht hat oder seit zwanzig Jahren zwei Päckchen am Tag. Auch das Zusammenspiel verschiedener Risikofaktoren hat eine große Bedeutung. Wenn ich rauche, trinke und eine genetische Veranlagung für eine erhöhte Krebswahrscheinlichkeit habe, ergibt das eine vollkommen andere Risikokonstellation, als wenn ich komplett gesund lebe und meine Kinder nur sehr spät im Leben bekommen habe.

Genauso wie Risikofaktoren für Brustkrebs gibt es auch schützende Faktoren. Das ist eine großartige Nachricht! Denn so können wir die Lebensrisiken, denen wir ausgesetzt sind, zu unseren Gunsten positiv beeinflussen.

Die wissenschaftlich erwiesenen, schützenden Faktoren sind:

- Abgeschlossene Schwangerschaften – jede vollendete Schwangerschaft bedeutet eine zusätzliche Risikoverminderung.

- Frühe abgeschlossene Schwangerschaften – je früher die Ausreifung des Brustdrüsengewebes erfolgt, umso weniger Zeit bleibt, in der sich Fehler und Schäden in den Zellen anhäufen können.
- Regelmäßige körperliche Bewegung – das ist ganz toll und superwichtig, weil es einer der Schutzfaktoren ist, den wir selbst in der Hand haben!
- Stillen – je länger, desto besser. Jedes Jahr, das ein Baby im Kleinkindalter gestillt wird, bringt eine Risikoreduktion für die Mutter, zusätzlich zu jeder ausgetragenen Schwangerschaft. Wie lange das Stillen optimalerweise erfolgen sollte, wird gerade noch untersucht.

Zusätzlich gibt es noch weitere Faktoren, die einen schützenden, vorbeugenden Effekt zu haben scheinen, der allerdings nicht so groß oder noch nicht endgültig bewiesen ist. Dazu gehören eine gesunde, ausgewogene Ernährung, eine normale und nicht erhöhte Körperfettmenge und die Vermeidung beziehungsweise Früherkennung und Behandlung eines Typ-II-Diabetes (sogenannter Altersdiabetes, der allerdings auch schon früh im Leben auftreten kann). Das ist die Diabetesform, bei der die Bauchspeicheldrüse aufgrund der hohen Belastung irgendwann ermüdet.

Jetzt haben wir uns einen Überblick verschafft über Risikofaktoren und protektive, schützende Faktoren. Ganz wichtig ist es jedoch, sich klarzumachen, dass sie trotz ihres nachgewiesenen Effekts nur einzelne Faktoren in einem großen Ganzen sind. Nichts davon wird definitiv zu Brustkrebs führen, und nichts davon wird garantiert davor schützen. Zwar beeinflussen die Risikofaktoren das individuelle Risiko nachgewiesenermaßen, aber man kann trotzdem nicht vorhersagen, welche Frau ein Mammakarzinom bekommen wird und welche nicht.

In den meisten Fällen tritt der Brustkrebs einfach so auf (wir nennen das in der Medizin sporadisch), nur bei ungefähr 3 von 10 Frauen gibt es eine familiäre Häufung. Dann waren beispielsweise die Tante betroffen, die Oma und die Uroma oder die Oma und die Mutter, die bei der Diagnose jünger als 51 Jahre alt war, oder die Oma und zusätzlich ein Onkel. In diesen Fällen und bei einer genetischen Prädisposition ist die Wahrscheinlichkeit, dass es zu einer Krebserkrankung kommt, deutlich bis massiv erhöht. Manche der zugrunde liegenden genetischen Veränderungen (Mutationen) sind bekannt, wie Veränderungen im BRCA-1- und BRCA-2-Gen. BRCA steht für Breast Cancer Gene, womit der Name schon beschreibt, worum es geht. Weiß eine Frau, dass sie von einer solchen Mutation betroffen ist, entscheidet sie sich vielleicht für eine noch engmaschigere Überwachung oder sogar dafür, sich in einem relativ jungen Alter das Brustgewebe präventiv (also vorsorglich) entfernen zu lassen. So wie zum Beispiel die Schauspielerin und Regisseurin Angelina Jolie, die sich mit 37 Jahren einer Mastektomie beidseits, also einer Brustentfernung auf beiden Seiten, unterzog. Sie sprach öffentlich darüber, dass sie eine BRCA-1-Mutation trägt und ihr persönliches Risiko für Brustkrebs dadurch auf 87 Prozent beziffert worden war.

Ihre Offenheit half dabei, das Problem des familiären Brustkrebses und der genetischen Veränderungen, die dem zugrunde liegen können, bekannter zu machen. Denn wenn Brustkrebs familiär gehäuft auftritt, ist es besonders wichtig, sich gut zu den Vorsorgeuntersuchungen beraten zu lassen und – wenn bestimmte familiäre Konstellationen gegeben sind – auch zu der Frage, ob man einen Gentest durchführen lässt, um zu überprüfen, ob eine Veränderung (Mutation) beispielsweise im BRCA-Gen vorliegt. In diesem Fall wird ein intensiviertes Vorsorgeprogramm angeboten, das in einem jüngeren Alter beginnt und ein umfassenderes Betreuungsangebot bietet (Ultraschall,

Mammografie, MRT). In Deutschland gibt es ein Netzwerk von universitären medizinischen Zentren, das sich der individuellen Beratung und Betreuung der betroffenen Frauen und ihrer Familien verschrieben hat. Es heißt Deutsches Konsortium Familiärer Brust- und Eierstockkrebs und ist im Internet unter www.konsortium-familiaerer-brustkrebs.de zu finden.

Wie viele andere Frauenärztinnen auch, bin ich nicht nur Angelina Jolie sehr dankbar für ihren Mut, sondern auch allen anderen Frauen, die sich für eine Wahrnehmung der Brustkrebserkrankung und ihrer möglichen Therapien einsetzen. Denn nur, wenn man gut Bescheid weiß, kann man gute Entscheidungen für sein persönliches Leben treffen! Ohne die Vorreiterinnen der Breast Cancer Awareness, also des Bewusstseins für die Erkrankung Brustkrebs, wüssten viele Frauen bis heute nicht, was passieren und wie vorbeugendes Verhalten aussehen kann.

Welche Vorsorgemöglichkeiten hat jede Frau?

Grundsätzlich besteht die Brustkrebsvorsorge aus mehreren Bausteinen:

1. Selbstuntersuchung der Brust
2. Mammografie und Mammografie-Screening
3. Brust-Ultraschall und MRT

Bevor wir uns die einzelnen Bausteine genauer ansehen, möchte ich mit einigen hartnäckigen Vorurteilen aufräumen. Häufig wird beanstandet, dass die Vorsorgeuntersuchungen zu viele Befunde erbrächten, die die betroffenen Frauen in Angst und Schrecken versetzten, die sich dann aber als gutartig herausstellten. Die Vorsorge wird also als ungerechtfertigte Panikmache verschrien. Tatsächlich ist nur etwa ein Viertel aller diagnostizierten Brusttumoren bösartig. So kann beispielsweise ein Knoten entdeckt und entfernt werden, der sich als gutartiges Fibrom (Gewebsvermehrung der Bindegewebszellen der Brust) oder gutartiges Lipom (Gewebsvermehrung der Fettzellen der Brust) entpuppt. Und es stimmt, dass sich eine Frau, bei der in der Vorsorge ein auffälliger Befund entdeckt wurde, sich bis zur Entwarnung wahrscheinlich ziemlich viele Sorgen machen wird.

Soll man also die Vorsorge besser sein lassen?

Nein, auf keinen Fall!

Denn zu den nicht bösartigen Veränderungen werden auch die Krebsvorstufen gezählt. Also Befunde, die das Potenzial haben, sich mit zunehmender Zeit vielleicht doch in eine bösartige Erkrankung zu verwandeln, und die so rechtzeitig vollständig behandelt werden können.

Ein weiteres Vorurteil ist, dass die Brustkrebsrate durch die Vorsorgeuntersuchungen steigen würde. Als Beleg dafür wird angeführt, dass die Brustkrebszahlen nach Einführung des allgemeinen Mammografie-Screenings deutlich angestiegen seien. Es stimmt, dass die Zahlen angestiegen sind. Doch diesen Anstieg so zu interpretieren, dass es mehr Krebs durch die Vorsorge gibt, bedeutet, Ursache und Wirkung zu vertauschen. Denn das Mammografie-Screening hat nicht die Krankheitsfälle ansteigen lassen, sondern die Entdeckungsrate verbessert! Im Rahmen des Screenings wurden / werden viele bisher unbemerkte Tumoren entdeckt, darunter viele frühe Brustkrebserkrankungen, die man nicht tasten kann, die sonst zu diesem Zeitpunkt unentdeckt geblieben und erst in einem späteren, fortgeschrittenen Stadium aufgefallen wären. Das ist genau das Ziel jeder Früherkennungsuntersuchung: die auffälligen Befunde und Krebserkrankungen möglichst früh zu erwischen, wenn die Chancen auf eine weniger belastende Therapie und eine vollständige Heilung höher ist. Oder anders gesagt: Es ist das erklärte Ziel einer Vorsorgeuntersuchung, mit der Zeit die Rate von neu entdeckten *großen Tumoren* zu senken. Am

Anfang wird man viele große Tumoren finden, nämlich die, die bisher nicht diagnostiziert wurden. Dazu wird man viele kleine Tumoren entdecken und behandeln, die sich dann nicht mehr in große Tumoren entwickeln können. Wenn die Früherkennungsuntersuchung also greift, müssten mit der Zeit die großen Tumoren, die eine umfangreichere Behandlung erfordern und oft auch schon im Körper gestreut haben, weniger werden. Ob das bei einer Früherkennungsuntersuchung klappt, hängt natürlich von der Untersuchung selbst ab, aber auch davon, wie viele Frauen sie in Anspruch nehmen. Sind es nur wenige, kann auch die beste Früherkennungsuntersuchung nicht alle Fälle entdecken!

Ein weiteres Vorurteil ist, dass man mit der Früherkennung ja sowieso nicht alle Befunde erkennen kann. Das stimmt. Aber ist das ein Grund, es gar nicht erst zu versuchen? In meinen Augen nicht. Ich finde, jeder einzelne frühzeitig gefundene Krebs lohnt sich und jeder dadurch verhinderte Tod noch mehr. Daher werde ich nicht müde, Werbung für die Vorsorgeuntersuchungen zu machen, auch wenn man sich natürlich im Detail mit den möglichen Nebenwirkungen und Risiken der einzelnen Bausteine auseinandersetzen muss.

Und damit zum ersten Baustein der Vorsorge, der in unserer Hand liegt und absolut keine Nebenwirkungen hat: die Selbstuntersuchung der Brust.

Der erste Baustein der Vorsorge: Die Selbstuntersuchung der Brust

Sie ist eine super Methode, um sich und seine Brust besser kennenzulernen, ein Gefühl für seinen wunderschönen Busen zu bekommen und sich selbst liebevoll und zärtlich zu begegnen.

Wichtig ist nur zu wissen, dass die Selbstuntersuchung als alleinige Methode zur Brustkrebsvorsorge nicht geeignet ist. Warum? Brustkrebsvorstufen und frühe Krebsformen sind oftmals nicht zu tasten, sondern zeigen sich nur im Ultraschall oder in der Mammografie (eine Ausnahme können Befunde direkt unter der Haut bilden, die man beim Tasten manchmal schon »früh erwischen« kann). Daher reichen die Selbstuntersuchung zu Hause und die Tastuntersuchung bei der Frauenärztin allein zur Vorsorge nicht aus.

Also lieber nur Apparatemedizin? Nein, auf keinen Fall! Denn ein Großteil der auffälligen Befunde wird immer noch von den Frauen selbst entdeckt. Außerdem ist die Selbstuntersuchung ein guter Moment, um mit seiner Brust »intim« zu werden, sie besser kennenzulernen. Und wenn man sie besser kennt, erkennt frau auch leichter Veränderungen, die ihr sonst vielleicht nicht auffallen würden. Also Hände ran an die Brust!

Zunächst sollte jede Frau sich ihre Brüste bei gutem Licht im Spiegel ansehen. Ist irgendetwas auffällig oder anders als sonst? Hat sich die Größe oder Form einer Brust verändert? Scheint die Haut verändert oder gerötet? Ist die Brustwarze eingezogen oder sieht sie sonst irgendwie ungewöhnlich aus?

Das sind die medizinischen Standardfragen. Aber ich finde, wir können sie noch um weitere ergänzen: Was ist heute besonders schön an meinen Brüsten? Finde ich eine besonders hübsch, oder haben sie es mir beide angetan? Entdecke ich etwas an ihnen, das ich noch nie bemerkt habe? Denn beide Brüste sehen niemals vollkommen gleich aus, sondern haben beide ihren eigenen Charakter. Manche Frauen geben ihren Brüsten übrigens auch zwei Namen, um ihre Unterschiedlichkeit zu betonen.

Als Nächstes heben wir die Arme und schauen uns die Brust bei der Bewegung an. Tauchen bei der Bewegung Veränderungen auf? Zeigen sich Einziehungen, Verdickungen, Falten oder Vorwölbungen, die so vorher noch nicht da waren? Bewegen sich beide Brüste gleichmäßig, wie sie es immer getan haben?

Danach tasten wir. Das kann man im Stehen oder im Liegen machen, unter der Dusche oder beim Eincremen oder wann auch immer man sich wohlfühlt. Im Liegen ist die Brust übrigens flacher und daher besser in der Tiefe zu untersuchen als im Stehen, daher wird oft empfohlen, sowohl im Stehen als auch im Liegen zu tasten.

Es gibt viele unterschiedliche Empfehlungen, ob man außen oder innen anfängt, oben oder unten. Ich finde alles gleich gut, wichtig ist nur, dass man sich für eine feste Reihenfolge entscheidet und dann dabei bleibt. Wie beim Zähneputzen – da hat man meistens auch seine feste Routine, die verhindert, dass man mal hier putzt und dort ein paar Zähne vergisst. Eine feste Routine ist auch bei der Selbstuntersuchung der Brust hilfreich.

Ein Vorschlag, wie du es machen kannst:

Taste die Brust mit den Fingerkuppen der anderen Hand ab, einmal sanft und oberflächlich, einmal mit etwas mehr Druck und einmal deutlich fester bis in die Tiefe. Manche Frauen tun sich leichter, wenn sie dazu die gleichseitige Hand hinter den Kopf legen.

Das Abtasten kann man in kreisenden Bewegungen von außen bis nach innen zur Brustwarze machen. Oder linienförmig von oben nach unten und von rechts nach links. Oder strahlenförmig von außen nach innen. Man kann auch alle drei Methoden kombinieren, wichtig ist nur, dass man die ganze Brust dabei erfasst und die gesamte Achselhöhle mit austastet.

Mit einem sanften Zusammendrücken der Brustwarze kann man prüfen, ob Flüssigkeit austritt.

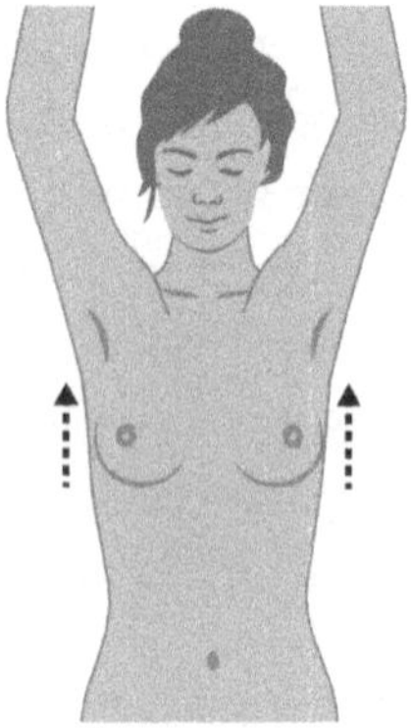

Heben der Arme

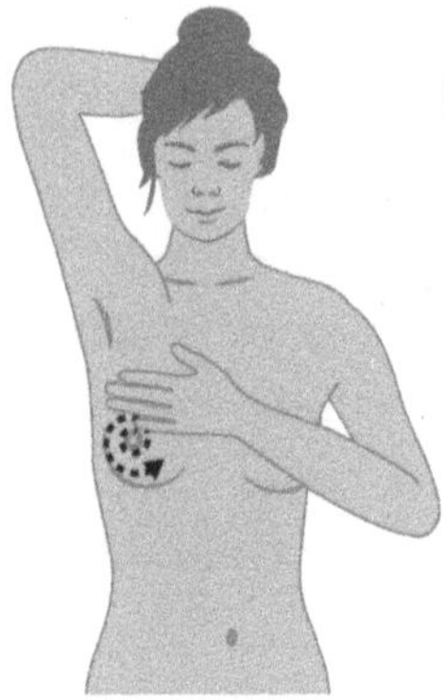

Kreisförmiges Abtasten der Brust

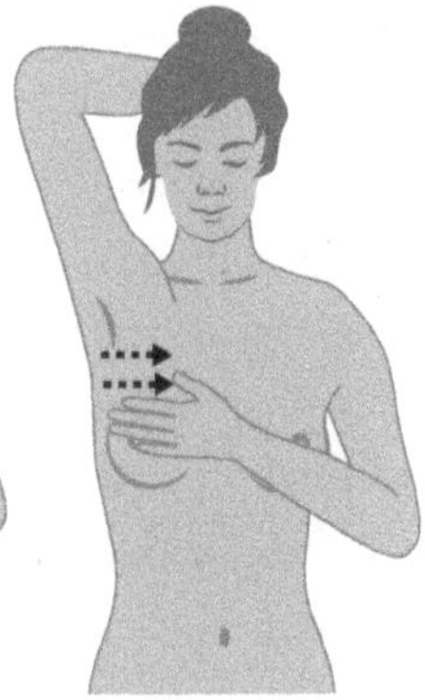

Linienförmies Abtasten der Brust

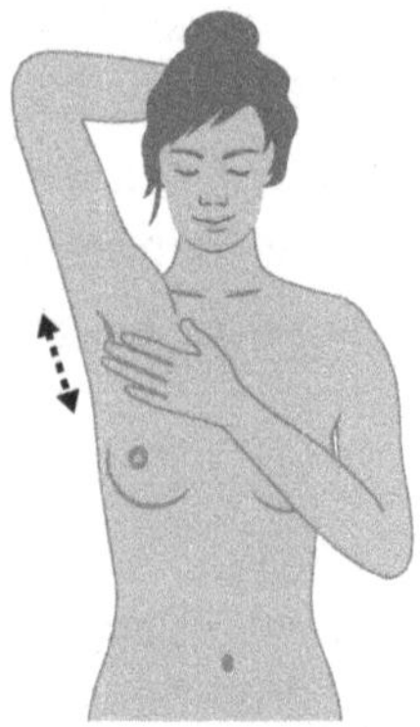

Abtasten der Achselhöhle

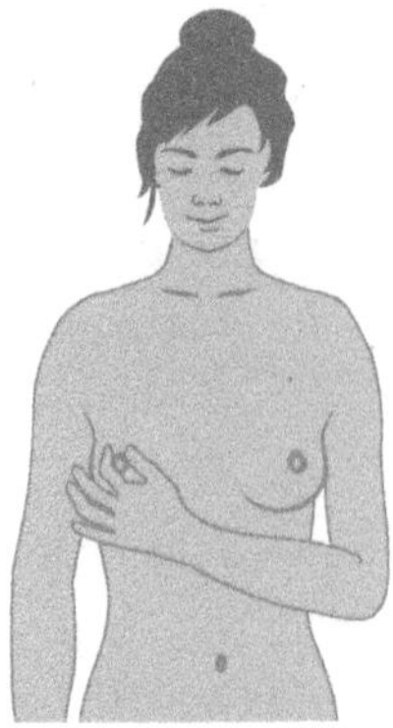

Sanftes Zusammendrücken der Brustwarze

Selbstuntersuchung der Brust

Wenn man zum ersten Mal seine Brust selbst untersucht, ist man vielleicht überrascht davon, wie knubbelig sich das Gewebe anfühlt. Und wie unterschiedlich, je nachdem, ob man in die Nähe der Brustwarze kommt oder eher weiter außen in Richtung Achselhöhle tastet. Je häufiger man die Selbstuntersuchung macht, desto besser kennt man seine Brust, und vielleicht gibt es sogar eine richtige Wiedersehensfreude mit bestimmten Bereichen.

Grundsätzlich sollte man seine Brust einmal im Monat abtasten. Bei Frauen vor den Wechseljahren empfiehlt sich der

3. bis 7. Tag des Zyklus dafür. Wie wir gesehen haben, ist die Brust da besonders weich, wenig gespannt und gut zu untersuchen. Nimmt man die Pille, dann bietet sich der Beginn eines neuen Blisters an. Für Frauen nach den Wechseljahren ist der Zeitpunkt gleichgültig, es ist nur günstig, sich einen festen Termin im Monat dafür auszusuchen, zum Beispiel immer zu Monatsbeginn, damit man es nicht vergisst. Ein bisschen Aufmerksamkeit und Zuwendung haben unsere Brüste doch wirklich verdient. Oder etwa nicht?

Wann solltest du nach der Selbstuntersuchung unbedingt deine Frauenärztin aufsuchen?

- Flüssigkeit kommt aus der Brustwarze.
- Eine Brustwarze hat sich verändert.
- Ein neu aufgetretener Knoten oder eine Verhärtung in der Brust ist tastbar (kann bis zu kirschkernhart sein).
- Die Größe einer Brust hat sich verändert.
- Die Bewegung einer Brust beim Heben der Arme hat sich verändert.
- Es gibt eine Einziehung an der Haut oder an der Brustwarze.
- Es gibt eine Rötung an der Brust, die nicht wieder verschwindet.
- Ein Knoten in der Achselhöhle ist tastbar.

Wie das Leben so spielt: Ein Fall aus meiner Tätigkeit als Frauenärztin

Zarte Gefühle

Annelie war eine sehr schmale, zurückhaltende Frau. Sie und ihr Mann bewirtschafteten zusammen mit dem älte-

ren Sohn einen Bauernhof, auf dem Annelie noch viel arbeitete, obwohl sie bereits 71 Jahre alt war. Dass sie bei mir landete, war reiner Zufall. Ihr Mann war mit einem Herzinfarkt bei uns im Krankenhaus gewesen und hatte auf der Station neben der Frauenheilkunde gelegen. Daher wusste er, dass es hier Frauenärztinnen gab.

Jetzt kam Annelie zu mir in die Ambulanz, weil »ihr Mann sich Sorgen machte«, wie sie sagte. »Er wartet draußen, um sicher zu sein, dass ich auch wirklich zu Ihnen reingehe.«

»Aber warum sollten Sie das denn nicht tun?«, fragte ich erstaunt.

Annelie schaute auf ihre Hände, die sie im Schoß gefaltet hatte. »Ich mag Ärzte für untenrum nicht so gern.«

»Das kann ich verstehen«, sagte ich zu ihr. Das kann ich wirklich. Der Besuch bei der Frauenärztin ist echt nicht das Schönste, das man sich so vorstellen kann. Daher ist es unsere Aufgabe, es unseren Patientinnen so angenehm wie möglich zu machen, finde ich. Das erklärte ich Annelie auch.

Sie sah mich skeptisch an. »Aber ich war seit der Geburt meines zweiten Sohns nicht mehr da. Jetzt schimpfen Sie bestimmt.«

»Wie wäre es, wir reden erst einmal, bevor ich mit dem Schimpfen anfange?«, schlug ich ihr vor. »Warum sind Sie denn überhaupt hier?«

»Mein Mann hat etwas an meiner Brust gefühlt und meint, das gehört da nicht hin«, flüsterte Annelie, allerdings so leise, dass ich sie erst nach zweimal Nachfragen verstand.

»Ein auffälliger Befund in der Brust, meinen Sie?«

Annelie nickte unmerklich.

»Können Sie ihn mir zeigen?«, bat ich.

Annelie ließ unsicher die Arme hängen. Dann schüttelte sie den Kopf.

»Oder wir fragen Ihren Mann?«

Das fand sie besser. Sie ging raus und holte ihn.

Irgendwie hatte ich mir automatisch einen ähnlich schmalen Mann wie Annelie vorgestellt, aber hereinkam ein Riese mit den größten Händen, die ich je gesehen habe. Nebeneinander setzten sich die beiden auf die Stühle vor meinem Tisch. Neben ihrem Mann wirkte Annelie geradezu winzig.

»Nu, Annelie«, sagte er zu ihr, »was ist denn jetzt?«

Annelie zögerte, aber ihr Mann legte ihr sanft die Hand auf den Rücken, als wolle er sie ganz leicht in meine Richtung schieben.

»Also gut«, sagte sie. Sie stand auf und begann, ihre Bluse sehr, sehr langsam aufzuknöpfen.

Ich begann, mir Sorgen zu machen, was da jetzt kommen würde.

»Meine Mutter ist an Brustkrebs gestorben«, erklärte Annelies Mann. »Das war schrecklich. Ich hab immer noch das Bild vor Augen.«

Meine Besorgnis wuchs. Ich muss dazusagen, dass ich schon wirklich schlimme Brustbefunde gesehen habe. Befunde, die seit Jahren bestanden und nie versorgt worden waren, Befunde, die entsetzliche Beschwerden machten, Befunde, bei denen ich nicht verstehen konnte, warum Patientinnen und Angehörige nicht schon längst Alarm geschlagen hatten.

Annelie zog ihre Bluse und ihr Unterhemd aus. Ich schaute hin und sah nichts Auffälliges.

Zwei sehr zarte Brüste, altersgerecht, die zu der zarten Frau passten. Keine Einziehungen, keine Rötungen, keine auffälligen Falten. Nichts.

»Darf ich Sie untersuchen?«, fragte ich Annelie, und sie gab mir ihr Einverständnis.

Ich schaute mir also ihre beiden Brüste im Stehen und bei der Bewegung an und tastete sie anschließend sorgfältig ab, aber ich fand immer noch nichts Ungewöhnliches. Beide Brüste waren weich, wie ich es nach den Wechseljahren erwartete, die Lymphknoten in den Achselhöhlen und im Halsbereich nicht vergrößert. Alles regelgerecht, dachte ich.

Aber der Ehemann hatte ja nun etwas getastet, und er hatte Sorge, das war nicht wegzudiskutieren.

»Vielleicht können Sie mir zeigen, was Sie Auffälliges bemerkt haben?«, bat ich ihn also.

Der riesige Mann erhob sich und fasste mit seiner riesigen, von der Arbeit rauen Hand an die rechte Brust seiner Frau. Aber er tat das mit einer solchen Zartheit und Hinwendung, wie ich es noch nie in einer Sprechstunde erlebt hatte.

»Da«, erklärte er und tastete ganz vorsichtig. »Da hat sich was verändert.«

Ich tastete auch noch mal, aber ich konnte nicht nachvollziehen, was er gefunden hatte. Trotzdem gab es keinen Zweifel, dass Annelie weiter untersucht werden musste.

Ich machte einen Termin für sie für eine Mammografie und einen Brust-Ultraschall in der Radiologie aus.

Die Untersuchungen ergaben tatsächlich einen sehr kleinen auffälligen Befund, der sich in der Folge als kleiner, sehr früher Brustkrebs bestätigte.

»Der ist nicht zu tasten«, erklärte der Radiologe, als es um die Planung des weiteren Vorgehens ging.

Vielleicht konnten er und ich das wirklich nicht, aber Fakt war, dass Annelies Mann die Brust seiner Frau so gut kannte, dass er sehr wohl gemerkt hatte, dass sich etwas verändert hatte. Lange bevor Annelie etwa Beschwerden bekommen hätte, hatte er gespürt, dass ihre Brust, die er offenkundig wertschätzte, nicht so wie sonst war. Und er hat es nicht nur gespürt, sondern ihr auch gesagt (auch das habe ich schon anders erlebt). Damit hat er ihr vielleicht das Leben gerettet oder es zumindest sehr viel leichter gemacht, denn von sich aus wäre Annelie wahrscheinlich nicht zum Arzt gegangen. So konnte sie problemlos behandelt werden.

Mir ist der Fall von der zarten Frau und dem großen schweren Mann und seinen ebenfalls großen, aber sehr behutsamen Händen immer im Gedächtnis geblieben. Es hat mir gezeigt, wie gut wir uns auf unseren Körper oder auf den unseres Partners oder unserer Partnerin einstellen können. Und dass es sich absolut lohnt, genau zu fühlen und über das, was wir fühlen, auch zu sprechen.

● ● ●

Der zweite Baustein der Vorsorge: Die Mammografie und das Mammografie-Screening

Die Mammografie ist eine Röntgenuntersuchung. Sie ist die einzige Untersuchungsmöglichkeit in der Brustkrebsvorsorge, die bewiesenermaßen zu einer Verringerung der Brustkrebssterblichkeit führt! Ihre große Stärke liegt darin, dass sie auch schon sehr kleine Veränderungen in der Brust erkennen und außerdem sogenannten Mikrokalk aufspüren kann. Unter Mikrokalk versteht man Kalküberreste im Brustgewebe, die ein erster Hinweis auf ein Mammakarzinom oder seine Vorstufen sein können. Mikrokalk muss nicht bösartig sein, aber er muss immer abgeklärt werden. Da man ihn nicht tasten kann, ist die

Mammografie unersetzlich, um ihn frühzeitig aufzuspüren. Die Mammografie kann winzigen Mikrokalk ab einer Größe von ungefähr 0,2 mm erkennen.

Wie funktioniert die Mammografie? Anders als beim Knochenröntgen wird hier eine weiche Strahlung verwendet, die besonders gut geeignet ist, Weichteile kontrastreich aufzunehmen, also die Brust gut abzubilden. In der Regel wird heutzutage die sogenannte digitale Vollfeldmammografie durchgeführt. Sie stützt sich auf spezielle Geräte, die nur dafür entwickelt wurden und die so gebaut sind, um möglichst gute Bilder mit einer hohen Auflösung bei gleichzeitig möglichst geringer Strahlendosis erzeugen zu können.

Die Untersuchung wird im Stehen oder Sitzen mit aufgerichtetem Oberkörper durchgeführt. Dabei wird die Brust der Patientin von der röntgentechnischen Assistentin zwischen zwei Plexiglasplatten gebettet. Dann muss die Brust kurz zusammengedrückt (komprimiert werden), damit man ein möglichst gutes Bild bei Verwendung möglichst geringer Strahlung machen kann. Wie unangenehm das ist, wird dabei von den Frauen höchst unterschiedlich wahrgenommen. Ich kenne Patientinnen, die empfinden die Kompression als sehr unangenehm bis schmerzhaft und andere, die sie eher als unproblematisch und undramatisch ansehen.

Was sollte man beachten, wenn man zur Mammografie geht?

- An dem Tag kein Deo, keinen Puder und keine Cremes verwenden. Manche Inhaltsstoffe können wie Mikrokalk aussehen und das Bild stören.
- Frauen vor den Wechseljahren sollten in der ersten Woche des Zyklus (also nach Einsetzen der Periodenblutung) untersucht werden, da hier die Brust am weichsten ist.
- Wenn es Voraufnahmen gibt, diese bitte mitbringen oder

darauf verweisen, weil sie helfen können, Befunde einzuordnen – hat sich etwas verändert, oder ist etwas Neues dazugekommen?

Bei der Mammografie werden zwei Bilder angefertigt. Einmal laufen die Röntgenstrahlen von oben nach unten und ein zweites Mal schräg von der Mitte zur Seite.

Warum diese beiden Aufnahmen? Zum einen kann man so Befunde besser abklären. Man kann beispielsweise schauen, ob sich ein auffälliger Befund auf beiden Aufnahmen findet und ihn so bestätigen oder, wenn das nicht der Fall ist, ihn als nicht auffällig einordnen. Zum anderen kann man durch die beiden Aufnahmen mehr räumliche Information gewinnen und zum Beispiel für eine weitere Abklärung beschreiben, wo sich der auffällige Befund genau befindet.

In Deutschland wird diese Untersuchung allen Frauen im Alter zwischen 50 und 75 im Rahmen des sogenannten Mammografie-Screenings alle zwei Jahre angeboten. Durch diese regelmäßigen Wiederholungen, die Durchführung in spezialisierten Zentren und die wissenschaftliche Überwachung des Programms versucht man, eine qualitativ möglichst hochwertige Vorsorge anzubieten mit dem Ziel, die Brustkrebssterblichkeit weiter zu senken. Von 1000 Frauen zwischen 50 und 69 Jahren, die 20 Jahre lang am Mammografie-Screening teilnehmen, werden etwa 2 bis 6 Frauen vor dem Tod durch Brustkrebs bewahrt.

In bestimmten Hochrisikokonstellationen, zum Beispiel bei familiärem Brustkrebs, ist eine Teilnahme an regelmäßigen Mammografien auch schon in jüngeren Jahren möglich (und sinnvoll). Zusätzlich kann immer eine Mammografie durchgeführt werden, wenn ein abklärungsbedürftiger Befund auffällt.

Welche Nachteile hat die Mammografie?
Der erste und wichtigste Punkt ist, dass es sich um eine Röntgenuntersuchung handelt und dabei Röntgenstrahlung zum Einsatz kommt. Wenn wir einordnen wollen, wie problematisch die verwendete Strahlenmenge ist, müssen wir erst einmal wissen, wie viel Strahlung bei einer Mammografie überhaupt zum Einsatz kommt. Hierzu gibt es gute Daten. Die effektive Strahlendosis, die eine Frau bei einer Mammografie abbekommt, beträgt 0,2–0,3 mSv (Millisievert; Sievert ist die Einheit für Strahlung). Diese Strahlendosis entspricht ungefähr einem Zehntel der jährlichen Hintergrundstrahlung (2,4 mSv), also der Menge an Strahlung, der man in Deutschland im Jahr durchschnittlich einfach durch das Leben hier ausgesetzt ist.

Um zu verstehen, ob diese Strahlenmenge groß oder klein ist, möchte ich folgende Berechnung aus der Radiologie der Universitätsmedizin Greifswald verwenden: Ohne zusätzliche Risikofaktoren wie zum Beispiel eine familiäre Belastung beträgt das Risiko jeder Frau, im Laufe ihres Lebens an Brustkrebs zu erkranken, 12 Prozent. Durch eine einmalige Mammografie steigt dieses Risiko um 0,002 Prozent. Bei regelmäßigen Mammografien alle 1,5 bis 2 Jahre summiert sich dieses Risiko bis zum 80. Lebensjahr auf 0,04 Prozent, somit von 12,0 Prozent auf 12,04 Prozent. Oder anders gesagt: Die Strahlenmenge ist gering, kann aber ihrerseits bei sehr wenigen Frauen (Brust-) Krebs auslösen, da Röntgenstrahlung krebserregend ist. Allerdings ist die Wahrscheinlichkeit, Brustkrebs durch das Mammografie-Screening zu bekommen, deutlich geringer, als dadurch vor einem Tod durch Brustkrebs gerettet zu werden.

Ein weiterer Nachteil der Mammografie ist, dass sie bei sehr dichtem Drüsengewebe nicht so aussagekräftig ist. Das erklärt umgekehrt, warum mit zunehmendem Alter der Patientin und damit der Abnahme des Drüsenanteils in der Brust die Mammografie immer aussagekräftiger wird.

Ein dritter Nachteil der Mammografie liegt bei Tumoren, die keine Kalkeinlagerungen bilden. Sie kann die Mammografie nicht so gut erkennen.

Der dritte Baustein der Vorsorge: Brust-Ultraschall und MRT

Bekanntermaßen sind aller guten Dinge drei. Und so ist es auch bei der Brustkrebsvorsorge. Neben der Selbstuntersuchung und der Mammografie gibt es den Brust-Ultraschall und das MRT der Brust.

Der Brust-Ultraschall (Mammasonografie) ist bei jüngeren Frauen die Methode der Wahl, bei älteren eine gute Ergänzung zur Mammografie. Zudem funktioniert er auch bei höherer Brustdichte sehr gut, bei der die Mammografie ja ihre Schwächen hat. Da eine hohe mammografische Dichte der Brust schon für sich allein ein Risikofaktor für Brustkrebs darstellt, ist das sehr wichtig und eine wunderbare Ergänzung der diagnostischen Möglichkeiten.

Beim Ultraschall werden Schallwellen dazu verwendet, ein Bild des Gewebes in Graustufen zu erstellen, das am Monitor beurteilt werden kann. Wie bei vielen medizinischen Methoden ist hier die Qualität des Ergebnisses nicht nur von der Güte des Geräts abhängig, sondern auch von der Erfahrung und dem Können der Untersucherin. Daher empfiehlt es sich, den Brust-Ultraschall entweder in spezialisierten Zentren oder von Spezialistinnen machen zu lassen. Wie der Ultraschall technisch genau funktioniert, werden wir uns im Kapitel »Gebärmutter« noch genau ansehen.

Den Brust-Ultraschall kann man jährlich machen lassen oder, wenn man am Mammografie-Screening teilnimmt, auch alternativ immer im Wechsel mit der Mammografie. Bei familiärem Brustkrebs wird der Ultraschall auch öfter als einmal im Jahr durchgeführt. Bei auffälligen Befunden in der Mammografie wird übrigens der Ultraschall gerne als zweite Diagnostikmethode zu Rate gezogen.

In der MRT (Magnetresonanztomografie), auch Kernspintomografie genannt, können Schnittbilder des Körpers, zum Beispiel der Brust, aufgenommen werden. Das Prinzip dieser Methode beruht darauf, dass sich die Wasserstoffatome im Gewebe magnetisch ausrichten lassen. Nachdem sie mithilfe eines sehr starken Magnetfeldes wie die Nadel eines Kompasses alle gleich ausgerichtet wurden, werden sie von Radiowellen abgelenkt und bewegen sich kurzzeitig aus ihrer Ausrichtung im Magnetfeld. Wie stark diese Bewegung ausfällt und wie sie genau aussieht, ist je nach Struktur und Gewebe unterschiedlich und kann gemessen und in ein Bild umgerechnet werden. Die Bilderstellung beim MRT erfordert nur ein Magnetfeld, aber keine Röntgenstrahlung und ist daher eine sehr elegante Alternative zu anderen Untersuchungsformen. Allerdings hat auch das MRT seine Grenzen. So kann man bei bestimmten Herzschrittmachern kein MRT machen, genauso wenig wie bei großflächigen Tätowierungen, bei denen die verwendeten Farbstoffe das Bild stören oder sich in dem starken Magnetfeld zu sehr erhitzen können!

Das MRT wird zur weiteren Abklärung auffälliger Befunde bei jungen Frauen, mammografisch dichten Brüsten oder beim Verdacht auf ein lobuläres Mammakarzinom verwendet.

Wann welche Untersuchung angezeigt ist, sollte man mit seiner Frauenärztin oder mit den Ärztinnen vom Mammografie-Screening besprechen.

Wie das Leben so spielt: Ein Fall aus meiner Tätigkeit als Frauenärztin

Dominoeffekt: Ein auffälliger Befund – was nun?

Marika war 54 Jahre alt, als sie in dem Supermarkt, in dem sie arbeitete, schwer verletzt wurde. Im Kühllager ließ ein Kollege aus ungeklärten Gründen eine Holzpalette mit Milch und Milchprodukten auf sie fallen, sodass sie sich plötzlich unter Holzsplittern und vielen schweren Schichten Milchpackungen begraben wiederfand. Dabei brach sie sich drei Rippen auf der linken und zwei auf der rechten Seite, das linke Schlüsselbein, den rechten Unterarm und den linken Oberarm. Zudem erlitt sie eine schwere Quetschung des Brustkorbs und einen Milzriss. Der Notarzt brachte sie mit Blaulicht ins Krankenhaus, wo ihr die Bauchchirurginnen die Milz entfernten und die Unfallchirurginnen den Unterarm- und den Oberarmbruch operativ versorgten. Anschließend lag sie mit vielen Verbänden am Körper, Pflastern im Gesicht und einem Schock im Herzen auf der Chirurgie.

Doch damit war Marikas Krankengeschichte noch nicht zu Ende, denn dem diensthabenden Radiologen fiel auf dem Röntgenbild der Lunge eine Unregelmäßigkeit in Marikas linker Brust auf. Genau konnte er es nicht sehen, aber immerhin so gut, dass er es dokumentierte und eine weitere Abklärung empfahl. Marika hatte nicht am Mammografie-Screening teilgenommen, und sie hatte auch noch nie einen Brust-Ultraschall machen lassen. Bis zu ihrem Krankenhausaufenthalt hatte sie ein Päckchen Zigaretten pro Tag geraucht, doch in der Klinik hörte sie damit auf und fing auch nie wieder an. Sie war groß, schlank, fast mager, und erzählte mir bei unserem ersten Gespräch, dass ihr Leben so von Stress geprägt war, dass sie nicht regelmäßig zum Essen kam. Ich erklärte ihr den Befund des Radiologen und besprach mit ihr, was jetzt gemacht werden sollte. Sie war mit allem einverstanden, versteckte sich aber hinter einer Fassade aus schwarzem Humor.

Kaum dass sie nach dem Unfall so halbwegs wiederhergestellt war, erhielt sie eine Mammografie und eine Mammasonografie. Zusätzlich wurde eine kleine Probe aus dem auffälligen Befund entnommen. Alles bestätigte den Befund des aufmerksamen Radiologen: Marika hatte ein Mammakarzinom in der linken Brust.

Sie war erschüttert. Bis jetzt war sie mit den Folgen des Unfalls noch irgendwie klargekommen, aber diese Diagnose haute sie förmlich um. Während Marika noch versuchte, alles zu verarbeiten, was im wahrsten Sinne des Wortes auf sie einprasselte, planten wir schon ihre Brustkrebsoperation. Ziel war es, das Mammakarzinom vollständig zu entfernen, ohne ihre Brust ganz abzunehmen. Außerdem sollte bei der OP geklärt werden, ob der Krebs schon in die Lymphknoten der Brust oder der Achsel gestreut hatte. Hinweise, dass sich sonst irgendwo in ihrem Körper Metastasen gebildet haben könnten, hatten wir keine. Kurze Zeit später wurde Marika also abermals operiert, diesmal von uns Frauenärztinnen im Brustzentrum. Der Krebs wurde vollständig entfernt, genau wie die Lymphknoten in der Nähe des Tumors, die sogenannten Wächterlymphknoten (so genannt, weil sie dort Wache schieben). Leider hatte der Krebs sich schon in einem der drei Lymphknoten ausgebreitet.

Nach der Operation erfolgte die sogenannte Tumor-

konferenz. Dabei sitzen Ärztinnen aus verschiedenen Fachrichtungen zusammen (Frauenheilkunde, Strahlentherapie, Onkologie und Pathologie), um gemeinsam zu beratschlagen, welche weitere Therapie für eine Patientin zu empfehlen ist. Hier wird genau besprochen, wie der Tumor histologisch (also bei genauer Untersuchung durch die Pathologin) aussieht, ob es Hinweise gibt, dass er auf Hormone reagiert, was ansonsten für Befunde vorliegen und wie man die weitere Therapie optimalerweise gestalten sollte. Man beschloss, dass Marika erst eine Chemotherapie und dann eine Bestrahlung der Brust angeboten werden sollte. Die Bestrahlung war schon allein deswegen notwendig, weil sie sich für eine brusterhaltende Operation entschieden hatte. Da ihr Tumor nicht auf Hormone reagierte, kam eine antihormonelle Therapie nicht infrage.

Für Marika war das alles ein Riesenschock. Aber sie schaffte es trotzdem, sich zu motivieren und weiterzumachen. Unterstützung erhielt sie dabei von ihrer Familie und ihrer besten Freundin, die denselben Humor hatte wie Marika und sie oft zu den Sitzungen begleitete.

Marika schaffte es, sowohl die Chemotherapie als auch die Bestrahlung gut hinter sich zu bringen. Als ich sie drei Monate nach Beendigung der Therapie zur Nachsorge wiedersah, ging es ihr gut. Sie hatte beschlossen, ihren Job im Supermarkt an den Nagel zu hängen und lieber etwas mit Kindern zu machen – und sich damit einen lang gehegten Wunsch zu erfüllen. Sie hatte den Stress aus ihrem Leben verbannt und verbrachte jetzt viel mehr Zeit mit ihrem Mann und ihren Kindern im Garten. Und sie sagte ironisch: »Was habe ich doch für ein Glück! Solche tollen Kollegen. Hätte der mir nicht die Palette auf den Kopf fallen lassen, wäre ich am Ende gestorben. Er hat mir also das Leben gerettet.« Das klang typisch nach Marikas

Humor, aber irgendwie hatte sie recht. Ohne den Unfall wäre ihr Brustkrebs wahrscheinlich nicht so schnell entdeckt worden, und wer weiß, was dann passiert wäre.

● ● ●

Medizin aktuell: Die Therapie von Brustkrebs

Bei Brustkrebs gibt es verschiedene Therapiemöglichkeiten: Operation, Chemotherapie, Bestrahlung. Dazu kommt die antihormonelle Therapie, die man insbesondere bei Frauen einsetzt, die vor den Wechseljahren wegen eines Mammakarzinoms behandelt werden müssen, oder bei Frauen, deren Tumor auf Hormone anspricht. Außerdem gibt es noch weitere (neue) Therapieoptionen wie spezielle Antikörpertherapien. Auf diesem Gebiet wird sehr viel geforscht, und unser Verständnis von Brustkrebs, seiner Entstehung und seiner Behandlung wächst täglich. So gibt es seit einigen Jahren Gentests und weitere diagnostische Möglichkeiten, die dabei helfen sollen, für jede Patientin individuell die richtige Behandlung zu finden. Das Ziel ist, überflüssige Behandlungen zu vermeiden. Wenn man besser unterscheiden kann, welche Frau ein Risiko für ein Rezidiv (ein Wiederkehren des Tumors) hat und welche eines für eine Metastasierung (Ausstreuung im Körper), können beide genauer und zielgerichteter behandelt werden. Die Maxime dabei ist, dass bei jeder Patientin so wenig wie möglich gemacht werden soll, aber so viel wie nötig.

Über die verschiedenen Therapiemöglichkeiten hinaus gibt es noch eine Reihe weiterer Empfehlungen für Brustkrebspatientinnen. Genau wie jeder anderen Frau wird auch hier viel Bewegung empfohlen, dazu Sport und Krafttraining, eine gesunde Ernährung, gegebenenfalls auch zur Gewichtsreduktion, wenig Alkohol und ein Rauchstopp. Zur psychologischen Betreuung gibt es eine Vielzahl von Unterstützungsangeboten durch Selbsthilfegruppen, speziell ausgebildete Psychologinnen, die betreuenden Ärztinnen, Beratungsstellen der Krebshilfe und anderen Einrichtungen.

Wenn man mit Patientinnen darüber spricht, was die Erkrankung für sie verändert hat, sagen viele, dass sie erst nach der Krebsdiagnose den Mut / die Kraft / die Entscheidungsfreude gefunden haben, etwas in ihrem Leben zu ändern oder etwas neu anzufangen, das sie schon längst hatten tun wollen. Manche Patientinnen haben mir auch erzählt, dass sie jetzt viel achtsamer mit sich selbst umgehen, bewusster, liebevoller. Dass sie ihren Alltag schöner gestalten und sich mehr Zeit nehmen für die Dinge, die ihnen wichtig sind. Andere sagen, dass sie mehr Gespür für ihren Körper bekommen haben. Und eine Frau hat mir mal gesagt, dass sie erst durch den Krebs herausgefunden hat, wie sehr sie eigentlich ihre Brust liebt.

Tatsächlich ist die Brust ein ganz besonderer und liebenswerter Teil unseres Körpers: wunderschön, höchst individuell, zweimal vorhanden, aber niemals gleich. Die Brüste können Freude spenden, Nahrung, sexuelles Glück, manchmal auch Orgasmen. Etwas, das so viel kann und so viel tut, sollten wir lieben und wertschätzen. Verdient haben die Brüste es auf alle Fälle.

Die Vulva

Der schönste Ort der Welt: Alles, was zur Vulva gehört

Jetzt machen wir einen großen Sprung von oben nach unten. Von der Brust zur Vulva. Von einem ganz besonders schönen Teil der Frau zum nächsten Highlight. Wobei der Name »Vulva« ja eigentlich nicht einfach nur ein Organ beschreibt, sondern ein ganzes Gebiet umfasst, das vom Venushügel über die Schamlippen und die Klitoris bis zum Scheidenvorhof reicht. Damit ist die Vulva eine der schönsten und wichtigsten Körpergegenden von uns Superheldinnen. Allerdings finde ich den Namen Vulva bei Weitem nicht so schön, wie es dieser Region des weiblichen Körpers eigentlich entspräche. Viel schöner wäre ein Name wie »Schönste Stelle« oder »Geliebte Gegend«. Auf der anderen Seite ist der deutsche Ausdruck Scham oder Schamgegend noch schlimmer. Der Duden definiert sie so: »Gegend des Körpers, wo sich die äußeren Geschlechtsorgane befinden.« Das klingt doch mal einladend …

Dummerweise teilt sich außerdem unser Wort »Scham« für Schambereich die Herkunft mit dem Wort Scham, das eine ganz unangenehme Gefühlsregung beschreibt. Um noch mal den Duden zu zitieren: »Scham: durch das Bewusstsein, (besonders in moralischer Hinsicht) versagt zu haben, durch das Gefühl, sich eine Blöße gegeben zu haben, ausgelöste quälende Empfindung«. Na, herzlichen Glückwunsch! Bleibt noch die Möglichkeit, den Ausdruck »Intimbereich« zu wählen. Der klingt zumindest ein bisschen netter, ist aber anders als Vulva nicht so ganz genau definiert und wird auch unterschiedlich gebraucht.

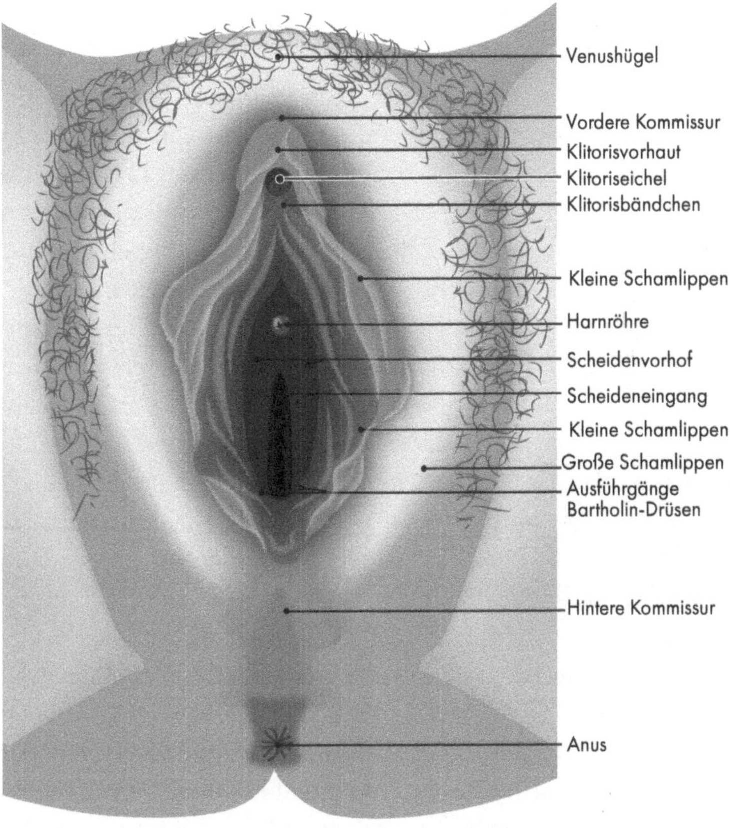

Aufbau der Vulva

Also halten wir uns auf unserer Reise am besten an die Bezeichnungen, die nun mal standardmäßig vergeben sind, auch wenn ich gut verstehe, wenn Frauen (und Männer) ihren Körperteilen andere, viel klingendere Namen geben. Nur zu und viel Freude damit!

Doch jetzt geht es los mit den faszinierenden Details der wunderschönen Vulva.

Einfach nur bezaubernd: Der Venushügel

Der Venushügel (medizinisch: Mons pubis) ist die leichte Erhebung über dem Schambein. Er entsteht durch eine sehr wohlgeformte Fettgewebsansammlung unter der Haut, die bis zu den Schamlippen reicht. Auf dem Venushügel wachsen Schamhaare, deren Bereich über die Schamlippen bis zur Region um den Anus geht. Wo die Schamhaargrenze verläuft, ist individuell verschieden und genetisch mitbedingt. Schamhaare gehören zu den Körperhaaren, fangen aber erst mit dem Einsetzen der Hormonbildung in der Pubertät zu wachsen an. Anfangs sind sie heller, dann wachsen sie kräftiger und dunkler nach, was ein Zeichen dafür ist, dass auch im weiblichen Körper männliche Hormone wirken. Der Farbumschlag der Schamhaare wird von den Kinderärztinnen und Kinder- und Jugendgynäkologinnen als Zeichen gewertet, dass die Pubertät in diesem Punkt in die richtige Richtung läuft.

Bei der Frau ist die Form der Schambehaarung eher dreieckig und zum Bauch hin begrenzt, bei Männern zieht sie sich trapezförmig hoch bis zum Bauchnabel. Allerdings ist das nur eine sehr allgemeine Regel, individuell kann die Schambehaarung ganz unterschiedlich aussehen und sich auch im Laufe des Lebens verändern, sich also weiter ausdehnen oder sich auch zurückziehen. Grundsätzlich werden Schamhaare wie die Kopfhaare irgendwann grau und tendenziell mit der Zeit eher dünner und weniger.

Genauso individuell wie die Form der Schambehaarung ist die Entscheidung, ob man seine Schamhaare frei wachsen lässt oder lieber (teilweise) entfernt. Grundsätzlich sind die Schamhaare ein normaler Teil des Körpers und nicht per se unangenehm oder unhygienisch. Vom medizinischen Standpunkt her ist es auch nicht notwendig, sie zu entfernen. Das mag überraschen, da Haarentfernung in den Medien, auf Social Media und in der Werbung oftmals als ganz normal oder sogar dringend nötig beschrieben wird.

Aber wofür haben wir die Schamhaare überhaupt? Eindeutig sind sie ein Zeichen dafür, dass eine Frau erwachsen und geschlechtsreif wird. Außerdem bilden Schamhaare ein schützendes Polster beim Laufen, Sex oder auch bei anderen Berührungen der Schamgegend. Daher empfinden manche Frauen eine Komplettrasur in diesem Zusammenhang als unangenehm, da der Hautkontakt mit der Vulva so direkter und »ungepolsteter« ausfällt. Eine weitere Bedeutung der Schamhaare ist wahrscheinlich der Schutz vor pathogenen Bakterien, also krank machenden Keimen.

Insofern verhält es sich genau umgekehrt, wie immerzu behauptet wird: Die Haare sind nicht das Problem, sondern die Lösung. So leben in den nicht entfernten Schamhaaren von Frauen (anders als bei Männern) Laktobazillen, die das Wachstum von Escherichia Coli hemmen, dem Bakterium, das für die meisten Harnwegsinfekte verantwortlich ist. Passend dazu gibt es eine neu aufgestellte Theorie, dass eine häufige, komplette Haarentfernung mit dem wiederholten Auftreten von Harnwegsinfekten (mehr als 3 pro Jahr) in Verbindung stehen könnte. Ob es in diesem Punkt wirklich einen ursächlichen Zusammenhang gibt, muss allerdings noch wissenschaftlich bewiesen werden.

Rasieren oder Waxing sind die häufigsten Methoden der Haarentfernung, gefolgt von Haarentfernungscremes, Laserhaarentfernung und Elektrolyse. Grundsätzlich besteht je nach Verfahren das Risiko von Hautreizungen, kleinen oder größeren Schnitten, einwachsenden Haaren und Entzündungen der Haarwurzeln, die bis zu einem Abszess (größere Eiteransammlung) reichen können. Allerdings birgt die Entfernung der Schamhaare im Allgemeinen keine gravierenden Nebenwirkungen.

Manche Frauen fühlen sich wohler oder attraktiver ohne Haare oder empfinden es so als angenehmer beim (Oral-)Sex, andere empfinden das jedoch genau umgekehrt. Wichtig ist, dass du das machst, was für dich persönlich gut, richtig und angenehm ist, ohne dass du dich durch Druck von außen zu etwas verleiten lässt, was dir vielleicht gar nicht entspricht. Hör auf deinen wunderbaren Körper, spüre, was gut für dich ist, und handle danach – das ist der beste Rat, den ich dir in diesem Punkt geben kann.

Der sinnlichste Schutz der Welt: Die großen Schamlippen

Gehen wir vom Venushügel weiter zu den großen Schamlippen. Dabei möchte ich Werbung für den guten alten Handspiegel machen, mit dem man sich seine Vulva so wunderbar (und übrigens auch viel besser als mit dem Selfie-Mode des Handys) ansehen kann. Doch nicht nur mit den Augen, sondern auch mit den Fingern lassen sich die einzelnen Strukturen erkunden und vielleicht auch die ganz persönlichen Besonderheiten entdecken. Es lohnt sich, denn die Vulva ist unglaublich spannend!

Auf Lateinisch heißen die großen Schamlippen Labia majora pudendi und sind eigentlich nichts anderes als eine Hautfalte auf jeder Seite, die Bindegewebe und Fettgewebe, glatte Muskulatur und Nerven enthält. Die Stelle, an der die großen Schamlippen vorne oberhalb der Klitoris aufeinandertreffen, nennen wir die vordere Kommissur, dort, wo sie hinten vor dem Anus (Poloch) aneinanderstoßen, die hintere Kommissur (siehe auch die Abbildung Seite 75).

Interessanterweise ist die Haut der Schamlippen außen und innen komplett unterschiedlich und fühlt sich auch dementsprechend anders an. Außen ist die Haut behaart (mit den Schamhaaren), trocken und pigmentiert in der individuellen Hautfarbe. Außerdem enthält sie Schweiß- und Talgdrüsen. Auf der Innenseite sind die Schamlippen nicht behaart, zudem ist die Haut dort weicher, feuchter und leicht gerötet.

Die Aufgabe der Schamlippen ist der Schutz der zwischen ihnen liegenden Organe, und genau dafür sind sie perfekt gestaltet: außen die festere Haut mit den Schamhaaren, die dem Stoß- und Reibungsschutz dienen, und innen eine sanfte, weiche Haut, die die kleinen Schamlippen und die Klitoris weich umfasst. Doch das ist nicht alles. Innen, unter dem Fettgewebe der großen Schamlippen, liegen die Schwellkörper der Klitoris. Dadurch gehören die großen Schamlippen zur erogenen Zone, über die wir Erregung wahrnehmen können.

Bildschön: Die kleinen Schamlippen

Die kleinen Schamlippen, Labia minora pudendi, liegen innerhalb der großen Schamlippen. Vorn gehen sie in die Klitorisvorhaut über, hinten vereinigen sie sich hinter dem Scheideneingang. Unterhalb der Klitoriseichel bilden die kleinen Schamlippen das Klitorisbändchen, das fest mit der Klitoriseichel verbunden ist (siehe auch Abbildung Seite 75). Anders als die großen Schamlippen sind die kleinen dünn, enthalten kein Fettgewebe, sondern bestehen nur aus gefäß- und nervenreichem Bindegewebe. Sie sind sehr berührungsempfindlich, und viele Frauen mögen es, an ihnen gestreichelt oder stimuliert zu werden. Unter den kleinen Schamlippen liegt ein Venengeflecht, das sich bei Erregung mit Blut füllt und sie anschwellen und dunkler erscheinen lässt. Genau wie bei den großen Schamlippen ist die Haut der kleinen Schamlippen außen und innen unterschiedlich. Ist das nicht erstaunlich, wie viel Mühe die Natur darauf verwendet hat? Zwei Hautfalten, mehrere verschiedene Hauttypen – daran sieht man, wie wichtig diese Region des Körpers ist.

Außen sind die kleinen Schamlippen stark pigmentiert und fühlen sich mit ihrer weichen Haut wie die Innenseite der großen Schamlippen an. Innen erinnern sie vom Gefühl und Aussehen eher an eine Schleimhaut, enthalten jedoch Talkdrüsen (allerdings keine Schweißdrüsen). Sie können sich aneinanderschmiegen und so den Scheideneingang und den Ausgang der Harnröhre vor Fremdeinflüssen schützen. Normal ist übrigens, dass die kleinen Schamlippen im Laufe des Lebens länger werden.

Noch ein Wort zur Größe der großen und kleinen Schamlippen. Genau wie beim Busen und anderen körperlichen Merkmalen kann sie wirklich ganz unterschiedlich ausfallen. Die großen Schamlippen können die kleinen vollständig bedecken – oder auch nicht. Ich wehre mich hier sehr gegen den Begriff normal, denn beides ist »normal«. Keines ist besser oder schlechter, auch wenn manche Influencer und andere Quellen einen das glauben machen wollen und es mittlerweile ein großer und finanziell lukrativer Markt für die Schönheitschirurgie geworden ist.

Sind die kleinen Schamlippen einer Frau deutlich breiter als die großen Schamlippen, spricht man im medizinischen Kontext von einer sogenannten Hypertrophie der kleinen Schamlippen. Um wie viel länger sie dafür sein müssen, ist nicht standardmäßig festgelegt, und verschiedene Autoren verwenden in unterschiedlichen Fachzeitschriften unterschiedliche Einteilun-

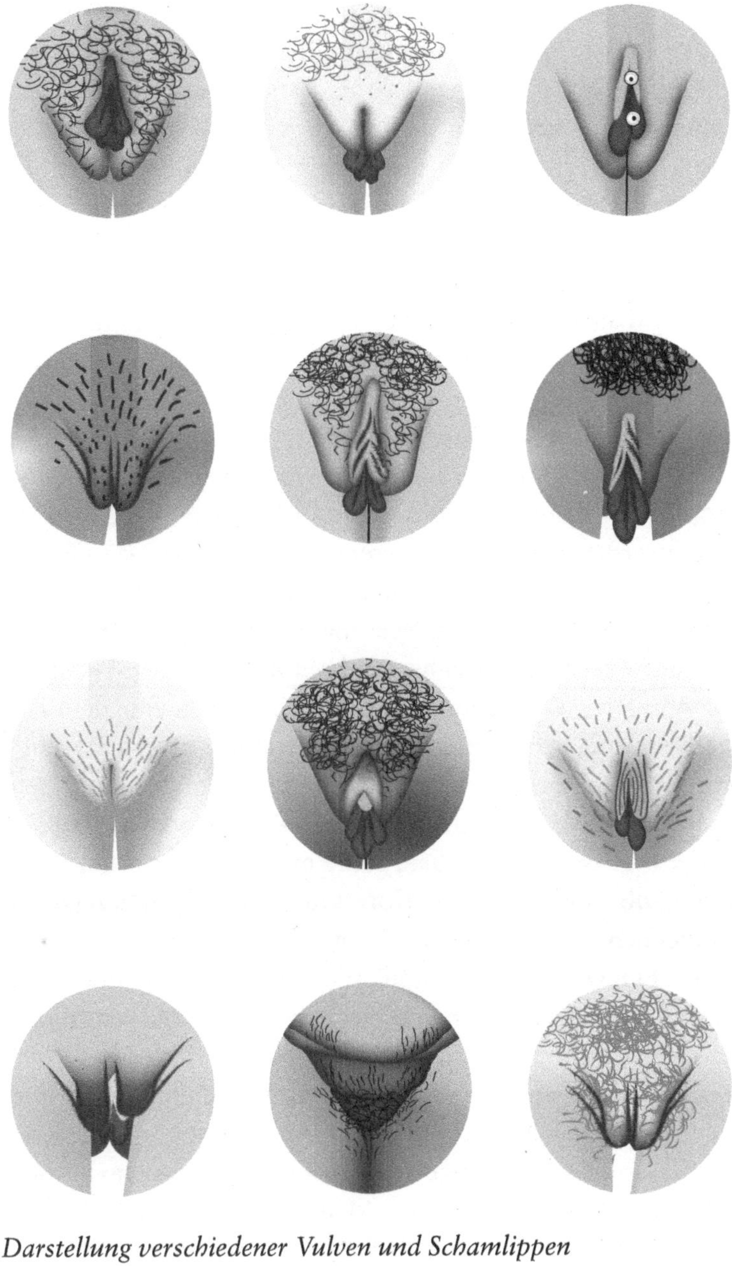

Darstellung verschiedener Vulven und Schamlippen

gen. Interessant ist in diesem Zusammenhang jedoch, dass es keine eindeutige Beziehung zwischen messbarer Größe und gefühlter Größe gibt, sondern dass die subjektive Wahrnehmung der Labiengröße tatsächlich nicht von der absoluten Größe abhängt. Das bedeutet, dass eine Patientin ihre Labien als zu groß empfinden kann, obwohl sie de facto nicht größer als der Durchschnitt sind. Umgekehrt können Frauen ihre kleinen Labien auch als genau richtig und wunderschön empfinden, obwohl sie größer sind als die vieler anderer Frauen. Das zeigt, wie schwer ein Festlegen der »richtigen« Größe der kleinen Schamlippen ist und wie vorsichtig man bei der Definition einer Labienhypertrophie sein sollte.

Grundsätzlich behandlungsbedürftig ist eine Labienhypertrophie nur dann, wenn die kleinen Schamlippen »ihrer« Frau Beschwerden machen. In diesem Fall kann man sie in einer Operation verkleinern. Vor Jahren habe ich eine Patientin betreut, die aufgrund ihrer sehr breiten kleinen Schamlippen Schwierigkeiten beim Fahrradfahren hatte. Für sie bedeutete die operative Verkleinerung ihrer Schamlippen eine deutliche Verbesserung der Lebensqualität. Allerdings sprechen wir hier von Labia minora, die über zehn Zentimeter breit waren. Geht es um eine Labienhypertrophie ohne Krankheitswert, die keinerlei Beschwerden machen, sollte man sich sehr genau überlegen, ob eine operative Korrektur wirklich angezeigt ist: Schließlich wird in einer hochsensiblen Region operiert, und jeder Eingriff kann Komplikationen wie Infektionen und Wundheilungsstörungen und Nebenwirkungen wie ein verringertes Berührungsempfinden in dem Bereich nach sich ziehen.

Leider vergessen wir manchmal, wie schön unser Körper an sich ist, wie liebenswert er sich zudem benimmt und was sich die Natur alles Großartige ausgedacht hat, damit wir ein tolles Leben mit ihm führen können. Manchmal werden wir auch unsicher angesichts der Bombardierung mit Werbung, Posts und

Artikeln aller Art. Dann machen wir uns nicht klar, wie stark diese Bilder und Posts bearbeitet sind und dass sie nur durch die Retusche so perfekt aussehen, wie sie es tun – ganz abgesehen davon, dass sie oft eine ganz bestimmte Intention verfolgen, etwa Geld mit Produkten oder Eingriffen zu verdienen, Follower zu finden, sich selbst besser zu fühlen oder alles zusammen.

Als Frauenärztin kann ich wirklich und voller Überzeugung sagen: Jeder Körper kann schön sein. Ich sage bewusst »kann« und nicht »ist«, denn so einfach ist das mit der Schönheit nicht. Sicher ist nur, dass Schönheit sehr viel mehr bedeutet als Idealmaße oben- oder untenrum. Schön ist, wenn sich eine Frau in ihrem Körper wohlfühlt. Schön ist, wenn sie in ihm angekommen ist und diese Harmonie auch ausstrahlt. Denn tatsächlich müssen wir erst lernen, in unserem Körper zu Hause zu sein. In der Pubertät bekommen wir als junge Frauen einen ganz neuen Körper geschenkt, und den müssen wir genauso kennenlernen, wie wir es ganz am Anfang unseres Lebens als Baby getan haben. Wir müssen herausfinden, wie wir ticken, was uns guttut und was nicht. Und wenn uns das so halbwegs gelungen ist, kommt vielleicht eine Schwangerschaft, und danach ist alles wieder anders und neu. Irgendwann folgen die Wechseljahre, und unser Körper, den wir eben doch noch so gut kannten, verändert sich schon wieder komplett. Das bedeutet, die Suche nach dem richtigen Körper- und Lebensgefühl kann uns gut und gern durch das gesamte Leben begleiten. Aber sie lohnt sich!

Und noch eine kleine Bemerkung zu Schönheit und Attraktivität. Sie werden so gern gleichgesetzt, obwohl es zwei ganz unterschiedliche Dinge sind – außer in Liebesromanen, da sind die Männer immer schön *und* attraktiv ... Eine Vulva kann schön sein, aber ob sie auch als attraktiv wahrgenommen wird, hängt viel mehr von der Betrachterin oder dem Betrachter oder der Situation ab als von objektivierbaren Maßstäben.

Jeder von uns würde die Venus im Gemälde von Botticelli als schön bezeichnen, aber wie viele würden sie auch attraktiv finden? Oder ein anderes Beispiel: Ich habe eine Freundin, die schwört, ihr Partner sehe aus wie der junge Brad Pitt. In meinen Augen tut er das nun ganz und gar nicht, aber in ihren schon, und das ist das Wichtige. Für mich ist sie eine tolle Freundin, aber sicherlich nicht die attraktivste Frau der Welt, doch für ihn wiederum hoffentlich schon. Und damit sind wir wieder beim Punkt der individuellen Betrachtung.

Frauen machen sich meiner (professionellen) Meinung nach viel zu viele Gedanken um ihren Körper und neigen dazu, sich verrückt zu machen, nicht zuletzt, weil sie ziemlich gut darin sind, sich Sachen einreden zu lassen wie: Du siehst nicht aus wie XX, dein Busen ist nicht groß genug, deine Schamlippen sind nicht schmal genug, du hast diesen oder jenen Makel, du bist nicht attraktiv.

Aber ob die Brustgröße, das Aussehen und die Länge der Labia minora oder die Farbe des Intimbereichs wirklich das Problem sind, wage ich zu bezweifeln. Vielleicht liegt das doch eher in der Kommunikation oder der Einstellung des Gegenübers. Denn Männer und Frauen können ganz schön fies sein, wenn es nicht um sie selbst geht.

Was will ich also sagen? Du bist schön, denn du bist du! Lass dir von niemandem etwas anderes einreden. Lerne deine Vulva kennen und lieben, dann werdet ihr beide ein unschlagbares Team! Versprochen.

Im Vorhof zum Glück: Der Scheidenvorhof

Umrahmt von den kleinen Schamlippen liegt der Scheidenvorhof (medizinisch: Vestibulum vaginae) inmitten der Vulva (siehe auch Abbildung Seite 75). Anders als seine unmittelbaren Nachbarinnen, die kleinen Schamlippen, geht er aus einem anderen Gewebetyp hervor und ist auch nicht pigmentiert. Daher kann man, wenn man ganz genau hinschaut (Handspiegel!), erkennen, wo die Schamlippen aufhören und wo der Scheidenvorhof beginnt. Allerdings legen sich die kleinen Schamlippen für gewöhnlich aneinander, und man muss sie vorsichtig spreizen, um die Strukturen dazwischen gut ausmachen zu können.

In den Scheidenvorhof mündet die Harnröhre. Die Mündung sieht man als kleinen Punkt/kleine Öffnung oberhalb des Scheideneingangs (medizinisch: Introitus vaginae). Die Scheide selbst kann man bei der erwachsenen Frau übrigens an der Fältelung der Wand (Querfalten) ausmachen. Doch zurück zur Harnröhre. Diese ist bei der Frau insgesamt sehr kurz, nur etwa 3 bis 5 cm lang. Das ist viel kürzer als die 25 bis 30 cm lange Harnröhre des Mannes, was erklärt, warum Frauen viel eher Harnwegsinfekte bekommen. Die krank machenden Bakterien können durch die kurze Harnröhre einfach viel leichter in die Blase hochklettern und es sich dort bequem machen. Deshalb ist es auch so wichtig, regelmäßig auf Toilette zu gehen und die Blase zu entleeren, um alle ärgerlichen Bakterien wieder auszuspülen. Besonders vor und nach dem Sex Wasser zu lassen, ist superwichtig, damit man alle Bakterien, die unter Umständen aufgestiegen und in die Blase gelangt sind, gleich wieder loswird.

Wie viele Strukturen des weiblichen Körpers ist auch der Scheidenvorhof besonders clever aufgebaut. In seiner Wand gibt es glatte Muskulatur – also Muskeln, die wir nicht willentlich anspannen können, die sich aber, wenn nötig, zusammenziehen. Auch liegt direkt unter der Haut des Scheidenvorhofs der sogenannte Schwellkörpermuskel (medizinisch: Musculus bulbospongiosus), der zu den Beckenbodenmuskeln gehört und dessen lateinischen Namen sich niemand außer den armen Medizinstudierenden merken muss. Ihn können wir anspannen, wenn wir wollen, und damit den Scheidenvorhof und den Scheideneingang zusammenziehen. Probier es aus! Besonders deutlich fühlen kann man es, wenn man seinen Finger in die Scheide legt. Warum ist ausgerechnet dieser kleine Muskel, der wie ein gebogenes C aussieht, so bedeutsam? Die Antwort ist ganz einfach: Er spielt eine wichtige Rolle beim Orgasmus!

In den Scheidenvorhof münden auch die beiden großen Scheidenvorhofdrüsen (medizinisch: Vestibulardrüsen). Ist eine Frau erregt, geben sie ein klares, schleimiges Sekret ab, das dem Feuchtwerden und besseren Gleiten dient. Das klingt erst einmal simpel, aber in Wirklichkeit enthält dieses Sekret unzählige verschiedene Bestandteile! Je nach Grad der Erregung und dem Zykluszeitpunkt ändert sich außerdem die Zusammensetzung und damit Geruch und Geschmack des Sekrets. Im medizinischen Alltag werden die beiden Scheidenvorhofdrüsen (eine auf jeder Seite) meist Bartholin-Drüsen genannt. Benannt sind sie nach dem dänischen Anatomen Caspar Bartholin, der sie 1677 beschrieben hat. Allerdings hat er sie wohl eher bei seinen anatomischen Studien als beim Sex entdeckt …

Die Scheidenvorhof- oder Bartholin-Drüsen sind klein, erbsen- bis bohnengroß, und liegen unterhalb der großen Schamlippen seitlich vom Scheidenvorhof. Im Normalfall sind sie nicht zu sehen oder zu tasten. Ihre Ausführungsgänge münden in die Innenseite der kleinen Schamlippen. Allerdings sind diese Öffnungen so klein und zart, dass sie ebenfalls nicht zu sehen sind, es sei denn, sie sind entzündet.

Wie das Leben so spielt: Ein Fall aus meiner Tätigkeit als Frauenärztin

Eine schmerzhafte Überraschung

Amira hatte ihren 23. Geburtstag ausgiebig gefeiert. Aber als sie am nächsten Morgen aufwachte, war etwas anders an ihr als zuvor. Nein, sie war nicht wie Gregor in Kafkas Erzählung »Die Verwandlung« zu einem Insekt geworden, aber der Bereich zwischen ihren Beinen fühlte sich seltsam verändert an. Genau so beschrieb sie es mir, als sie am Samstagmittag in die Notaufnahme kam. Das Schlimmste war ein fürchterlicher Schmerz in ihrer Vulva, und sie konnte weder gut laufen noch bequem sitzen.

»Ich wollte tasten, was da genau los ist, aber ich habe es nicht herausgefunden. Es fühlt sich einfach alles geschwollen und fremd an«, erklärte sie mir, »und es tut so weh!«

Bei der Untersuchung fiel als Erstes eine fast pingpongballgroße Schwellung links seitlich des Scheidenvorhofs auf. Sie war so groß, dass sie die kleinen Schamlippen einfach zur Seite drängte. Die Schwellung war prall und sehr, sehr druckschmerzhaft, und die Haut in dem Bereich war rot und überwärmt. In der Medizin nennen wir eine Diagnose, die man sozusagen auf den ersten Blick oder nach einer kurzen Untersuchung stellen kann, eine Blickdiagnose. Das hier war eindeutig eine.

»Sie haben eine Entzündung Ihrer linken Bartholin-Drüse«, eröffnete ich Amira.

Ich erklärte ihr, dass sich der Ausführungsgang ihrer linken Bartholin-Drüse entzündet hatte und dadurch zu-

geschwollen war. Damit konnte das Sekret der Drüse nicht mehr ablaufen und staute sich an, was zumindest für einen Teil der Schwellung verantwortlich war. Der Rest der Schwellung ging auf das Konto der Entzündung. Die Bakterien, die für die Entzündung im Ausführungsgang verantwortlich waren, hatten sich bis in die Drüse vorgearbeitet und feierten dort jetzt mindestens eine so ausgelassene Party wie Amira am Abend zuvor. Die fünf klassischen Entzündungszeichen sind Schwellung, Rötung, Überwärmung, Druckschmerzhaftigkeit und Funktionsverlust – alle trafen hier aufs Amiras Vulva beziehungsweise ihre linke Bartholin-Drüse zu.

»Und jetzt?«, fragte Amira entsetzt. »Können Sie mir ein Medikament geben?«

Ich schüttelte den Kopf. Bei einer so ausgeprägten Entzündung reicht ein Antibiotikum nicht aus, da muss man operieren. Oder wie die Chirurgen so schön sagen: Ubi pus, ibi evacua (Wo Eiter ist, lass ihn raus).

»In einer kleinen ambulanten OP eröffnen wir die Drüse und lassen das aufgestaute, infizierte Sekret abfließen. Dann versorgen wir die Wand Ihrer Bartholin-Drüse so, dass sich ein neuer Ausführungsgang bilden kann.«

Das fand Amira keine schöne Vorstellung, aber alles war in ihren Augen besser als die aktuelle Situation.

»Ich bin so froh, wenn es besser wird«, sagte sie, bevor die Narkoseärztin sie in einen kurzen Schlaf versetzte.

Ich desinfizierte Amiras Vulvabereich und deckte dann alles, was nicht zum direkten OP-Gebiet gehörte, mit grünen Tüchern ab. Dann eröffnete ich die Schwellung mit einem Skalpell. Sofort schoss reichlich dickflüssiger gelber Eiter heraus. Er lief lange ab, während die Schwellung merklich zurückging. Anschließend spülte ich die Wundhöhle, bis kein Eiter mehr kam. Danach versorgte ich die

Drüsenwand so, dass alles heilen und sich ein neuer Ausführungsgang bilden könnte, genau so, wie ich es mit Amira besprochen hatte.

Der Erfolg war sagenhaft. Amira war geradezu euphorisch, als sie aufwachte und sich alles wieder weitgehend normal anfühlte. Der Entzündungsschmerz war weg, der Wundschmerz fühlte sich so harmlos dagegen an, dass Amira nicht mal mehr ein Schmerzmittel haben wollte. Stattdessen umarmte sie mich, als ich sie einige Stunden später nach Hause entlassen konnte. Wunderbar, eine so glückliche, erleichterte Patientin zu haben!

● ● ●

Unersetzlich, großartig, liebenswert: Der Beckenboden

Bevor wir zur Klitoris und damit dem absoluten Superstar der Vulva kommen, noch einen kurzen Ausflug zum großartigen Beckenboden der Frau. Natürlich gehört der Beckenboden nicht direkt zur Vulva, aber er liegt in ihrer unmittelbaren Nachbarschaft, nämlich darunter. Außerdem wirken die Muskeln des Beckenbodens an vielen Stellen mit den Strukturen der Vulva zusammen, daher ist jetzt vielleicht der beste Zeitpunkt, um über ihn zu sprechen.

Der Beckenboden ist ein Teil des dreiteiligen Muskelsystems, das den Bauchraum umgibt. Die beiden anderen sind die Bauchmuskeln (Grenze nach vorne) und das Zwerchfell (Grenze nach oben). Nur zum Verständnis: Nach hinten ist der Bauchraum durch den Rücken mit der Wirbelsäule begrenzt. Der Beckenboden übernimmt also die Grenze nach unten. Vereinfacht gesagt, ohne Beckenboden würde alles, was im kleinen Becken ist (Gebärmutter, Eierstöcke, Darm etc.) von oben auf die Vulva drücken, ohne dass sie dem viel entgegenzusetzen hätte. Da ist das Leben mit Beckenboden schon viel besser.

Um eine stabile Außengrenze herzustellen, brauchen wir alle drei Anteile des Muskelsystems, und alle drei müssen zusammenarbeiten, wenn der Druck im Bauchraum, zum Beispiel beim Husten, erhöht werden soll.

Ach was, dieser erhöhte Druck ist wichtig und toll?, höre ich leise Ungläubigkeit. Aber ja, denn wir brauchen ihn als Bauchpresse zum Husten, zum Erbrechen, wenn wir schwere Lasten tragen oder etwa Opern singen wollen. Alle diese Dinge sind überlebenswichtig, vom Opernsingen und Lastentragen mal abgesehen. Husten und Erbrechen können Leben retten, wenn einem zum Beispiel etwas im Hals stecken geblieben ist oder man etwas Giftiges geschluckt hat.

Wie man sich lebhaft vorstellen kann, ist es entscheidend, dass der Beckenboden alles aktiv nach unten stabilisiert, wenn die beiden anderen oben anfangen, Druck aufzubauen. Tut er es nicht, klappt es entweder gar nicht mit dem Druckaufbau, oder der Druck wird über den Beckenboden abgeleitet und schädigt ihn auf Dauer. Genau das ist übrigens auch der Grund, warum man zum Beispiel nach einer Geburt zuerst den Beckenboden trainieren sollte, bevor man anfängt, wie wild Bauchmuskeltraining zu machen.

Im Zusammenspiel der drei Muskelanteile hat es der Beckenboden ziemlich schwer, da seine Kollegen Bauchmuskeln und Zwerchfell von der Fläche her viel größer sind und außerdem die Schwerkraft nach unten wirkt. Aber der Beckenboden ist genial konstruiert und kann daher seine verantwortungsvollen Aufgaben trotz seiner kleineren Fläche ausgezeichnet meistern. Zumindest wenn wir ihm das Leben nicht zu schwer machen.

Wenn wir übrigens so lässig »Beckenboden« sagen, gehen wir locker darüber hinweg, dass es sich nicht nur um eine ein-

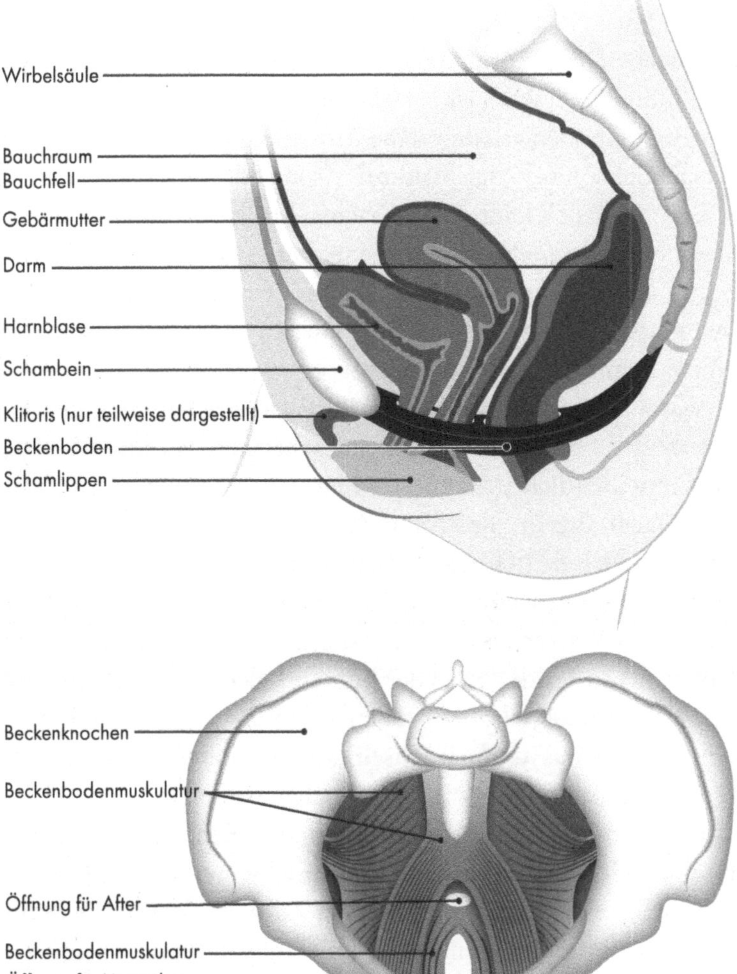

Darstellung des Beckenbodens – Sicht von der Seite und von innen (vom Bauchraum aus)

fache Schicht Panzertape handelt, sondern vielmehr um eine komplizierte Struktur aus je nach Zählung bis zu 15 verschiedenen Muskeln, die geschickt angeordnet und miteinander vertäut sind. Dazu kommen noch Bindegewebsanteile, Nerven und Blutgefäße. Alles ist perfekt aufeinander abgestimmt, und der Beckenboden erledigt seine Aufgaben so lässig, als wäre er tatsächlich eine einzige Struktur.

Grundsätzlich kann er drei Sachen machen: anspannen, entspannen und reflektorisch gegenhalten, was so viel heißt wie »automatisch« anspannen, ohne dass frau darüber nachdenken muss, wie zum Beispiel beim Husten oder beim Stehen auf einem Bein.

Wann ist die Anspannung wichtig? Die Anspannung des Beckenbodens dient der Kontinenzsicherung, verhindert also, dass unwillentlich Urin aus der Harnblase oder Stuhlgang aus dem Darm abgeht. Sie hilft außerdem, wie wir schon gesehen haben, dabei, den Druck im Bauchraum zu erhöhen.

Was passiert, wenn der Beckenboden sich entspannt? Jetzt kann man Wasser lassen oder Stuhlgang haben. Auch bei der Geburt eines Kindes muss der Beckenboden locker lassen, und beim Sex muss sich der Beckenboden ebenfalls entspannen. Beim Orgasmus dann wechseln sich Anspannung und Entspannung des Beckenbodens in rascher Folge ab.

Reflektorisch gegenhalten muss der Beckenboden beim Hüpfen, Husten, Lachen und Tragen schwerer Lasten. Kommt es dabei zum Urinverlust, ist das ein Zeichen, dass der Beckenboden seiner Aufgabe nicht (mehr) vollständig nachkommen kann. Was man in diesem Fall tun kann, werden wir gleich besprechen.

Bevor wir jetzt einen detaillierten Blick auf den Beckenboden werfen, eine Quizfrage: Was ist anstrengender für den Beckenboden – sitzen oder stehen? Was denkst du?

Tatsächlich ist die Belastung auf den Beckenboden im Sitzen

viel höher als im Stehen! Das liegt daran, dass im Stehen unser knöchernes Becken einen großen Teil der Last übernimmt. Außerdem steht unser Becken dann aufrecht und die unteren Bauchmuskeln arbeiten mit. Im Sitzen ist das ganz anders: Jetzt ruht praktisch die gesamte Last auf dem Beckenboden. Keine gute Situation und eigentlich nichts, wofür wir Menschen gemacht sind.

Also tun wir dem Beckenboden jetzt mal was Gutes: Einmal aufstehen bitte und durchs Zimmer gehen, dann kommt auch unser Kreislauf in Schwung, und vielleicht zeigt sich sogar ein kleines Lächeln, weil Bewegung einfach gut für uns ist.

Doch zurück zum Aufbau des Beckenbodens. Er besteht aus zwei Schichten. Die innere Schicht (also die weiter innen Richtung Bauchraum liegt) nennt man das Beckenzwerchfell (medizinisch: Diaphragma pelvis). Es besteht aus starken Muskeln und schließt den Bauchraum nach unten trichterförmig ab. Der Beckenboden verläuft nämlich nicht einfach gerade wie eine Platte, sondern erinnert eher an einen Trichter oder eine im Becken aufgehängte Hängematte. Den tiefsten Punkt des »Trichters« bildet der Analkanal. Dafür gibt es in den Muskeln des Beckenzwerchfells eine Öffnung und eine weitere für Vagina und Harnröhre. Unterstützt wird das Beckenzwerchfell durch eine quer darüberliegende dicke Muskel-Bindegewebsplatte (siehe auch Abbildung Seite 91).

Die zweite, äußere Schicht des Beckenbodens wird von den Dammmuskeln oder genauer gesagt den Schließ- und Schwellkörpermuskeln gebildet. Ihre Aufgabe ist, wie der Name schon sagt, der muskuläre Verschluss der Harnröhre, der Vagina und des Anus und die Unterstützung der Schwellkörper, die ein Teil der Klitoris sind und die wir gleich kennenlernen werden. Diese Muskeln spielen beim Orgasmus eine superwichtige Rolle!

Anhand des komplizierten Aufbaus des Beckenbodens mit vielen verschiedenen Muskeln, die in unterschiedliche Richtungen ziehen, und Bindegewebsanteilen, die sie dabei unterstützen, sieht man, wie wichtig dieser Teil des Körpers für uns Frauen ist. Und die meiste Zeit arbeiten die verschiedenen Teile des Beckenbodens auch tatsächlich reibungslos zusammen. Das ist unglaublich wichtig für unser Wohlbefinden und gleichzeitig etwas, über das wir nicht groß nachdenken, solange es funktioniert. Wenn alles klappt, machen wir Pipi erst auf der Toilette und nicht davor. Dasselbe gilt für unseren Stuhlgang, den wir halten können, bis wir ein Klo gefunden haben. Unser Beckenboden hat eine Menge mit dem wohligen Spaß beim Sex und dem erfüllenden Gefühl beim Orgasmus zu tun und mit dem Eindruck von positiver Kontrolle, den wir in unserem Körper haben.

Doch was passiert, wenn es mit unserem Beckenboden nicht mehr rund läuft? Wenn wir nicht mehr Trampolin springen können, ohne dass uns Urin in den Slip läuft? Oder wenn wir keinen Spaß beim Sex mehr empfinden, weil wir Angst haben, den Stuhlgang nicht halten zu können?

Dann müssen wir genau hinschauen und uns Hilfe holen. Beschwerden und Probleme mit der Kontinenz sind häufig und werden mit zunehmendem Lebensalter sogar noch häufiger. Je nach Studienlage gehen wir davon aus, dass mehr als 30 Prozent aller über 70-jährigen Frauen von Inkontinenzbeschwerden betroffen sind. Doch auch im jüngeren Lebensalter – besonders nach Geburten – kommen sie alles andere als selten vor. Da Inkontinenz bis heute ein Tabuthema ist, werden die Beschwerden oft nicht ausreichend behandelt, ja häufig nicht einmal offen bei der Ärztin angesprochen. Das ist so schade, denn man kann eine Menge dagegen tun.

Um zu verstehen, wie es zu den genannten Problemen aufgrund einer Beckenbodenschwäche kommen kann, müssen wir uns ansehen, was die größten Herausforderungen für den Beckenboden im Leben einer Frau sind. Das sind eindeutig

Schwangerschaft und Geburt, wobei die vaginale Geburt (also die Geburt durch die Scheide im Gegensatz zum Kaiserschnitt) mit Abstand die größte Belastung darstellt. Die natürliche Alterung des Gewebes vom Beckenboden im Laufe des Lebens spielt ebenfalls eine Rolle – wie im restlichen Körper auch. Weitere wichtige Belastungsfaktoren sind dauerhafte körperliche Überlastung, Übergewicht und eine falsche Körperhaltung. So gibt es übrigens auch bei Nonnen Inkontinenzbeschwerden, die ja von Berufs wegen nie Kinder bekommen haben. Da man jedoch mittlerweile weiß, wie groß die Herausforderung einer Geburt für den Beckenboden ist, wird viel daran geforscht, wie man vorab erkennen kann, welche Frau ein besonders hohes Risiko für eine Beckenbodenverletzung unter der Geburt hat und wie man sie optimal betreuen kann. Fest steht, dass wichtige Risikofaktoren für eine geburtsbedingte Beckenbodenschädigung ein höheres Alter der Mutter, ein höheres Körpergewicht der Schwangeren, ein erhöhtes erwartetes Kindsgewicht und die Kindslage sind. Die gute Nachricht ist: Von den Frauen, die selbst unter den genannten Risikofaktoren ein Kind zur Welt bringen, kommen die meisten ohne Inkontinenzbeschwerden durchs Leben. Dennoch gibt es immer noch viel zu viele Frauen, die Probleme mit der Kontinenz nach der Geburt haben oder entwickeln. Daher wäre es sehr schön, wenn man bei der Geburtsplanung bereits viel genauer abschätzen könnte, welche Frau Beschwerden bekommen wird, um mit ihr vorab über einen alternativen Geburtsmodus (Kaiserschnitt) zu sprechen. Also mehr Prävention (Vorbeugung) statt Therapie!

Was können wir nun tun, wenn es beim Thema Beckenboden nicht mehr rund läuft oder anders gesagt, wenn es zu leicht tropft, rieselt oder läuft?

In einem Großteil der Fälle hilft Training. Das liegt daran, dass es sich beim Beckenboden ja hauptsächlich um Muskeln handelt. Voraussetzung ist allerdings, dass am Beckenboden grundsätzlich alles funktionstüchtig ist. Bei Geburten oder Unfällen kann es zum Beispiel auch zu (Teil-)Abrissen von Muskeln des Beckenbodens kommen, die vor einem Training erst operativ wieder in Ordnung gebracht werden müssen. In anderen Fällen wiederum können die Kontinenzprobleme grundsätzlich nur mit einer OP oder mit Medikamenten behandelt werden. Man braucht also eine sehr genaue Diagnostik und eine gute Beratung, um das richtige Vorgehen zu planen.

Warum? Zum einen ist nicht alles »Beckenboden«, was man dafür halten könnte. Wenn man zum Beispiel aus heiterem Himmel den Urin nicht mehr halten kann, ist die Ursache möglicherweise eine akute Harnwegsinfektion und keine Beckenbodenschwäche. Oder wenn man nach den Wechseljahren Beschwerden beim Einführen des Penis in die Scheide und/oder leichte Kontinenzprobleme hat, liegt das oft nicht an den Beckenbodenmuskeln, sondern an der Schleimhaut in der Vagina und ihrer Umgebung, der das Östrogen fehlt. Hier kann man durch die Gabe von lokalem Östrogen (also nur an der Stelle, an der es mangelt) viele Beschwerden lindern.

Das bedeutet aber auch, dass jede Frau auf eine sehr gute Bestandsaufnahme angewiesen ist, welche Teile ihres Beckenbodens gut arbeiten und an welchen Stellen es Probleme gibt, ehe sie sich einer wie auch immer gearteten Therapie (Beckenbodentraining, Operation, Östrogenisierung etc.) unterzieht. Eine gute Anlaufstelle, um Beschwerden zu besprechen und eine gute Diagnostik zu erhalten, sind urogynäkologisch tätige Frauenärztinnen oder Beckenbodenzentren, wo man sich besonders gut mit den Strukturen des Beckenbodens auskennt. Leider ist es in Deutschland (anders als zum Beispiel in Frankreich) noch nicht Standard, Frauen mit Symptomen einer Beckenbodenschwäche zum Beispiel nach einer Geburt automatisch in ein Beckenbodenzentrum zu schicken. Bei uns geschieht das meist nur bei sehr ausgedehnten Geburtsverletzungen und selbst da nicht immer. Das bedeutet aber auch, dass man sich in diesem Punkt selbst um seinen Körper kümmern muss, um die Unterstützung zu bekommen, die man braucht.

Wenn Untersuchung und Befundbesprechung zeigen, dass ein Beckenbodentraining sinnvoll ist, kann man in den allermeisten Fällen direkt damit beginnen. Wie bei vielen anderen Muskelbereichen auch, ist das Spektrum an Trainingsmöglichkeiten groß: klassisches Beckenbodentraining, Biofeedback, Pilates, Cantienica und vieles, vieles mehr.

Seit einiger Zeit gibt es außerdem Angebote, die auf einer externen elektro-muskulären Aktivierung beruhen, bei der mit nieder- oder mittelfrequentem Strom oder elektromagnetischen Wellen die entsprechenden Muskeln angeregt werden. Bei der Biofeedbackmethode kann man unter Kontrolle (beispielsweise durch Ultraschall) genau sehen, ob und wann man die Beckenbodenmuskeln richtig anspannt. Das ist ungeheuer hilfreich, um sich und seine Beckenbodenfunktion besser kennenzulernen. Außerdem leistet es enorm gute Dienste, wenn man sich nicht sicher ist, ob man überhaupt die richtigen Muskeln trainiert.

Noch wichtiger als die Wahl der Methode ist es allerdings, jemanden an seiner Seite zu wissen, der wirklich Ahnung vom Beckenboden hat und einen kompetent begleiten und anleiten kann. Auch hier können die Beckenbodenzentren helfen, gute und kompetente Ansprechpartnerinnen und Trainerinnen zu finden.

Noch ein kleiner Tipp am Rande. Speziell bei Inkontinenzbeschwerden direkt nach der Geburt, aber auch bei Erkrankungen, die einen zum Beispiel ständig husten lassen, kann es hilfreich sein, für eine gewisse Zeit einen Pessar oder einen speziellen Tampon zu verwenden, der den Beckenboden stützt und so entlastet. Auch hier sind die Beckenbodenzentren oder die Frauenärztinnen die richtigen Ansprechpartnerinnen.

Wie das Leben so spielt: Ein Fall aus meiner Tätigkeit als Frauenärztin

Alles auf Entspannung

Sinas Probleme mit dem Sex begannen ein paar Wochen nach der Geburt ihres Sohnes. Genauer konnte sie es nicht sagen, auf alle Fälle waren die Probleme da, als Sina und ihr Mann versuchten, wieder Geschlechtsverkehr zu haben. Sex ist ja so viel mehr als nur das Einführen eines Penis oder eines Dildos in die Scheide, zum Sex gehören Berührung und Stimulation, Liebkosen, Erregung und gemeinsames Vergnügen. Das alles funktionierte auch ganz gut, zumindest bis Sinas Mann versuchte, seinen Penis in ihre Scheide einzuführen. Das tat ihr fürchterlich weh, und die beiden hörten erschrocken damit auf. Auch bei allen weiteren Versuchen in den nächsten Wochen wurde es nicht besser, sondern immer schlimmer, und irgendwann konnte Sinas Mann sie nicht mal mehr in der Scheide berühren, ohne dass es sie schmerzte. Dazu kam, dass Sina zunehmend Schwierigkeiten hatte, den Urin zu halten, wenn sie ganz dringend musste. So richtig verstand Sina beides nicht.

»Die Geburt ist doch eigentlich ganz gut gelaufen«, sagte sie zu mir. Zwar hatte sie einen kleinen Dammriss erlitten, und in den ersten beiden Wochen nach der Geburt war ihr Vulvabereich noch sehr wund gewesen, doch dann war alles gut verheilt. So hatte Sina das zumindest empfunden. Auch sonst hatte alles gut geklappt, das Stil-

len, das Nachhausekommen mit dem Baby, die riesige Herausforderung, die ein Kind für eine Partnerschaft bedeutet. Alles, bis auf die Sache mit dem Sex und den Urintröpfchen, die manchmal in ihrem Slip landeten. Beides stresste Sina, zumal ihr Mann zunehmend Druck machte, was ihr natürlich nicht gerade half, sich zu entspannen und sich auf das Miteinander zu freuen.

Ich fragte sie, ob sie eine Erklärung für die Beschwerden habe.

»Wahrscheinlich ist da unten bei mir doch mehr kaputtgegangen, als ich dachte. Meine Oma hatte vor zwei Jahren so eine Operation, weil sie das Wasser nicht mehr halten konnte und eine Senkung der Gebärmutter hatte.« Sina zuckte hilflos die Achseln. »Brauche ich das jetzt auch? Aber bei meiner Lustlosigkeit auf Sex hilft wohl keine OP«, fügte sie dann noch hinzu und hörte sich unglücklich und gestresst an.

»Nein, bei Lustlosigkeit helfen keine Operationen. Aber gibt es denn etwas, worauf Sie Lust haben?«

»Schlafen«, antwortete Sina wie aus der Pistole geschossen. »Ich bin so oft müde. Nachts drei bis fünf Mal aufstehen zum Stillen, den ganzen Tag das Baby herumtragen. Wir hatten auch früher nicht gerade den Jahrhundertsex, aber es war okay. Jetzt ist es nur noch ätzend.«

Das hörte sich natürlich nicht gerade berauschend an.

Ich erklärte Sina, dass viele Frauen in der Stillzeit eine verminderte Libido haben. Das liegt am hohen Prolaktinspiegel – Prolaktin ist eines der Stillhormone, das für eine Runterregulation des weiblichen Hauptthormons Östrogen sorgt. Die Haut in Vulva und Scheide wird durch den (natürlichen) Östrogenmangel dünn und berührungsempfindlich. Nicht die beste Ausgangsbasis für wilden Sex. Gleitgele auf Wasserbasis können da sehr helfen, genau wie ein langes, liebevolles Vorspiel und die Verwendung einer Position, die für die Frau besonders angenehm ist. Außerdem hilft vielen Frauen das Wissen, warum in ihrem Körper alles gerade so anders ist als sonst und dass sich das auch wieder ändern wird.

»Hm«, machte Sina, nur halbwegs beruhigt. »Aber das erklärt meine Probleme mit dem Pipi nicht.«

Womit sie recht hatte.

Wir beschlossen, dass ich sie untersuchen würde, bevor ich sie gegebenenfalls in ein Beckenbodenzentrum weiterschicken würde. Bei der Untersuchung fiel mir als Erstes eine kleine Narbe im Bereich ihrer linken kleinen Schamlippe auf, die die Geburt hinterlassen hatte. Das Narbengewebe sah reizlos und unauffällig aus. Ich konnte darüberstreichen, ohne dass es Sina schmerzte. Aber als ich sie weiter untersuchte und dabei am Scheideneingang berührte, verkrampfte Sina sich sofort. »Da tut es weh«, sagte sie mir.

Vorsichtig tastete ich weiter und mithilfe von Sinas Rückmeldung wurde nach und nach klar, was das eigentliche Problem war. Ihr Beckenboden war nach der Geburt nicht zu schlaff oder nicht mehr intakt, wie wir angenommen hatten, sondern es verhielt sich genau umgekehrt. Ihr Beckenboden war zu angespannt. Er arbeitete also permanent auf Hochtouren und erzeugte so viel zu viel Spannung in seinen Muskeln. Besonders die Muskeln am Scheideneingang und der Schließmuskel des Afters waren extrem verspannt und druckschmerzhaft. Daraus folgerte ich, dass der Verschlussmuskel, der für die Harnröhre zuständig ist, wohl ebenfalls zu verspannt wäre und deshalb seiner Funktion nicht gut nachkommen könnte.

Sina war sehr überrascht. Aber als wir im Anschluss an die Untersuchung darüber sprachen, fiel ihr wieder ein, dass sie in den letzten Wochen manchmal fürchterlich schmerzhafte Krämpfe im Beckenboden gehabt hatte. Das alles passte zusammen.

Allein durch die plausible Erklärung für ihre Probleme fühlte sich Sina schlagartig besser. Ich zeigte ihr, wie sie ihren Beckenboden massieren und so die besonders verspannten Muskeln wieder lockern konnte. Wir besprachen, dass es etwas dauern könnte, bis die Selbstmassage Ergebnisse brachte, und dass sie, sollte es nicht ausreichen, durch eine osteopathische oder physiotherapeutische Behandlung ergänzt werden könnte.

»Das Massieren könnte auch mein Mann übernehmen«, meinte Sina nachdenklich. »Das kann er gut.«

Das fand ich eine ausgezeichnete Idee, genau wie Sinas Überlegung, dass sie und ihr Mann so lange auf das Einführen des Penis in die Scheide verzichten sollten, bis sie sich wieder wohler und entspannter mit ihrem Beckenboden fühlte. Sina fand es schön, dass es mit der Massage etwas gab, das sie selbst für sich tun konnte. Und es beruhigte sie ungemein, dass es nichts Ernsthaftes war, was sie sich zugezogen hatte, was sich nie mehr geben würde oder das sofort operiert werden müsste.

Vier Wochen später sah ich sie wieder. Sie kam gut gelaunt herein.

»Wie klappt es mit dem Pipi?«, fragte ich sie.

»Gut«, meinte sie. »Alles wieder im Lot.«

»Und der Sex mit Ihrem Mann?«

Sina legte den Kopf schief. »Immer noch kein Jahrhundertsex, aber die Massage hat mein Mann echt drauf.« Sie zwinkerte mir zu, als sie hinzufügte: »Wenn das so weitergeht, muss ich noch viel länger über Beschwerden klagen, damit er bloß nicht wieder damit aufhört.«

● ● ●

Wie viele Teile unseres wunderbaren Körpers muss sich also auch der Beckenboden im Gleichgewicht befinden und darf weder zu schlaff noch zu verspannt sein. Dann erledigt er seine Aufgaben mustergültig. Und ganz ehrlich, für jemanden, der so wichtig ist wie der Beckenboden, macht er erstaunlich wenig Aufhebens um seine Künste.

Das aufregendste Organ der Welt: Die Klitoris

Jetzt kommen wir sozusagen zum Höhepunkt der Vulva. Vorhang auf für die spektakulärste Struktur, die die Vulva zu bieten hat: die Klitoris.

Sie ist der Teil unseres Körpers, der uns die schönsten Empfindungen bescheren kann, sowohl allein als auch im Kontakt mit anderen Menschen. Die Klitoris kann der Ursprung unzähliger Freuden und lustvoller Gefühle sein. Ihre alleinige Aufgabe ist es, uns Vergnügen, Genuss und Erfüllung zu schenken, und damit ist sie eine unvergleichlich tolle Struktur der Superheldin. Einzigartig, ganz besonders, wunderbar.

Immer wieder wird die Klitoris mit dem Penis des Mannes verglichen, und tatsächlich gehen beide in der Embryonalentwicklung aus dem sogenannten Genitalhöcker hervor. Beim Mann lenkt jedoch das SRY-Gen die Entwicklung der Geschlechtsorgane in Richtung männlich. Bei den Frauen fehlt dieses Gen, und daher werden sie zu weiblichen Wesen mit einer Klitoris. Was aber sind jetzt die Unterschiede zwischen Penis und Klitoris?

Der erste Unterschied ist, dass die Harnröhre bei der Frau nicht durch die Klitoris verläuft, beim Mann aber durch den Penis. Und der zweite Unterschied ist die Größe, lautet die landläufige Meinung. Aber Überraschung – das stimmt gar nicht! Denn die Klitoris ist nicht nur diese zarte Perle zwischen den kleinen Schamlippen, sondern misst insgesamt 9 bis 11 cm in der Länge. Sie ist also viiiieeel länger und umfangreicher, als gemeinhin bekannt. Das Missverständnis über die Größe rührt daher, dass man äußerlich von der Klitoris tatsächlich nur die Klitoriseichel und die Klitorisvorhaut sieht, da sich der Rest im Körperinnern befindet. Dort zieht sie unter den großen Schamlippen und seitlich davon nach hinten. Wo sie genau liegt und wie sie aufgebaut ist, wollen wir uns jetzt ansehen.

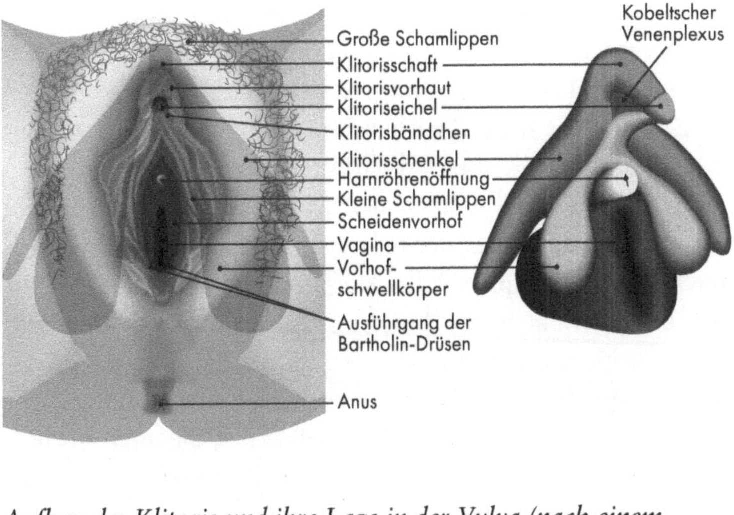

Aufbau der Klitoris und ihre Lage in der Vulva (nach einem Modell von D. Haag-Wackernagel)

Die sehr nervenreiche und deshalb empfindliche Klitoriseichel (medizinisch: Glans clitoridis) wird umgangssprachlich auch Klitorisperle oder Kitzler genannt. Das ist das, was man sieht, wenn man von außen die Vulva betrachtet. Und das ist auch das, was den meisten Menschen zum Thema Klitoris einfällt. Laut Duden steht »Kitzler« für ein Organ, das bei Berührung einen Sinnesreiz auslöst, und das, finde ich, trifft es ziemlich gut.

Die Klitoriseichel liegt unter der Klitorisvorhaut (medizinisch: Praeputium clitoridis), die sich aus den kleinen Schamlippen an der Stelle bildet, an der sie oberhalb der Klitoriseichel aufeinandertreffen. Zusätzlich geben die kleinen Schamlippen noch das Klitorisbändchen (medizinisch: Frenulum clitoridis) ab, das unterhalb der Klitoriseichel entlangläuft.

Wie lang die Klitorisvorhaut ist und wie groß die Klitoriseichel darunter erscheint, ist von Frau zu Frau verschieden. Ebenso unterschiedlich ist es, ob man die Klitoris bei der stehenden Frau sehen kann oder ob sie von den großen Schamlippen verdeckt wird. Beides ist schön, und keines von beidem ist besser als das andere! Übrigens kann man auch im unerregten Zustand die Klitorisvorhaut vorsichtig ein wenig zurückziehen und die Klitoriseichel darunter bewundern.

Die Klitoriseichel geht in den Klitorisschaft (medizinisch: Corpus clitoridis) über, der teilweise unter der Schambeinfuge (medizinisch: Symphyse) im Köperinnern liegt und mit ihr über Bindegewebe fest verbunden ist. Der Klitorisschaft zweigt sich an seinem Ende in die beiden seitlich liegenden Klitorisschenkel (medizinisch: Crus clitoridis) auf. Dazu kommen die zwei mittig gelegenen Vorhofschwellkörper, die auch Vorhofbulben genannt werden (medizinisch: Bulbus vestibuli) und die unter den großen Schamlippen verlaufen.

In der Medizin wird die Klitoris wegen ihrer verschiedenen Anteile auch Bulboklitoralorgan genannt, was ziemlich imposant klingt. Großartige Ausdrücke hin oder her, besonders beeindruckend ist, dass sich der Körper die ganze aufwendige Anatomie nur für die lustvollen Gefühle der Frau leistet. Spektakulär, oder? Ein echtes Superheldinnen-Feature!

Der Klitorisschaft, die Klitorisschenkel und die Vorhofschwellkörper bestehen aus erektilem Gewebe, schwellen also an, wenn sie sich mit Blut füllen. Dabei sind die Klitorisschenkel und der Klitorisschaft von einer festen Hülle umgeben, die bei Bluteinstrom gegenhält. Dadurch werden sie hart und richten sich auf (wie der erigierte Penis). Die Vorhofschwellkörper schwellen ebenfalls an, bleiben aber weich, weil sie nicht von einer festen Hülle umgeben sind. Die Klitoriseichel selbst schwillt nicht an, sondern verändert ihre Position im erregten Zustand nur dadurch, dass der Klitorisschaft sich vergrößert und sich das auch auf ihre Lage auswirkt. Wenn sich die Vorhofschwellkörper im erregten Zustand mit Blut füllen, kann man diese Schwellung übrigens unter den großen Schamlippen seitlich bis hinter der Vaginalöffnung sehen und tasten. Daran kann man auch erkennen, wie groß die Klitoris eigentlich ist!

Sieht man sich die Lage der Klitoris im Körper dreidimensional an, stellt man fest, dass sie quasi rittlings über und neben der Harnröhre und der Scheide sitzt und diese beiden Strukturen teilweise umarmt. Wenn die Klitoris im erregten Zustand anschwillt, wirkt sich das durch die enge räumliche Nähe auch auf das äußere Drittel der Vagina und auf die Harnröhre aus. So ergeben diese ganzen unterschiedlichen Strukturen einen einzigen großen Komplex, der für die Erregungsbildung und Erregungsempfindung der Frau entscheidend ist. Zusätzlich ist die Klitoris mit vielen anderen Strukturen im Becken wie dem Schambein, dem Venushügel, aber auch den Sitzbeinen und den unteren Bauchmuskeln über Bänder und Muskeln fest verbunden. Dadurch hat die Veränderung in Größe und Position der erregten Klitoris Auswirkung auf viele Strukturen um sie herum. Umgekehrt beeinflusst die Kontraktion bestimmter Beckenmuskeln wiederum die Erregung der Klitoris, wie wir noch sehen werden.

Tatsächlich gibt es bis heute große wissenschaftliche Diskussionen über die genauen anatomischen Verhältnisse in der Vulva. Über manche Strukturen oder Verbindungen wie zum Beispiel die Gewebeschicht zwischen Klitoris und Harnröhre wird sogar teilweise überraschend heftig gestritten. Ebenfalls wird in der Wissenschaft über das Vorhandensein eines G-Punktes in der vorderen Vaginalwand debattiert, dessen Stimulation zu besonders guten Orgasmen führen soll. Bisher sind alle haltbaren Versuche, ihn anatomisch eindeutig zu belegen, ins Leere gelaufen. Deshalb wird nach wie vor intensiv daran geforscht. Das ist auch gut so, denn unser Wissen über das schönste Organ der Frau ist auch im 21. Jahrhundert noch erschreckend unvollständig, und es ist manchmal geradezu schockierend, was selbst in aktuellen Lehrbüchern über die Klitoris noch steht – oder eben auch *nicht*. Ich bin mir sicher, in den nächsten Jahren werden wir über diesen aufregenden Bereich noch eine Menge erfahren, und ich bin gespannt darauf, was es sein wird. Auf alle Fälle können wir jetzt schon festhalten, dass die Klitoris viel größer ist als oftmals angenommen, einen wunderbaren Aufbau hat, perfekt mit den Strukturen um sie herum vernetzt ist und dass sie uns einfach wunderbare Momente bescheren kann. Aber wie macht sie das genau? Das wollen wir uns als Nächstes ansehen …

Ziemlich beste Freundinnen: Klitoriserregung und Orgasmus

Welche intimen Berührungen sind dir angenehm? Welche Art von Stimulation magst du? Was fühlt sich gut an deiner Vulva an und was nicht? Über die Antworten auf diese Fragen können wir mehr darüber herausbekommen, wie die Erregungsbildung in der Klitoris überhaupt funktioniert.

Bis vor wenigen Jahrzehnten war es undenkbar, öffentlich über weibliche Lust und Erregung zu sprechen und darüber, was das mit der Klitoris zu tun hat. Es war ein Thema, das so behandelt wurde, als würde es schlicht nicht existieren.

Nicht darüber geschwiegen wurde allerdings in früheren Zeiten in der Medizin. Anatomen und andere Mediziner hatten sehr wohl eine Ahnung, wie es sich mit der Anatomie der Klitoris verhält und welche Strukturen welche Empfindungen hervorrufen können. 1844 beschrieb Ludwig Fick (nein, das ist kein Witz) die Genitalkörperchen, spezielle Sinneszellen in der Klitoris, über die wir noch sprechen werden. 1906 wurde nachgewiesen, dass die Klitoris für den Orgasmus verantwortlich ist, weil die Vagina zu wenig Sinneszellen dafür enthält. Aber bis auf die Straße gelangte dieses grundlegende Wissen nicht. Stattdessen nahm die öffentliche Prüderie immer weiter zu und wirkte sich wiederum auf die medizinische Forschung und ihre Lehrbücher aus. 1858 erschien in der Erstausgabe von *Gray's Anatomy* eine Zeichnung der Klitoris immerhin mit Klitorisschaft und Klitoriseichel. Doch dann wurden die moralischen Ansichten strenger und, schwupps, war 1901 in der Ausgabe von *Grays's Anatomy* nur noch eine kleine Vorwölbung zu sehen, da, wo die Klitoriseichel ist. Und das, obwohl es hier um anatomische, also naturwissenschaftliche Tatsachen geht! So begann das Wissen in der Medizin rückwärtszulaufen, während in der Gesellschaft alte und neue Tabus fröhlich gepflegt wurden. Und das ist ein Problem – übrigens bis heute. Wenn ich als Operateurin nicht lerne, wo die Nerven verlaufen, die die Klitoris versorgen, beschädige ich unter Umständen diese wichtigen Strukturen, wenn ich zum Beispiel aus kosmetischen Gründen im Bereich der Vulva operiere oder eine Geburtsverletzung versorge. Wenn ich nicht weiß, dass der Hauptnerv (Nervus dorsalis clitoridis) über den Klitoriskörper zur Klitoriseichel verläuft, kann ich ihn nicht schonen. Wenn ich nicht weiß, wo sich die wichtigen Nerven genau befinden, kann ich sie bei einer Geburt nicht vernünftig beschützen. Aber wie soll ich es wissen, wenn die vorhandenen Erkenntnisse nicht verfügbar sind oder ihnen nicht die Bedeutung zugemessen wird, die sie verdienen? Dann sehen zwar am Ende der OP die kleinen Schamlippen womöglich aus wie auf einem perfekten Foto, aber mit der Empfindung klappt es nicht mehr so.

Doch nicht nur in der Wissenschaft, auch in der öffentlichen Wahrnehmung kursieren bis heute zahllose Mythen über die weibliche Erregung und den weiblichen Orgasmus. Manche dieser Mythen stammen von Männern, die es einfach nicht besser wussten oder es nicht besser wissen wollten – sie hätten ja einfach mal ihre Frauen fragen können. Manche wurden absichtlich in die Welt gesetzt, manche aus Unwissenheit oder um etwas zu beweisen, das sich zu der damaligen Zeit anders nicht erklären ließ. So hat Sigmund Freud etwa den Frauen einen Penisneid angedichtet, damit seine ansonsten in vielen anderen Punkten großartige Theorie der Psyche irgendwie passte. Nur, warum sollte man einen Penisneid haben, wenn man eine wunderschöne Klitoris besitzt? Ich wette, selbst Freud wusste nicht allzu viel über die Klitoris …

Erschreckend ist, wie viele dieser Mythen auch heute noch durch die Welt schwirren, um Frauen zu unterdrücken oder eine scheinbare Überlegenheit des Mannes zu belegen, die es natürlich nicht gibt. Die meisten davon sind einfach nur dumm. Ein paar Beispiele:

Der vaginale Orgasmus ist besser als der klitorale Orgasmus – es gibt keinen »vaginalen« Orgasmus, dazu gibt es in der Scheide wie gesagt viel zu wenig Sinneszellen. Beim Orgasmus ist *immer* die Klitoris beteiligt.

Die Klitoris ist nur dieses kleine, unwichtige Ding da oberhalb der Scheide – nein, ist sie nicht, das wissen wir jetzt besser.

Der weibliche Orgasmus ist unwichtig, da man den ja zum Kinderkriegen nicht braucht – das stimmt so nicht, denn wir wissen heute, dass der weibliche Orgasmus sehr wohl einen fertilitätsfördernden Einfluss hat. Im Übrigen: Wie viele männliche Orgasmen braucht man im Laufe des Lebens zum Kinderkriegen?

Der weibliche Orgasmus ist zu kompliziert und viel zu schwer zu erreichen – dieser Mythos ist schon allein dadurch widerlegt, dass die meisten Frauen bei der Selbstbefriedigung problemlos zum Höhepunkt kommen.

Der weibliche Orgasmus bei der vaginalen Stimulation kommt vom G-Punkt – nein, es ist die Stimulation des Komplexes aus Klitoris, Scheide und Harnröhre, der zum Orgasmus führt. Die Existenz des G-Punktes wurde noch nicht bewiesen.

Der weibliche Orgasmus kommt, wenn frau sich nur genügend anstrengt – was ein Orgasmus mit Anstrengung zu tun hat, konnte ich bis jetzt nicht in Erfahrung bringen. Tatsächlich hat er eher etwas mit Lockerlassen und Sich-fallen-lassen-Können zu tun, aber dieser Mythos hält sich eisern.

Und so geht es mit den Vorurteilen, Gerüchten und Halbwahrheiten munter weiter.

Was sicher stimmt, ist, dass jede Frau individuell die Stimulation finden muss, die sie erregt. Manche Frauen mögen es lieber sanft, andere lieber fester und manche mal so, mal so. Manche Frauen wollen gern an der Klitoriseichel berührt werden oder berühren sich dort, wenn sie sich selbst befriedigen, anderen ist das zu intensiv oder sie empfinden es sogar als schmerzhaft und ziehen deshalb die Stimulation über die Klitorisvorhaut vor. Manche Frau mögen vom Scheideneingang oder von der Scheide aus stimuliert werden. Wie wir ja wissen, wird dieser Bereich von den Vorhofschwellkörpern, dem Klitorisschaft und den Klitorisschenkeln umfasst, also ist die Klitoris auch mit im Boot, wenn hier berührt wird. Andere Frauen empfinden eine (zusätzliche) Stimulation im Analbereich als besonders reizvoll.

Wichtig ist herauszufinden, was genau das Richtige für dich

ist, was dir wirklich gefällt und was deine Erregung anfluten lässt. Selbstbefriedigung oder Solosex ist eine wunderbare Art, sich selbst und seinen Körper besser kennen und lieben zu lernen. Und es ist eine wunderbare Art, die Liebesbeziehung mit seinem Körper ein Leben lang am Laufen zu halten.

Doch wie funktioniert die Erregung genau?

Die Klitoris, die kleinen Schamlippen und der Scheideneingang enthalten viele verschiedene Sinneszellen. Es gibt die sogenannten Genitalkörperchen, das sind Sinneszellen, die Berührung und Vibration wahrnehmen, und Vater-Pacini-Körperchen, die auf Berührung, Druck und Vibration ansprechen. Dazu kommen noch mehrere andere Zelltypen, die Sinneseindrücke registrieren können. Von all diesen Sinneszellen gibt es in der Klitoris unglaublich viele, allein an der Klitoriseichel sind es wahrscheinlich mehr als 10 000 Stück! Das ist eine wahnsinnig hohe Anzahl, die jeden Sinnesreiz genauestens wahrnehmen kann.

Kommt es zu einer Berührung, registrieren diese Sinneszellen das und melden es ans Großhirn, das seinerseits überprüft, ob die gemeldeten Erregungsmuster einer erregenden Stimulation entsprechen.

Steigt frau beispielsweise aufs Fahrrad und berührt dabei mit dem Sattel die Vulva, informieren die Zellen an der Klitoriseichel und -vorhaut zwar das Gehirn, aber das Gehirn winkt gelangweilt ab. Falscher Kontext, falsches Berührungsmuster. Melden allerdings die Zellen eine angenehme Berührung und das Großhirn erkennt zusätzlich, dass es der oder die Liebste ist, der/die gerade unsere Vulva streichelt, bricht eine ganze Lawine von Reaktionen los.

Interessanterweise kann das Großhirn auch ohne Stimulation der Sinneszellen im Vulvabereich den Erregungskreislauf starten. Es gibt Frauen, die können nur durch den intensiven Gedanken an eine erregende Situation oder an jemanden, den sie sexy finden, Erregung erleben, die bis zum Orgasmus reichen kann.

Wenn das Großhirn den Erregungskreislauf lostritt, steigen Erregung, Puls und Blutdruck, und es gibt ein verändertes Blutflussmuster in der Beckenregion, das mehr Blut ins Gewebe hineinfließen lässt als wieder abfließt. Dies führt zum Anschwellen von Klitorisschaft, Vorhofschwellkörpern und Klitorisschenkeln. Die Klitoriseichel richtet sich durch den anschwellenden Klitorisschaft auf. Gleichzeitig schwellen auch die kleinen Schamlippen an, und es kommt zur Lubrikation, dem Feuchtwerden von Scheide und Scheideneingang. Das Venengeflecht um den Scheideneingang füllt sich mit Blut. Mit weiterer Stimulation und zunehmender Erregung wird mehr klare Flüssigkeit von der Scheidenwand abgegeben. Wie viel das ist, ist von Frau zu Frau verschieden. Zusätzlich sondern die Bartholin-Drüsen ihr Sekret in den Scheidenvorhof ab, was den Effekt des Feuchtwerdens noch verstärkt. Viele Frauen erleben dieses Feuchtwerden als sehr angenehm (wenn es zum passenden Zeitpunkt am richtigen Ort passiert), und es verstärkt ihre Erregung. Mit zunehmender Feuchtigkeit kann sich auch die Klitoriseichel leichter unter ihrer Vorhaut bewegen und direkt oder indirekt stimuliert werden. Ein sogenannter Sex-Flush kann auftreten, eine Rötung der Haut in Gesicht, Brust und Bauch aufgrund der verstärkten Durchblutung. Die Brustwarzen richten sich auf, und bei weiterer Stimulation und Erregungszunahme steigt der Blutdruck noch mehr, und auch die Muskelspannung insgesamt nimmt zu.

Die fortgesetzte Stimulation bewirkt, dass die Genitalkörperchen immer empfindlicher auf jede einzelne Berührung reagieren, permanent Meldung ans Gehirn erstatten und sich die Erregung immer weiter aufschaukelt. Es gibt ein Venengeflecht (Kobeltscher Venenplexus) im Bereich der Klitoris, das das Blut zwischen den verschiedenen Klitorisanteilen optimal verteilt (siehe Abbildung Seite 103). Bei starker Erregung spannen sich bestimmte Beckenbodenmuskeln, die sogenannten Schwellkörpermuskeln, um die Klitorisschenkel (Musculus ischiocavernosus) beziehungsweise um die Vorhofschwellkörper und das äußere Drittel der Vagina (Musculus bulbospongiosus) an. Durch diese Anspannung wird Blut aus den Vorhofschwellkörpern und den Klitorisschenkeln über den Venenplexus in den Klitorisschaft und die Klitoriseichel gedrückt, was die Erregung noch weiter steigert. Auch Stöße mit dem Penis, mit einem Dildo oder mit einem oder mehreren Fingern in die Scheide können zu dieser Umverteilung des Blutes aus den Vorhofschwellkörpern in den Klitorisschaft führen, was ebenfalls zu einer Erregungssteigerung führt. Dass das möglich ist, liegt an der engen räumlichen Nähe zwischen Klitoris und Vagina.

Führt eine passende Stimulation schließlich zum Orgasmus, wird der Herzschlag noch schneller, das Herz kontrahiert sich mit mehr Kraft, und die Atmung beschleunigt sich. Es kommt zu 5 bis 15 rhythmischen Muskelkontraktionen im Beckenboden, besonders in den oben genannten Muskeln um den Scheideneingang, um die Klitoris, in der Analregion und in der Gebärmutter. Außerdem kommt es zum Kontrollverlust über verschiedene Muskelgruppen im restlichen Körper und zu unwillkürlichen Muskelzuckungen. Manche Frauen erleben ein starkes Glücksgefühl, andere fühlen sich komplett mit sich selbst und der Welt verbunden, manche empfinden eine große Harmonie, und andere spüren intensivste Gefühle, die in großen Wellen anfluten und abebben. Wie stark ein Orgasmus empfunden wird und wie heftig seine körperlichen und seelischen Auswirkungen sind, ist zutiefst individuell und hängt zusätzlich von vielen persönlichen und situationsabhängigen Faktoren ab.

Nach dem Orgasmus kommt körperlich alles wieder zur

Ruhe. Jedoch gibt es bei Frauen anders als bei Männern keine sogenannte Refraktärphase nach einem Orgasmus, das heißt, es gibt keine Phase, in der das Ansprechen auf sexuelle Reize vermindert ist. Stattdessen können Frauen (zumindest theoretisch) nach einem Orgasmus sofort wieder stimuliert werden. Das ist auch der Grund, warum manche Frauen multiple Orgasmen, also mehrere einzelne, voneinander getrennte Orgasmen nacheinander erleben können. Ebenso ist es möglich, dass Frauen sehr lange, sehr intensive Orgasmen erleben.

Noch eine Randbemerkung zur weiblichen Ejakulation, über die auch so viele Märchen im Umlauf sind. Manche Frauen sondern beim Orgasmus oder auch schon davor eine klare Flüssigkeit aus den sogenannten Paraurethraldrüsen ab, die auch als weibliche Prostata bezeichnet werden. Diese Paraurethraldrüsen, die übrigens – eine Laune der Natur – nicht jede Frau hat, liegen in der Harnröhre unter einer Schicht von Muskeln. Sie haben Ausführungsgänge, die ebenfalls in die Harnröhre münden. Bei manchen Frauen kommt es beim oder nach dem Orgasmus zu einer Ejakulation, wohingegen es bei anderen während des Sex zu einer kontinuierlichen Abgabe der Flüssigkeit aus den Paraurethraldrüsen kommt. Bei manchen Frauen passiert weder das eine noch das andere. Die Funktion dieser Flüssigkeit ist nicht sicher bekannt. Theorien besagen, sie könnte antibakteriell wirken oder die Gleitfähigkeit erhöhen.

Im Hormonrausch – der Orgasmus und seine Mitspieler

Fangen wir mit Adrenalin und Noradrenalin an. Natürlich dürfen die beiden großen Aufpeitscher oder Stresshormone des Körpers nicht fehlen. Ihre Aufgabe ist es, das ganze System in maximale Alarmbereitschaft zu versetzen, in diesem Fall für ein angenehmes Ereignis, nämlich die steigende Erregung und den Orgasmus. Sie vermitteln die Anspannung im Körper, die Steigerung der Herzfrequenz und einen zusätzlichen Verschluss der Harnblase.

Eine weitere Rolle spielt das gute Oxytocin, das auch beim Stillen und unter der Geburt mit von der Partie ist. Es löst beim Orgasmus Kontraktionen in der Gebärmutter aus, außerdem ist es wichtig für unser Bindungsverhalten. Wahrscheinlich verstärkt der kräftige Oxytocinausstoß beim Orgasmus die soziale Bindung zwischen den Sexualpartnern. Aber warum um alles in der Welt sollte die Natur so etwas einrichten? Nun, die evolutionäre Bedeutung könnte darin liegen, dass es für die erfolgreiche Aufzucht der Jungen beim Menschen in den letzten Jahrtausenden wichtig war, das Paar als Paar zu erhalten. Alleinerziehend (egal ob als Frau oder als Mann) ein Mammut zu jagen und gleichzeitig auf die Kinder aufzupassen, war schlicht unmöglich. Also war es wichtig, die Partner als Paar zusammenzuschweißen. Was hilft da besser als angenehme Gefühle und wohltuende Hormone? So kann ein Orgasmus eine gute Option sein, um der Frau seines Lebens das Zusammenleben schmackhaft zu machen! Und selbst wenn sich das mit der Mammutjagd seit der letzten Eiszeit grundlegend geändert hat, sind die Grundprinzipien, nach denen wir funktionieren, weitgehend gleich geblieben. Also sind regelmäßige Orgasmen der Frau für den Erhalt der Beziehung ausgesprochen wichtig und keineswegs so nebensächlich, wie das Jahrhunderte lang behauptet wurde. Außerdem vermag Oxytocin noch etwas sehr Spannendes: Es hat nämlich einen Einfluss auf den Eisprung. Gibt es einen großen Oxytocinausstoß, kommt der Eisprung schneller. Das ist ziemlich spektakulär, besonders wenn man die Konsequenzen durchspielt. Dann hat nämlich derjenige, der im fruchtbaren Fenster der Frau für den besten

Orgasmus mit dem höchsten Oxytocinausstoß bei ihr sorgt, auch die höchste Chance, Vater des Nachwuchses zu werden. Tja, viel mehr Argumente, sich um die Frau und ihren Orgasmus zu bemühen, braucht es doch nicht, oder?

Beim Orgasmus spielt übrigens auch das Schlüsselhormon Prolaktin eine Rolle, das ebenfalls beim Stillen von Bedeutung ist. Es wird allerdings nur ausgeschüttet, wenn es tatsächlich zum Orgasmus gekommen ist, eine reine Stimulation führt nicht zu seinem Anstieg. Prolaktin sorgt für die angenehme Entspannung und Müdigkeit nach dem Orgasmus, und auch ihm wird eine Beziehungskomponente in diesem Zusammenhang zugesprochen.

Zu diesen vier Haupthormonen gesellen sich noch unzählige weitere Botenstoffe mit unterschiedlichen Wirkorten, was die vielfältigen Auswirkungen eines Orgasmus auf Körper und Seele erklärt.

Insgesamt ist es also ein Zusammenspiel vieler Akteure von der Vulva mit der Klitoris über die Vagina, den Halte- und den Spielmuskeln, dem Herzen bis hin zum Gehirn, das für die Erregung und die Gefühlsexplosion am Ende verantwortlich ist. Und die kann wirklich sensationell ausfallen.

Und was genau muss man dafür tun? Nun ja, es sich selbst schön machen oder den richtigen Partner / die richtige Partnerin finden, alles andere geschieht in deinem fantastischen Frauenkörper von selbst. Du brauchst nichts zu steuern, zu regeln oder zu organisieren. Wieder ein Beweis dafür, dass die Frau wirklich eine Superheldin ist! Übrigens: Manchmal ist es sogar ungünstig, wenn du versuchst, beim Sex deinen Körper zu kontrollieren, weil es eine Großhirnaktivität mit sich bringt, die alles andere überlagert. Doch Fallenlassen ist umgekehrt manchmal leichter gesagt als getan. Wie aber funktioniert es? Und was ist es eigentlich, was Frauen überhaupt erregt?

Sexy oder nicht: Was erregt Frauen?

Natürlich ist das eine höchst individuelle Frage, auf die es keine pauschale Antwort geben kann. Denn das, was eine Frau als besonders erregend und sexy empfindet, turnt eine andere absolut ab. Das fängt ja schon mit der Frage an, wen man aus welchen Gründen attraktiv findet. Der berühmte Satz, »den könntest du mir auf den Bauch binden (ohne dass etwas passiert)«, spiegelt das ziemlich gut wider.

Doch nicht nur die persönlichen Vorlieben beeinflussen, was man sich wünscht oder was man macht. Nach wie vor gibt es ein starkes sexuelles Rollenbild in unserer Gesellschaft, das Frauen eher eine passive Rolle beim Sex zuschreibt und es für Frauen schwerer macht, sich aktiv wahrzunehmen und selbst aktiv zu sein. Das ist sehr schade, denn wir wissen, dass die Zufriedenheit mit dem Sexleben steigt, wenn wir unsere Wünsche kennen und äußern können.

Aus vielen unterschiedlichen Beobachtungen und Forschungsprojekten ist bekannt, dass weibliche Erregung und der Orgasmus von vielen Faktoren beeinflusst werden. Wichtig sind die Stimmung und ein gutes Gefühl in der Umgebung, die Kommunikation in der Beziehung und die emotionale Verbindung zum Partner / zur Partnerin. Ein positives eigenes Körperbild spielt eine große Rolle für ein lustvolles Erleben, genau wie ein gesundes Selbstbewusstsein. Beides kann übrigens auch in einer guten, wertschätzenden sexuellen Beziehung wachsen! Genau wie die Fähigkeit, über Wünsche und Sehnsüchte zu sprechen. Umgekehrt ist eine ständige Beschäftigung mit seinen vermeintlichen Fehlern und Schwächen wenig hilfreich. Und es ist so schade, sich immerzu selbst schlecht zu machen, denn es zieht so viel Aufmerksamkeit von den schönen Dingen und Gefühlen ab. Wirklich jede Frau hat ihre wunderbaren Seiten und ihre unvergleichlich schönen Körperpartien. Ich sage es immer wieder voller Überzeugung: Jede Frau ist einzigartig! Jede Frau ist wunderschön!

Aber mir ist auch klar, dass es manchmal nicht so leicht ist, sich selbst so wahrzunehmen. Hier kann es helfen, Zeit mit sich selbst zu verbringen und sich selbst besser kennenzulernen. Ein Date mit seinen schönsten Seiten kann beflügeln! Dabei auch noch herauszufinden, welche Berührungen und welche Stimulation besonders angenehm sind, macht nicht nur Spaß, sondern lässt Frauen auch Erregung und Sex stärker genießen. Sich selbst zu entdecken, ist also eine wunderbare Art, mit seinem Erleben in Kontakt zu treten. Und das gilt für jedes Alter und jede Lebenssituation.

In Studien, die nach den Faktoren suchen, die für ein glückliches sexuelles Erleben wichtig sind, fällt etwas sehr Überraschendes auf: Penisgröße, spezielle Techniken und wie oft man pro Nacht kann, stehen nicht auf der Hitliste. Ebenso wenig wie Tricks, wie man Sex körperlich genau angehen muss, damit es mit dem Orgasmus klappt.

Wie kann das denn sein? Die Antwort ist einfach: Es gibt kein allgemeingültiges Rezept, keinen simplen körperlichen Lifehack, der alle jauchzen lässt. Stattdessen geht es immer wieder um Kommunikation und Selbstwahrnehmung. Das hat etwas damit zu tun, wie wir Menschen ticken. Selbstverständlich spielt körperliche Attraktivität zwischen den Partnern eine große Rolle, aber was als attraktiv angesehen wird, ist höchst unterschiedlich und oft auch situationsabhängig. Welche Frau kennt das nicht – sie verliebt sich in jemanden und der/die kommt ihr wie der göttlichste Mensch auf Erden vor. Dann vergeht die Verliebtheit, nimmt bei der Gelegenheit die rosarote Brille mit, und auf einmal erscheint einem die Person überhaupt nicht mehr so begehrenswert.

Oder man ist wahnsinnig verknallt, so sehr, dass man kaum mehr geradeaus schauen kann, und dann sagt das Objekt der Begierde etwas unfassbar Dummes, Beleidigendes oder Abwertendes. Und schwups sind auf einen Schlag alle Gefühle verpufft und jede Erregung im Keim erstickt. Einfach so. Das liegt daran, dass bei Frauen (bei Männern auch) Sex und Erregung in einem hohen Maße im Gehirn stattfinden. Das ist eine Grundwahrheit, die ziemlich krass ist und heftige Auswirkungen hat. Denn natürlich ist es immens wichtig, wie gestreichelt, geleckt und gelutscht wird, aber eben nicht ausschließlich, denn auch im Gehirn muss alles zusammenpassen.

Ich habe ja schon erwähnt, dass es Frauen gibt, die ohne jegliche Berührung nur durch ihre Fantasie zum Orgasmus kommen können. Da passiert sozusagen die gesamte Stimulation im Gehirn und der Körper reagiert (nur) mit. Doch nicht nur bei den Glücklichen, bei denen das so ist, spielt das Gehirn eine enorm große Rolle. Auch bei allen anderen ist es entscheidend, wie unser Gehirn eine Situation beurteilt und wahrnimmt. Wenn ich wahnsinnig verknallt in die Person bin, mit der ich gerade Sex habe, wird sich mein Gehirn in einem ganz anderen Mindset befinden, als wenn ich den wöchentlichen (oder monatlichen) Sex gelangweilt über mich ergehen lasse. Wenn ich auf Wolke sieben schwebe, fühle ich intensiver, als wenn ich vor Langweile ins Koma fallen könnte. Wenn ich mich gut, sicher und geborgen mit einer ganz bestimmten Person fühle, kann mein Gehirn das Angstzentrum getrost ausschalten und ich kann mich ganz ins Erleben fallen lassen. Und fallen lassen heißt in diesem Zusammenhang Raum schaffen für (körperliche) Empfindungen. Und Empfindung heißt nicht zwangsläufig Orgasmus. Vielleicht liebe ich es, meine Erregung und die Erregung meines Partners/meiner Partnerin zu spüren und anfluten zu lassen. Vielleicht bin ich bei mir selbst, wenn ich mich feucht, wohl und glücklich fühle. Wenn ich aber umgekehrt die ganze Zeit damit beschäftigt bin zu überlegen, ob mein Gegenüber es geil findet, wenn ich mich so oder so bewege, oder wenn ich das Gefühl habe, nur mit größeren Brüsten, schmaleren Hüften oder kürzeren Schamlippen punkten zu können, habe ich gar keine Chance, mit meinem eigenen Erleben in Verbindung zu treten. Und eben dieses In-Verbindung-Treten ist das, was die Erregung sprudeln lässt. Vertrauen, Geborgenheit und Sicherheit als Basis für guten Sex bedeuten nicht, dass ein One-Night-Stand nicht megageil sein kann, aber es macht verständlich, wenn er es nicht ist.

Dass bei uns Frauen die Aktivität unseres Gehirns eine so große Rolle spielt, ist eine Riesenchance und ein gewisses Risiko zugleich. Eine Chance, weil wir so eine Menge Faktoren beeinflussen können, die unser Erleben verbessern. An der Penisgröße kann ich im Allgemeinen nicht wirklich schrauben – ist normalerweise auch nicht nötig, da es eh um die Stimulation der Klitoris und der Sinneszellen am Scheideneingang geht, wofür der Penis weder sehr lang noch sehr dick sein muss. Aber am Miteinander kann ich schon arbeiten. Wenn ich gut mit meinem Partner / meiner Partnerin über meine Wünsche sprechen kann, können wir zusammen Neues ausprobieren. Wenn ich dazu mit ihr oder ihm entspannt lachen kann, wird alles noch leichter. Umgekehrt ist es schwierig, jemanden so richtig sexy und erregend zu finden, der einem gerade auf unangenehme Weise das Leben zu Hölle gemacht hat (das ist nur in Romanen sexy, im echten Leben eher nicht). Wenn ich nicht weiß, was mein Gegenüber will oder wenn ständig widersprüchliche Aussagen kommen, bleibt mein Angstzentrum im Gehirn aktiviert, und dann klappt es nicht mit der Erregung. Und das ist das Risiko beim Sex. Es gibt keinen einfachen körperlichen Trick. Nein, es ist immer das Gesamtpaket. Und Dreh- und Angelpunkt ist und bleibt das Thema Kommunikation.

Die schönste Sache der Welt – wortwörtlich: Reden über Sex

Reden über Sex kann richtig Spaß machen, lustig sein, befremden, peinliche Gefühle auslösen, erregen, abturnen oder der Anfang von etwas Neuem sein – manchmal auch von allem ein bisschen. Wichtig ist, dass es zu den Dingen gehört, die man lernen kann. Auf alle Fälle ist es aber eine der elegantesten Möglichkeiten, sich näherzukommen. Wenn ich dem / der anderen sage oder zeige, was mir gefällt, hat er / sie die Chance, mit mir auf positive Weise zu interagieren. Wenn ich umgekehrt meine Wünsche nicht zum Ausdruck bringe, wird es viel schwieriger bis unmöglich für den / die andere, zu erfahren, was mir guttut. Dabei muss es nicht unbedingt Kommunikation in Form von reden sein, eine liebevoll geführte Hand kann manchmal mehr sagen als tausend Worte.

Manchmal frage ich meine Patientinnen oder ihre Partner: »Weiß Ihre Freundin / Ihr Freund, dass Sie dies oder das nicht mögen oder dass Ihnen dies oder das wichtig ist?«

»Na ja, ich habe schon versucht, es zum Ausdruck zu bringen«, kommt nicht selten als Antwort.

»Aber haben Sie es mal laut ausgesprochen oder anders deutlich gemacht?«

»Nein, um Himmels willen. Das muss er / sie so merken.«

Nun, ich weiß nicht, wie gut derjenige / diejenige hellsehen kann, aber so sind die Chancen auf den Orgasmus-Jackpot beim Sex eher klein. Vielleicht spürt der / die andere auch, dass etwas nicht optimal läuft, aber er / sie weiß nicht, was es ist. Vielleicht merkt er / sie allerdings auch rein gar nichts, aber auch dafür müsste man nachfragen. Was ich sagen möchte: Wenn ich nicht darüber spreche oder anderswie kommuniziere, was ich möchte, wird sich die Situation höchstwahrscheinlich nicht ändern. Das passiert leider ziemlich oft. Denn tatsächlich ist auch in unserer

Zeit die Kommunikation über Sex und die damit verbundenen Wünsche und Bedürfnisse nicht gerade einfacher geworden.

Es gibt eine Menge Gründe, warum Frauen nicht offen darüber sprechen, was ihnen guttut.

So höre ich etwa regelmäßig:

Ich kann nicht sagen, was mir gefällt, weil ich selbst nicht so genau weiß, was mir guttut. Hier kann Selbstbefriedigung helfen, es herauszufinden. Solosex tut unglaublich gut und hilft, seinen wunderbaren Frauenkörper besser zu verstehen.

Ich kann nicht zum Ausdruck bringen, was ich brauche, weil es meinen Partner / meine Partnerin nicht interessiert. Das ist schlimm, und da helfen auch die besten Kommunikationstricks wenig. Allerdings lohnt es sich, vor einem endgültigen Urteil noch einmal abzuklären, ob es den anderen wirklich nicht interessiert oder ob hier vielleicht Sprachbarrieren oder Hilflosigkeit vorherrschen.

Ich kann es nicht beschreiben, weil mir die Worte fehlen. Worte kann man suchen, finden und üben. Vulva, große Schamlippen, kleine Schamlippen, Klitorisperle, Klitoris, Scheide oder Vagina, Anus. Dazu streicheln, fest streichen, drücken, zwicken, lecken, lutschen, knabbern, klopfen, schlagen oder was auch immer man möchte. Man kann auch seine eigenen Worte verwenden, aber dann muss beiden wirklich klar sein, was gemeint ist, sonst landet man gleich in der nächsten Kommunikationsfalle.

Ich kann es nicht sagen, weil ich mich nicht traue und nicht negativ auffallen will. Das wird ganz oft als Argument genannt und ist eigentlich unglaublich traurig. In diesem Fall hilft nur etwas mehr Selbstliebe und Selbstbewusstsein. Steh zu dir! Jede Frau, wirklich jede, ist auf ihre eigene Weise großartig und liebenswert und hat es verdient, für das gemocht und geliebt zu werden, was sie ist! Und dazu gehört auch, dass sie laut aussprechen darf, was für sie persönlich wichtig ist.

Ich kann es nicht sagen, weil alle etwas anderes empfinden als ich. Es ist ein großes Problem, wenn man sich auf der abgewandten Seite des Mondes fühlt. Meine erste Frage lautet dann: »Wer sind die anderen?« Beim genaueren Hinsehen hat es oft etwas mit den sozialen Medien, dem Internet oder Pornos zu tun. Hier tummeln sich Widersprüche neben gut gemeinten Ratschlägen und sinnlosen Verallgemeinerungen, außerdem kann die Wirklichkeit selten mit Hochglanzbildern mithalten. Weil zum Beispiel eine Bleichung der kleinen Schamlippen allein eben nicht zu geilem Sex führt, wenn die Hautfarbe nicht entscheidend für das persönliche Erregungsschema ist. Weil auch der perfekte BMI, die perfekte Silhouette, der schönste Busen per se keinen tollen Sex macht. Viel zu selten geht es um das, was wirklich wichtig ist: Das Gefühl von Angenommensein im Miteinander, das Gefühl, dass man ganz man selbst sein kann und gerade dafür geliebt wird. Denn das ist die Basis und das Ergebnis von exzellentem Sex zugleich.

Egal, was es ist, irgendwie muss man es schaffen, seine Gefühle, seine Wahrnehmungen und sein Erleben aus sich heraus zum Gegenüber zu bringen. Dafür gibt es kein allgemeingültiges Patentrezept. Aber ich kann kleine Schritte empfehlen. Etwas aussprechen, das einem wichtig ist, oder dem anderen eine persönliche Frage stellen, deren Antwort einen wirklich interessiert. Einen kleinen Brief oder eine Nachricht schreiben über etwas, das man sich wünscht, kann schon reichen, um die Kommunikation in Gang zu bringen.

Wenn es alleine nicht klappt, kann man sich auch Hilfe holen. Sexualmedizinerinnen und -therapeutinnen können helfen, Gespräche anzustoßen und das Reden über Sex miteinander zu üben. Manchmal treten bei diesen Sitzungen auch ganz unerwartet spannende Dinge ans Licht, wenn man auf einmal hört, was der andere denkt und fühlt, mag und liebt. Und manchmal sind genau solche Gespräche das Geheimnis von gutem Sex.

Wie das Leben so spielt: Ein Fall aus meiner Tätigkeit als Frauenärztin

Es läuft nicht

Nina war 23 und seit 1,5 Jahren in einer festen Beziehung, als sie sich bei mir in der Sprechstunde vorstellte. Sie hatte gerade einen neuen Job angefangen und war vor Kurzem mit ihrem Freund zusammengezogen. Eigentlich lief alles gut, es gab nur ein Problem, das sie sehr belastete. Immer wenn sie mit ihrem Freund schlief, tat es ihr weh. Es war so unangenehm, dass sie schon gar keine Lust mehr auf Sex hatte. Die medizinische Diagnose davon heißt Dyspareunie, Schmerzen beim Geschlechtsverkehr. Aber für Nina war es viel mehr als nur eine Diagnose, es machte sie unglücklich. Denn sie liebte ihren Freund und wollte gern ihre Zukunft mit ihm planen. Aber so? Sie war schon bei ihrer Frauenärztin gewesen, aber bei der gynäkologischen Untersuchung war alles in Ordnung. Jetzt erhoffte sie sich Hilfe von einer sexualmedizinischen Beratung.

Ich sprach mit ihr über das, was gut lief in der Beziehung – eigentlich alles –, und das, was sich ändern müsste – der Sex. Ich fragte sie, wie sie ihn sich optimalerweise ausmalte. Sie erzählte mir, dass sie gern Platz beim Sex mochte und den Blick in den Himmel dabei. Dazu viel Vorspiel mit ausgiebigem Streicheln und Knutschen. Sex hatten ihr Freund und sie allerdings leider nur unter der Bettdecke bei zugezogenen Vorhängen. Außerdem hätte sie mittlerweile nicht einmal mehr Lust auf sein Streicheln, weil sie sich nicht darauf einlassen konnte. Jetzt tut es gleich wieder weh, war dann ihr einziger Gedanke, und sie ver-

krampfte völlig. Gleichzeitig wollte sie auch nicht Nein sagen, um ihren Freund nicht abzuweisen. Also ließ sie es regelmäßig über sich ergehen. Ich erkundigte mich bei ihr, ob sie ihm schon erzählt habe, wie es sich für sie anfühlte.

»Himmel nein, was soll er denn dann denken?«, antwortete sie schockiert.

Am Ende unseres Gesprächs fragte ich Nina, ob sie sich vorstellen könnte, dass ihr Freund auch einmal zu einem Gespräch kommen würde, was sie bejahte. Und tatsächlich saß mir zwei Wochen später Frank gegenüber. Genau wie Nina sprach auch er sehr positiv von ihrer gemeinsamen Beziehung und war sehr dankbar, dass wir jetzt über »das Problem« sprechen würden.

Ich fragte ihn: »Was ist denn das Problem für Sie?«

»Es ist ganz merkwürdig«, meinte er. »Ich weiß es nicht so genau. Aber ich glaube, Sex macht Nina keinen Spaß. Und ehrlich gesagt, seit mir das aufgefallen ist, macht es mir auch keinen Spaß mehr. Wer findet denn Sex geil, wenn er seiner Frau nicht gefällt?«

»Haben Sie ihr das schon mal gesagt?«

»Himmel nein, was soll sie denn dann denken?«, fragte Frank schockiert.

Ich bat beide zum gemeinsamen Gespräch.

Und dann tat ich nichts anderes, als die beiden einfach reden zu lassen. Am Anfang ging es schleppend, bis Frank irgendwann meinte: »Mensch Nina, jetzt sag doch mal, was los ist, warum wir hier sind.«

Da erzählte sie ihm, dass ihr Sex immer wehtat.

Frank war entsetzt. »Warum hast du denn nichts gesagt? Jetzt fühle ich mich wie ein Monster!«

Das wiederum fand Nina entsetzlich. »Deshalb habe ich ja nichts gesagt, damit du dich nicht so fühlst.«

»Und du hast gedacht, ich merke nichts? Für was für einen gefühllosen Typen hältst du mich eigentlich?«

Die Stimmung zwischen den beiden wurde angespannt, sie redeten immer lauter und aggressiver. Aber sie sprachen über sich und wie blöd das alles war. Darin waren sie sich einig. Und auch darin, dass sich etwas ändern müsste.

»Und wann hat das angefangen?«, fragte Frank irgendwann.

Lange Zeit sagte Nina nichts, dann meinte sie: »Am Anfang.«

Frank sah so schockiert aus, als hätte Nina ihn geohrfeigt.

»Sorry«, meinte Nina betreten, »aber das ist die Wahrheit.«

Für eine ganze lange Weile sagte keiner von beiden mehr etwas.

»Was war denn am Anfang?«, fragte ich irgendwann.

Mühsam erzählten sie mir und dabei einander, wie ihr erstes gemeinsames Mal gelaufen war. Sie hatten sich gerade erst kennengelernt, und Frank fand Nina so richtig toll und wollte alles perfekt machen. Er hatte nicht viel Erfahrung und war sich nicht sicher, wie er es am besten angehen sollte. Wie viele Männer fühlte er sich von den Pornos, die er sich anschaute, angeturnt, aber auch unglaublich unter Druck gesetzt. Er hatte das Gefühl, so performen zu müssen, wie es die professionellen Schauspieler in diesen Filmen tun. Dabei verdrängte er völlig, dass auch ein nach Handkamera aussehender Porno ein professionell gemachter Film mit professionellen Schauspielern ist. Niemand würde vom Dach eines Hochhauses springen, nachdem er Superman *geschaut hat, aber eine Menge Leute glauben, sie müssen das nachmachen, was im Porno gezeigt wird, weil das das echte Leben wäre. So auch Frank. Nach dieser Logik musste es gleich beim ersten Mal mit Nina Oral-, Vaginal- und Analsex sein und alles stundenlang. Es machte ihm keinen Spaß, aber er wollte auch nicht dumm und ahnungslos wirken. Und Nina machte mit. Sie fand nämlich Frank super und wollte auf keinen Fall langweilig oder altbacken erscheinen. Aber es tat ihr weh, und sie fühlte sich abgewertet und benutzt. Danach war sie kurz davor, zu gehen und nicht wiederzukommen. Aber irgendwie mochte sie Frank ja trotzdem und so blieb sie.*

Gesprochen hatten sie nie mehr über dieses erste Mal.

Bis jetzt.

»Und was hätten Sie lieber gemacht?«, fragte ich Nina.

Nina überlegte. »Ich hätte gern einfach nur mit ihm rumgeknutscht.«

Frank sah sehr unglücklich aus.

»Und Sie?«, fragte ich Frank.

»Ich hätte gern jeden Winkel ihres Körpers berührt. Aber ich dachte, ich müsse mich auf die wichtigen Teile konzentrieren.«

Nina schnaubte. »Die wichtigen Teile? Dass ich nicht lache. Hast du überhaupt eine Ahnung, was ich will?«

»Wie soll ich denn, du sagst ja nichts«, gab Frank patzig zurück. »Du hast mir ja nicht einmal gesagt, wie ätzend es für dich war.«

»Als ob es toll für dich war!«

Die beiden begannen, laut und heftig zu streiten.

»Was meine Fußballmannschaft angeht, weiß ich nur zu gut, was du denkst, aber beim Sex nicht. Also, was willst du?«, brüllte Frank irgendwann.

»Ich mag keine Bettdecken beim Sex«, brüllte Nina zurück.

Frank wollte etwas zurückschreien, dann stutzte er. »Ich auch nicht. Aber ich dachte immer, du willst das so.«

Die beiden sahen sich an. Und dann hob Nina die Hände. »So geht das nicht«, meinte sie.

»Wie dann?«, fragte Frank.

Sie sahen mich beide an. »Was sollen wir denn jetzt tun?«, wollte Nina wissen.

»Was glauben Sie, was Ihnen helfen könnte?«, spielte ich den Ball zurück.

»Wir müssen reden«, entschied Nina. »Einfach nur reden.«

»Einverstanden«, sagte Frank.

Als sie das Sprechzimmer verließen, hob Frank den Arm, als wollte er ihn Nina um die Schultern legen. Dann hielt er inne. »Magst du das überhaupt?«, war das Letzte, was ich hörte, bevor sich die Tür hinter ihnen schloss.

Einige Zeit später trafen wir uns wieder.

Ich fragte sie, wie es ihnen ergangen war.

»Es geht so«, erwiderte Nina ehrlich.

»Wir versuchen zumindest, es besser zu machen«, meinte Frank. »Aber ich glaube, das reicht noch nicht.«

Letztendlich entschieden sie sich für eine Sexualtherapie, die ihnen sehr half.

Als ich Nina einige Monate später wiedersah, lächelte sie.

»Läuft«, meinte sie.

Ich fragte nicht, was oder wie, denn das war auch nicht wichtig. Wichtig war, dass die beiden offenkundig grundsätzlich ins Gespräch gekommen waren und jetzt etwas machten, was Nina ein Lächeln ins Gesicht zauberte. Und das war gut, was auch immer es war.

● ● ●

Reden hilft – das tut es in vielen Lebenssituationen, aber eben auch beim Sex. Manchmal muss man mit sich selbst reden und manchmal mit dem anderen. Denn für guten Sex sind Sicherheit und Vertrauen nötig. Und sicher fühlen wir uns, wenn wir sagen können, was uns umtreibt, was uns gefällt und was nicht.

Übrigens, anders als viele Menschen denken und anders als es auch immer wieder in den Medien dargestellt wird, muss man auch Sex miteinander lernen. Und das geht viel, viel leichter, wenn man miteinander kommuniziert – durch Sprache, Berührungen und Bewegungen.

So schwierig die Kommunikation mit dem anderen zuweilen ist, so einfach funktioniert die interne Kommunikation mit und in deinem Körper, die übrigens die ganze Zeit aktiv ist, auch wenn du gerade über Sex, die Klitoris und Erregung liest. Vielleicht macht das etwas mit dir, vielleicht reagierst du körperlich darauf. Vielleicht ärgerst du dich, weil das Leben so ungerecht und kompliziert sein kann und dir Probleme in diesem Bereich aufhalst. Vielleicht überlegst du dir, mal über etwas zu reden, was dir auf der Seele liegt. Vielleicht überlegst du, woher du mehr gute Informationen zu etwas bekommen kannst, das dich in diesem Zusammenhang interessiert. Vielleicht überlegst du auch, grundlegend alles zu ändern. Vielleicht freust du dich aber einfach auch an dem Gedanken, wie fantastisch dein wunderbarer Frauenkörper funktioniert und wie wenig eindimensional alles ist. Sex ist nicht nur rein, raus. Frauen bestehen nicht nur aus Vulva und Vagina, auch wenn das zugegebenermaßen zwei sehr wichtige Teile sind. Frauen sind komplex und nur komplett mit allem, was zu ihnen gehört, Körper *und* Seele. Und nirgends kann man das besser erfahren als beim Sex. Denn, was eine Frau auch tut, ihr Körper und ihre Seele gehen mit. 10 000 Sinneszellen in der Klitoriseichel, eine Anatomie, die dafür gemacht ist, Wohlgefühle zu erzeugen, und ein

Gehirn, das die emotionale Bedeutung beisteuert und alles bis zum Orgasmus und darüber hinaus begleitet. Frausein ist ein großartiges Abenteuer, und Sexualität und alles, was dazugehört, ist eines der spannendsten Kapitel davon. Praktischerweise haben wir Frauen den perfekten Körper dafür, selbst wenn er nicht aussieht wie gemalt. Das muss er auch nicht, er muss einfach nur dein Körper sein, den du liebst und mit dem du dich auf das Abenteuer Leben einlässt.

Ein weibliches Krankheitsbild: Lichen sclerosus

Jetzt sind wir schon fast am Ende des Kapitels über die sagenhafte Vulva angekommen. Aber wir können nicht zum nächsten Highlight im wunderbaren Körper der Frau übergehen, ohne vorher über ein wichtiges Krankheitsbild gesprochen zu haben: Lichen sclerosus. Obwohl diese Krankheit eine Menge Beschwerden verursacht, wird sie leider auch heute noch nicht immer richtig erkannt. Es ist wichtig, darüber zu sprechen, damit dieses Krankheitsbild bekannter wird und nicht mehr so viele Frauen ohne die richtige Diagnose und, wichtiger noch, ohne die richtige Therapie durchs Leben gehen müssen.

Das Wort Lichen kommt aus dem Griechischen und bedeutet so viel wie Flechte. Wahrscheinlich wurde dieser Begriff gewählt, weil sich an der Haut tatsächlich manchmal Veränderungen zeigen, die der Flechte (Pflanze) ähnlich sehen. Theoretisch kann der Lichen am ganzen Körper auftreten, zeigt sich bei Frauen in der Regel jedoch nur im Bereich der nicht behaarten Vulva. Also zwischen den großen Schamlippen ab der Klitorisvorhaut bis hinunter zum Analbereich (siehe Abbildung Seite 75). Die Klitoriseichel ist nie betroffen, ebenfalls frei vom Lichen sclerosus sind alle Schleimhäute (also die Vagina). Die Krankheitshäufigkeit nimmt mit steigendem Alter zu, und oft betrifft der Lichen Frauen in und nach den Wechseljahren, was dafürspricht, dass Östrogene eine Rolle bei der Krankheitsentstehung spielen könnten. Aber wie es sich genau damit verhält, weiß man nicht. In seltenen Fällen tritt der Lichen sclerosus auch bei jüngeren Frauen und sogar bei Kindern auf.

Patientinnen mit einem Lichen sclerosus klagen oft über einen fiesen Juckreiz im betroffenen Bereich und ein Wundheitsgefühl, aber auch über Missempfindungen oder Schmerzen bei Berührungen, die eigentlich angenehm sein sollten wie beim Sex. Ist auch die Haut um den Analbereich betroffen, kann es zu Hauteinrissen und Schmerzen beim Stuhlgang kommen. Häufig berichten die Betroffenen auch, dass beim Pipimachen der Harnstrahl nicht mehr kräftig und gerade ist oder dass das Wasserlassen wehtut wie bei einem Harnwegsinfekt. Das kommt daher, dass sich beim unbehandelten Lichen mit der Zeit die Haut zusammenzieht und schrumpft. Es können sich auch Narben bilden, und alles zusammen führt dann zu den genannten Beschwerden. Nichts davon passiert von jetzt auf gleich, aber es ist eine Entwicklung, die man nicht übersehen sollte. Wird ein Lichen nicht behandelt, verkürzen sich die kleinen Schamlippen nach und nach und können irgendwann geradezu verschwinden. Die Klitorisvorhaut schrumpft ebenfalls und wird weniger elastisch und lässt sich irgendwann nicht mehr über die Klitoriseichel zurückziehen. Deshalb sollte beim Verdacht auf einen Lichen immer vorsichtig die Klitorisvorhaut zurückgezogen werden, um dieses wichtige Frühzeichen nicht zu übersehen. Das kann übrigens nicht nur die Ärztin machen, jede Frau kann es sanft bei sich selbst überprüfen. Ferner wird beim unbehandelten Lichen die Haut immer dünner und empfindlicher, und es kann zu Einblutungen und zur Entstehung von Wunden im Vulvabereich kommen. Manchmal passiert aber auch genau das Gegenteil, und die Haut wird zu dick – das ist jedoch die Ausnahme, in der Regel wird sie dünn, blass und weißlich und wirkt dadurch zart wie Pergament.

Leider ist es auch heute immer noch so, dass nicht jeder Lichen sclerosus richtig diagnostiziert wird oder dass Patientinnen eine wirkungsvolle Behandlung ablehnen. Das ist so schade, denn beim Lichen handelt es sich um eine nicht ansteckende chronisch-entzündliche Autoimmunkrankheit der Haut. Die Erkrankung verschwindet normalerweise nicht von allein, sondern *muss* behandelt werden. Ohne Behandlung schreitet sie fort und kann die oben genannten Veränderungen verursachen, die zu einer deutlichen Einschränkung der Lebensqualität führen können. Außerdem ist ein nicht behandelter Lichen ein Risikofaktor für die Entstehung eines Vulvakarzinoms, also einer Krebserkrankung im Vulvabereich. Eine erfolgreiche Therapie hingegen senkt das Risiko für ein Karzinom, und das ist natürlich extrem wichtig.

Wie kann man einen Lichen sclerosus diagnostizieren? Der erste und wichtigste Baustein ist es, hinzuschauen und Veränderungen wahrzunehmen. Manchmal hilft auch das Gespräch über die Beschwerden. Wie lange bestehen die Symptome? Welche Probleme sind es genau? Gibt es etwas, das geholfen hat? In manchen Fällen kann man zusätzlich eine kleine Hautprobe entnehmen und von einer Dermatopathologin untersuchen lassen. Die Therapie selbst besteht aus mehreren Säulen. Die erste Säule ist eine sogenannte Stoßtherapie mit einem stark wirksamen Kortison, das als Salbe dünn auf den betroffenen Bereich aufgetragen wird. Stoßtherapie heißt dabei, dass für eine relativ kurze Zeit (12 Wochen) intensiv behandelt wird. Grundsätzlich ist man vorsichtig mit der Anwendung von Kortison geworden, aber hier ist es ein absoluter Segen. Nach der Stoßtherapie folgt die Erhaltungstherapie, bei der viel seltener (1- bis 2-mal pro Woche) dieselbe Salbe weiterverwendet wird. Zusätzlich wird empfohlen, ganz auf Seife zu verzichten und den betroffenen Bereich täglich mit einer Fettsalbe einzucremen und sanft zu behandeln. Denn Eingriffe und Hautreizungen können den Lichen verstärken.

Regelmäßige Kontrollen sind zwingend notwendig. Kommt es erneut zum Auftreten von Symptomen (oft Juckreiz), ist eine neue Stoßtherapie angezeigt. Mit diesen Maßnahmen gelingt es fast immer, den Lichen gut in den Griff zu bekommen. Genau wie bei vielen anderen chronischen Erkrankungen auch gibt es bei Lichen sclerosus Selbsthilfegruppen, die eine sehr gute Unterstützung bieten können und die hilfreiche Informationen, wertvolle Tipps und wirkungsvolle Ratschläge weitergeben.

Die Vagina

Die perfekte Verbindung: Die unglaublichen Fähigkeiten und der Aufbau der Vagina

In einem meiner Lehrbücher aus dem Studium steht wortwörtlich: *Die Vagina ist ein elastischer Schlauch. Im leeren Zustand ist er etwa 10 cm lang* (Lippert, *Lehrbuch Anatomie,* 5. Auflage 2000). Kaum zu glauben, oder? Und ja, das Buch stammt aus diesem Jahrtausend.

Wenn man mal davon absieht, dass es echt keine attraktive Beschreibung von diesem wunderschönen Teil einer Frau ist, kann man sich auch überhaupt nichts darunter vorstellen. Wenn ich einem Außerirdischen erzähle, dass bei uns Menschen Frauen so einen leeren Schlauch haben, dann sagt der Alien wahrscheinlich: Schlauch – ja okay, aber warum leer, und was ist das Besondere daran?

Abgesehen davon, dass die Vagina sich einzigartig und wunderbar anfühlt, müsste ich dann antworten, kann sie etwas, das sonst kein anderes Körperteil beherrscht. Sie passt also perfekt zur Superheldin.

Toll, erzähl mal, würde der Alien jetzt interessiert sagen. Und das tue ich nun auch.

Der Name Vagina oder Scheide stammt sowohl im Lateinischen (Vagina) als auch im Deutschen (Scheide) vom Begriff »Scheide des Schwertes« ab. Lustigerweise ist es nicht umgekehrt, obwohl es die menschliche Scheide schon viel länger gibt als Schwerter. Allerdings ist zumindest der Begriff Vagina für dieses wunderbare Organ ziemlich neu – erst im 16. Jahrhundert tauchte er in der Medizin auf, wurde prompt ins Deutsche übersetzt und hat sich erfolgreich als Vagina / Scheide gleichermaßen festgesetzt. Geändert hat sich nicht mehr viel daran, zumindest nicht im medizinischen Sprachgebrauch, im Privaten gibt es da ja eine deutlich größere Variabilität. Muschi, Mumu, Bär, Dose, Kätzchen, Feige, Schlitz, Spalte, Mimi, Pflaume, Möse, Pussy, Liebesgrotte, Muschel, Schnecke und so weiter und so fort. Möge jede Frau sich aussuchen, was ihr gefällt.

Trotzdem ist es nicht ganz unwichtig zu wissen, wie man die Vagina denn nun richtig bezeichnet. Oder anders gesagt: Die erste vielleicht überraschende Wahrheit über die Vagina ist, dass sie nicht die Vulva ist. Klingt komisch? Für uns jetzt vielleicht nicht, denn wir wissen ja mittlerweile, was zur Vulva gehört und was sie zu einer herausragenden Region des weiblichen Körpers macht. Aber viele Menschen wissen das nicht. Da wird das Wort Vagina / Scheide für alles und nichts gebraucht, was einem das Leben als Frauenärztin manchmal schwer machen kann.

Eine typische Unterhaltung bei der Untersuchung geht so:

»Wo haben Sie denn die Beschwerden?«

»Na, an der Scheide.«

»Hier?«

Empörter Blick. »Nein, nicht da, draußen an der Scheide meine ich natürlich.«

Dann stehe ich da wie unser Außerirdischer und muss mir erst mal zeigen lassen, was genau gemeint ist. Womit wir dann häufig schon beim nächsten Problem sind, denn viele Frauen wissen selbst nicht, wo was an ihrem Körper ist, nicht einmal, wenn es Beschwerden macht. Scheide kann dann auch After bedeuten oder den Bereich um die Klitorisvorhaut oder alles zusammen. Was aber dann sicherlich nicht gemeint ist, ist Scheide.

Genauso wenig können manche Patientinnen sagen, wo genau es wehtut. Da gehört alles zu »da unten«. Und das medizinische System macht es sich da ebenfalls oft viel zu leicht. Da unten? Bestenfalls folgt die Überweisung zum Frauenarzt oder die reflexartige Verordnung eines Antibiotikums, einer Salbe, was auch immer. Selbst mal hinschauen – um Himmels willen, wo kommen wir denn da hin. Das führt dann dazu, dass immer wieder dringend behandlungsbedürftige Befunde übersehen werden. Also, bitte unbedingt sich selbst kennenlernen und anschauen! Und wenn nötig, auch mal bei der Freundin, Schwester, Großtante schauen (natürlich nur, wenn diejenige das möchte). Ich muss dabei an die liebe 89-jährige Erna denken, die über Jahre Schmerzen im Bereich der Harnröhre angab und dafür die ganze Zeit wegen einer vermeintlichen Harnwegsentzündung mit Antibiotika behandelt wurde, ohne dass ihr Arzt auch nur einmal hinschaute (oder sie zur Frauenärztin überwies). Als ihre Tochter Jahre später doch einmal einen Blick auf die schmerzende Stelle warf, hatte Erna bereits ein sehr ausgedehntes Vulvakarzinom. Aus diesem Grund möchte ich hier auch herzlich zur Vorsorge einladen. Einmal im Jahr die Frauenärztin zu besuchen, ist nicht nur eine freundliche Geste, sondern beugt einer Menge unschöner Dinge vor.

Doch zurück zur Vagina. Bei diesem tollen Superheldinnen-Feature lohnt es sich, nicht nur zu schauen, sondern sie auch mal anzufassen. Wer möchte, kann zum Vergleich an der Vulva anfangen: Wie fühlen sich die großen Schamlippen an, wie die kleinen und wie die Klitorisvorhaut? Und dann: Wie fühlt sich der Scheidenvorhof an, und welches Gefühl hat man in der Scheide? Herrlich weich, wunderbar anschmiegsam, kuschelig warm – das sind Beschreibungen, die gern für die Vagina benutzt werden, dazu noch unzählige andere. Für viele Menschen ist die Scheide ein geradezu mystisch schöner Ort, und recht haben sie. Denn es ist ein Ort, der große Geborgenheit und sexy Erregung zugleich vermitteln kann. Wo gibt es so etwas sonst noch?

Genial aufgebaut ist die Scheide obendrein. Wie wir ja wissen, ist es ihre Aufgabe, eine Verbindung zu schaffen zwischen der Gebärmutter und der Vulva. Diese Verbindung dient der Fortpflanzung, also überspitzt gesagt: erst Spermium rein in Richtung Gebärmutter (von wo aus es für die Spermien in den Eileiter weitergeht) und das Kind dann auf dem umgekehrten Weg wieder raus. Dafür muss die Vagina definitiv mehr sein als ein einfacher Schlauch. Sie muss unglaublich dehnbar sein (der Umfang eines kindlichen Kopfes liegt bei der Geburt bei ungefähr 35 cm!) und sich hinterher wieder zusammenziehen können. Sie muss zudem extrem elastisch sein, um ihre Aufgaben gut erfüllen zu können (durch ein starres Rohr würde das Kind bei der Geburt gar nicht durchkommen, oder das Rohr müsste einen viel, viel größeren Durchmesser haben). Außerdem muss die Scheide auch noch weich sein, schließlich soll das Kind ja nicht über harte Kanten oder über Schmirgelpapier in die Welt rutschen. Und Männer beziehungsweise ihre Penisse finden weich wahrscheinlich auch deutlich angenehmer als eisenhart. Und dass gute Gefühle beim Sex wichtig sind für Paarbildung und Fortpflanzung, wissen wir ja jetzt.

Doch die Vagina fühlt sich nicht nur paradiesisch schön an, sie kann noch etwas, das sie heraushebt aus der Vielzahl der menschlichen Organe. Ihr gelingt das fast Unmögliche, nämlich eine natürliche Barriere zu bilden zwischen außen und innen. Mit den Fingern, mit dem Penis, mit dem Dildo et cetera kommen jede Menge Bakterien, Pilze, Viren und andere Keime in den Körper hinein, aber die Scheide hindert sie daran aufzusteigen, sodass es in der Gebärmutter, wenn es gut läuft, praktisch keimfrei bleibt.

Wie gelingt der Vagina diese erstaunliche Leistung? Und

wie löst der Körper anderswo dieses Problem zwischen außen und innen? Zum einen ist da unsere Haut mit ihrem Säureschutzmantel, die nicht leicht zu überwinden ist. Nur wenn Wunden oder Verletzungen vorliegen, können Bakterien und Ähnliches leicht eindringen. Deshalb ist es auch so wichtig, Verletzungen gut zu desinfizieren. Unsere Schleimhäute in Mund und Nase schützen sich mit Feuchtigkeit, Schleim und jeder Menge Immunzellen vor Eindringlingen. Überall patrouilliert unser Immunsystem und passt hoch konzentriert auf. Bakterien, Pilze und andere Erreger, die bei uns im Mund landen, schlucken wir herunter, woraufhin sie in unserem Magen in einem Säurebad (pH 1,5–2) landen, das nur die allerwenigsten überleben. Die Bakterien, die bei uns im Darm leben, werden vom Immunsystem in Schach gehalten. Aber wie soll das in der Scheide funktionieren? Hier ist ein wirkungsvoller Schutz nicht ganz so einfach. Ein Säurebad würde kein Spermium überleben, und einen festen Schutz wie unsere Haut könnte es nicht durchdringen. Also muss eine andere, elegante Lösung her. Eine Lösung, die es erlaubt, dass der Penis mit all seinen umgebenden Keimen und Erregern in die Scheide eindringen kann und es trotzdem nicht zu einer aufsteigenden Infektion der inneren Geschlechtsorgane kommt.

Klingt unmöglich? Könnte man meinen, aber wir sprechen hier doch von einer echten Superheldin. Tatsächlich vollbringt die Scheide dieses Wunder mithilfe eigener Verteidigungsstoffe, einer Vaginalflora und einem cleveren Aufbau, der ein perfektes Zusammenspiel der beiden anderen ermöglicht. Das gilt an jedem einzelnen Tag des Lebens, besonders aber auch in der Schwangerschaft, wo aufsteigende Infektionen zu vorzeitigen Wehen, Frühgeburtlichkeit und anderen schweren Komplikationen führen können.

Um zu verstehen, wie die Vagina ihren Aufgaben so gut nachkommen kann, müssen wir uns als Erstes ihren Aufbau ansehen. Die Vaginalwand besteht aus drei Schichten. Außen liegt eine Bindegewebsschicht (Tunica adventitia), in der Gefäße und Nerven verlaufen und die die Scheide mit den Bindegewebsschichten des Beckenbodens und der Harnblase verbindet. Die zweite Schicht ist eine muskuläre Wandschicht, in die jede Menge elastische Fasern eingewoben sind. Die Fasern sind so angeordnet, dass sie sich weit dehnen können. Die Muskulatur in der Vaginalwand besteht aus glatten Muskelfasern, die außen in Längsrichtung und innen in Spiralanordnung liegen. Wir können sie allerdings nicht willentlich steuern. Die Muskelkontraktionen, die du spürst, wenn du einen Finger in die Scheide legst und dann anspannst, entstehen hauptsächlich durch die Beckenbodenmuskeln und weniger durch diese glatten Muskelfasern in der Vaginalwand. Die Aufgabe der glatten Muskulatur ist das Zusammenziehen nach einer größeren Dehnung wie einer Geburt; durch die sehr geschickte Anordnung der Fasern machen sie das wahnsinnig effizient. Ehrlich gesagt fällt mir auch nach langem Nachdenken kein anderes Organ im Körper ein, das sich so dehnen und anschließend wieder zusammenziehen kann. Da ist doch mal eine Runde Begeisterung angesagt! Übrigens: Die große Elastizität und Dehnbarkeit der Scheide ist auch der Grund, warum Sex mit einem kleinen oder einem großen Penis gleichermaßen Spaß machen kann. Tja, liebe Männer, vielleicht beruhigt das ja den einen oder anderen unter euch. Denn wie wir ja oben schon gesehen haben, ist für die meisten Frauen die Größe des Penis gar nicht so wichtig. Auf die Zugewandtheit, das Setting, die Stimulation der Klitoris und das Hinhören auf das, was der Partnerin gefällt, kommt es viel mehr an.

Aufgrund der gitterartigen Anordnung der elastischen Fasern, die neben den Muskelzellen in der Vaginalwand vorkommen, legt sich die Scheide in Ruhe in Querfalten, die man auch von außen sehen kann und die Scheidenrunzeln (medizinisch:

Rugae vaginales) genannt werden. Sie stellen eine Gewebereserve dar, die ausgenutzt wird, wenn die Vagina sich sehr weit dehnen muss. Im entspannten Zustand schmiegen sich die Vorder- und die Hinterwand der Vagina aneinander und haben dann, wenn man von außen draufschaut, die angedeutete Form eines H.

Jetzt hatten wir ja gesagt, dass die Vaginalwand aus drei Schichten besteht. Ganz außen liegt die Bindegewebsschicht, dann die Muskelschicht, und innen kommt eine innere Hautschicht, die Tunica mucosa, also Schleimhautschicht, genannt wird. Wobei »Schleimhaut« im engeren Sinne nicht ganz stimmt, weil die Vaginalschleimhaut keine Drüsen besitzt und deshalb gar keinen Schleim produzieren kann. Die Feuchtigkeitsabgabe zum Beispiel bei Erregung erfolgt dadurch, dass Flüssigkeit aus den Blutgefäßen im Bindegewebe der Schleimhautschicht durch die Schleimhaut ins Innere der Scheide tritt. Aber das nur am Rande.

Die Schleimhautschicht ist superwichtig für unser Wohlbefinden. Durch sie werden wir feucht bei der Erregung, und sie bildet die Erregerabwehr und damit die biologische Barriere zwischen Innen und Außen. Um ihrer Aufgabe gut nachkommen zu können, besteht die Schleimhautschicht ihrerseits wieder aus vier Unterschichten (medizinisch: Basalschicht, Parabasalschicht, Intermediärschicht, Superfizialschicht). Diese Namen braucht sich keiner zu merken, wichtig ist nur, dass dieses clevere Vierschichtsystem die optimalen Bedingungen in der Scheide schafft für eine gute Vaginalflora (die wir uns gleich genau anschauen werden) und für die speziellen Verteidigungsstoffe gegen Pilze und Bakterien wie das Humane β-Defensin 2, das der Körper bildet.

Bei der geschlechtsreifen Frau unterliegt die Vaginalschleimhautschicht einer (zyklischen) hormonellen Steuerung. Durch Östrogene wächst besonders die innerste Schicht, und die

Schleimhaut wird insgesamt dicker – und ist zum Eisprung in der Zyklusmitte am höchsten aufgebaut. Unter Progesteron (dem zweiten wichtigen weiblichen Hormon) wachsen und gedeihen nur die äußeren drei Schichten der Schleimhaut, nicht aber die innerste Schicht, die beim Sex mit Penis oder Fingern in Berührung kommt. Das erklärt, warum sich zu verschiedenen Zykluszeitpunkten die Vagina unterschiedlich anfühlen kann. Durch die Progesteronwirkung sind manche Frauen auch zum Zyklusende / zur Blutung hin empfindlicher in der Scheide – weil die innerste Schicht dann am dünnsten ist – und haben eher Schmerzen und unangenehme Gefühle. Auch während / nach den Wechseljahren kann das eine Rolle spielen, wenn die Östrogene natürlicherweise nachlassen / fehlen und in der Folge Trockenheitsbeschwerden in der Scheide auftreten können. Die sollte man unbedingt behandeln. Schließlich möchte sich frau doch wohlfühlen in ihrem Körper! Gleitmittel auf Wasserbasis oder Medizinprodukte, die die Feuchtigkeit in der Scheide erhöhen, können da super helfen. Ebenfalls sehr hilfreich sind spezielle Östrogene (Estriol), die nur lokal in der Scheide angewandt werden und auch nur vor Ort wirken und nicht im ganzen Körper.

Richtig gut auf den zweiten Blick: Vaginalausfluss (Fluor vaginalis)

Beim Wort Ausfluss denkt man vielleicht als Erstes an etwas Schlechtes, Beunruhigendes. Dabei ist der Ausfluss aus der Scheide, den wir Frauenärztinnen Fluor vaginalis nennen, bei der geschlechtsreifen Frau etwas völlig Normales. Er ist nichts anderes als eine Mischung aus den abgeschilferten Zellen der Schleimhautschicht der Scheide, aus dem Schleim, den der Muttermund abgibt, aus Flüssigkeit aus der Scheide und den

Zellen der Vaginalflora. Am Tag werden etwa 5 Milliliter davon abgegeben. Die genaue Menge ist jedoch höchst unterschiedlich und von Frau zu Frau verschieden. Manche Frauen haben mehr Ausfluss und andere weniger, und die Menge und Konsistenz des Fluors kann sich auch im Verlauf des Zyklus verändern.

Der normale, »gesunde« Ausfluss riecht nicht unangenehm, hat eine weißliche Farbe und einen sauren pH-Wert von ca. 3,8–4,4. Da er nur gebildet wird, wenn Östrogen auf die Vagina einwirkt, haben Kinder und Frauen nach den Wechseljahren keinen Fluor. Bei Mädchen setzt er als sogenannter Weißfluss einige Zeit vor der ersten Blutung ein.

Wichtig ist zudem zu wissen, dass sich der Ausfluss nicht nur zu verschiedenen Alterszeitpunkten ändert, sondern auch im Zyklusverlauf. Um die Zyklusmitte ist er dünnflüssiger und leicht spinnbar. Praktisch kann man das daran erkennen, dass man ihn leicht zwischen zwei Fingern auseinanderziehen kann. Diese Veränderung beruht darauf, dass der Muttermund um den Eisprung deutlich dünnflüssigeren Schleim produziert, durch den die Spermien leichter schwimmen können.

Manche Frauen haben in der zweiten Zyklushälfte einen gelblicheren Fluor. Aber auch das ist individuell verschieden. Wichtig ist nur mitzubekommen, wenn sich an der Menge oder an der Beschaffenheit des Ausflusses grundsätzlich etwas ändert. Also muss die korrekte Frage bei der Frauenärztin nicht lauten: »Haben Sie Ausfluss?«, sondern »Hat sich etwas an Ihrem Ausfluss, so wie Sie ihn kennen, verändert?« Denn eine solche Veränderung kann ein Hinweis auf eine Erkrankung sein.

Ein ungeheuer lebendiger Teil von uns: Die Vaginalflora und ihre Störungen

Oben ist schon der Begriff von der (guten) Vaginalflora gefallen. Aber was in aller Welt ist das? Die Vaginalflora ist eines der Geheimnisse der Verteidigungsfähigkeit der Vagina und ihrer großartigen Leistung, die Gebärmutter und alles andere, was weiter innen im Körper liegt, erfolgreich vor aufsteigenden Infektionen zu beschützen. Grundsätzlich versteht man unter der Vaginalflora die Gesamtheit aller Bakterien, die in der Scheide einer Frau leben. Nichts Blumiges also, sondern ein ganz großes Gewusel. Mittlerweile geht man davon aus, dass bis zu 600 verschiedene Bakterienarten in der Scheide einer einzigen Frau leben. Aus welchen verschiedenen Bakteriensorten sich die individuelle Vaginalflora zusammensetzt, ist dabei von Frau zu Frau verschieden und kann sich auch im Laufe des Lebens verändern.

Aber Moment, sind Bakterien nicht immer schlecht?

Nein, keineswegs. Ehrlich gesagt brauchen wir sogar bestimmte Bakterien zum Leben – zum Beispiel im Darm, wo sie uns helfen, Nahrungsbestandteile aufzuspalten, aufzunehmen oder bestimmte Vitamine herzustellen. Ohne diese Bakterien geht es nicht. Zwar verursachen bestimmte Bakterien Tuberkulose, Hirnhautentzündung und Wundinfektionen, aber andere Bakterienarten sind ungefährlich für uns und führen zum Beispiel ein gut gelauntes Dasein bei uns im Darm. Mit ihnen leben wir Menschen also in einer Win-win-Situation glücklich und zufrieden zusammen.

So ähnlich verhält es sich auch in der Scheide, selbst wenn hier die Bakterienzusammensetzung eine komplett andere als im Darm ist. Auch hier brauchen wir bestimmte Bakterien, weil sie auf unterschiedliche Weise dafür sorgen, dass sich krank machende Erreger nicht ansiedeln können. Zum einen funktioniert das nach dem Prinzip: ällabätsch, der Platz ist schon besetzt. Zum anderen dadurch, dass die »guten Bakterien« Substanzen wie Milchsäure und Wasserstoffperoxid bilden, die viele pathogene Keime (krank machende Erreger) so gar nicht schätzen. Und die Vagina schafft es nun, es den »guten« Keimen richtig schön zu machen und sie mit optimalen Bedingungen so zu versorgen, dass sie gern dort leben. Unter den für uns positiven Bakterien spielen die Laktobazillen eine große und ausgesprochen wichtige Rolle. Sie heißen auch Milchsäurebildner oder Döderlein-Bakterien und sind in der Lage, Glykogen in Milchsäure umzuwandeln. Damit sie das auch reichlich tun, bietet die Vagina ihnen jede Menge von dem schönen Glykogen an, das die vaginalen Schleimhautschichtzellen für die Bakterien herstellen. Durch die daraus gebildete Milchsäure wird es in der Scheide ordentlich sauer (pH-Wert ca. 3,8), was die Milchsäurebakterien selbst so richtig toll finden. Aber so sauer mögen es die meisten anderen Bakterien und sonstige krank machende Lebewesen gar nicht, zum Teil werden sie sogar von der Milchsäure selbst richtiggehend inaktiviert. Außerdem hat die Milchsäure noch einen weiteren coolen Effekt: Sie hilft den Scheidenschleimhautzellen, Krankheitserreger aufzufressen und zu verdauen (kein Witz)! Laktobazillen brauchen übrigens keinen Sauerstoff zum Leben, aber manche Arten von ihnen können aus Sauerstoff Wasserstoffperoxid herstellen, was für ein gesundes Milieu in der Scheide zusätzlich von großer Wichtigkeit zu sein scheint.

Das bedeutet, dass die Laktobazillen alle anderen durch ihre Anwesenheit, ihre Milchsäure und ihr Wasserstoffperoxid in Schach halten, frei nach dem Motto: Sauer macht lustig, und Platz für euch gibt es hier nicht, weil wir schon da sind, außerdem liebt die Scheide uns, daher macht sie es uns so schön. Ohne Laktobazillen sind wir den anderen Keimen ziemlich schutzlos ausgeliefert, was jede Frau weiß, die schon mal ein

Antibiotikum bekommen hat, das als Nebenwirkung auch die Laktobazillen plattmacht. Da sind die Beschwerden vorprogrammiert. Aber was passiert genau, wenn die Laktobazillen in ihrem Tun gestört werden – zum Beispiel durch die eben genannte Antibiotikagabe, Intimwaschlotionen, Intimspülungen oder durch zu viel Stress? Dann können die anderen Erreger die Oberhand gewinnen, und das fühlt sich für uns Frauen alles andere als gut an.

Eine gestörte Vaginalflora kann zu einer Vielzahl von Problemen führen. Die beiden wichtigsten, weil häufigsten, Erkrankungen, die daraus entstehen können, sind:

Bakterielle Vaginose (früher Aminkolpitis genannt), die weltweit häufigste vaginale Infektion. Sie verursacht eine Entzündung der Scheide (Kolpitis) oder auch der Scheide und der Vulva (Vulvovaginitis). Interessanterweise beschert die bakterielle Vaginose nicht jeder Frau Beschwerden, aber wenn, dann oft so richtig, auch weil sie die lästige Angewohnheit hat, trotz Behandlung immer wiederzukehren. Sie entsteht dadurch, dass das Gleichgewicht der Bakterien in der Scheide gestört ist. Die »guten« Milchsäurebakterien werden durch eine Vielzahl anderer Bakterien verdrängt, denen gemeinsam ist, dass sie keinen Sauerstoff mögen. Viele dieser Bakterien leben auch normalerweise in unserer Scheide, aber nur in kleiner Anzahl und ohne uns Schwierigkeiten zu bereiten, solange die Milchsäurebakterien den Hut aufhaben. In dem Moment jedoch, in dem die Milchsäurebakterien nicht mehr das Kommando innehaben, vermehren sich die anderen wie verrückt und machen die Scheide zu ihrem persönlichen Vergnügungspark. Was für die Betroffene dann alles andere als vergnüglich ist, die unter einem grauweißen Ausfluss mit üblem (fischigem) Geruch leiden kann.

Risikofaktoren sind: Rauchen, ungeschützter Geschlechtsverkehr, Antibiotikaeinnahme, übertriebene Hygiene und Stress. Umgekehrt ist eine bakterielle Vaginose ein Risikofaktor dafür, sich mit einer sexuell übertragbaren Krankheit wie Chlamydien, Gonorrhoe, Syphilis, HIV etc. anzustecken (siehe Seite 228). Außerdem ist sie ein Risikofaktor für immer wiederkehrende Harnwegsinfekte oder für Komplikationen in der Schwangerschaft!

Ein großes Problem bei der bakteriellen Vaginose ist die Biofilmproduktion der krank machenden Bakterien, was erklären könnte, warum es so schwierig ist, sie wieder loszuwerden. Unter Biofilm versteht man eine Schleimschicht, die viele Bakterien ab einer gewissen »Stückzahl« um sich selbst legen, um sich vor dem Immunsystem und vor Medikamenten zu schützen. Antibiotika beispielsweise richten bei Biofilm-Produzenten oftmals nichts aus, weil sie gar nicht erst an ihren Wirkungsort gelangen, sondern draußen am Schleim hängen bleiben. Daher empfiehlt es sich, die Antibiotika bei der Behandlung der bakteriellen Vaginose mit speziellen desinfizierenden Substanzen zu kombinieren, die »Löcher« in den Biofilm reißen, durch die die Antibiotika dann angreifen können.

Eine alternative Behandlungsmöglichkeit der bakteriellen Vaginose ist es, den »guten« Milchsäurebakterien den Rücken zu stärken. Hier gibt es eine Vielzahl von Möglichkeiten und verschiedene Anwendungsformen. So kann man Milchsäure zum Ansäuern der Scheide verwenden, um damit das Umfeld für die Krankheitserreger unschön und für die Milchsäurebakterien schön zu gestalten. Alternativ gibt es sogenannte Probiotika, also bestimmte Bakterienstämme, in unserem Fall Laktobazillen, die als Zäpfchen oder Tabletten in die Scheide gegeben werden. Mittlerweile gibt es sie auch als Tabletten zum Schlucken, da man weiß, dass die Bakterien aus dem Darm auch in die Scheide wandern (nur auf welchem Weg weiß man noch nicht). In letzter Zeit wird vermehrt versucht, den Probiotika Substanzen wie Laktoferrin beizufügen, die es Milchsäurebakterien erleichtern sollen, schneller wieder eine stabile Bevölkerung in der Scheide aufzubauen. Alles, was den »guten« Bakterien hilft, stärkt also auch die gesunde Vaginalflora. In diesem Bereich wächst unser Wissen stetig, und ich hoffe, dass wir in den nächsten Jahren noch weitere wirkungsvolle Behandlungsoptionen für die bakterielle Vaginose zur Verfügung haben werden.

Die zweite häufige Erkrankung bei einer gestörten Vaginalflora ist die Pilzinfektion der Scheide und oft auch der Vulva (medizinisch: Vulvovaginalkandidose). Hier verursachen Pilze (meist Candida albicans) die Beschwerden. Drei Viertel aller Frauen haben zumindest einmal im Leben eine vaginale Pilzinfektion, ungefähr jede zehnte hat immer wiederkehrende Probleme damit. Und die Beschwerden können echt sehr belastend sein und die Lebensqualität mindern. Typische Symptome sind Jucken, Brennen, Rötung und Schwellung. Dazu kommt ein bröckeliger, weißer Ausfluss, der allerdings im Gegensatz zu dem anderer Erkrankungen nicht riecht. Behandelt wird der Vaginalpilz mit sogenannten Antimykotika, also Medikamenten, die gegen Pilze wirken. Viele dieser Medikamente sind frei verkäuflich in der Apotheke erhältlich. Dauert die Infektion jedoch länger an oder kehren die Beschwerden immer wieder, sollte man seine Frauenärztin aufsuchen, denn dann muss gegebenenfalls mehrstufig behandelt werden. Grundsätzlich gilt: Auch bei gesunden Frauen können Candida-Pilze in der Scheide vorkommen, wobei erst dann Schwierigkeiten auftreten, wenn das Gleichgewicht zwischen den schützenden Milchsäurebakterien und den nervigen Pilzen gestört ist. Probiotika, die zusätzlich zu oder nach einer Behandlung gegeben werden, helfen, die Scheidenflora zu stabilisieren. Allein reichen sie allerdings meist nicht zur Behandlung einer Pilzinfektion aus.

Risikofaktor für Pilzinfektionen ist die Schwangerschaft – das liegt an der dann erhöhten Östrogenkonzentration, die die Pilze lieben. Umgekehrt leiden Kinder und Frauen nach den

Wechseljahren wegen ihres niedrigen Östrogens nur in Ausnahmefällen unter Pilzinfektionen. Weitere Risikofaktoren sind Diabetes mellitus, Immunsuppression, Antibiotikaeinnahme, erhöhte Intimhygiene mit Vaginalduschen, eine genetische Veranlagung, die Pilzinfektionen begünstigt, aber auch Stress. Egal ob Überbelastung in der Arbeit oder Prüfungsdruck, räumliche Veränderungen etwa durch Reisen oder emotional belastende Situationen – Stresssituationen jeglicher Art können meiner Erfahrung nach Pilzinfektionen begünstigen. Sehr eindrücklich fand ich den Fall einer jungen Frau, die mit ihrem Mann wegen eines unerfüllten Kinderwunsches zu mir kam. Abgesehen davon, dass sie nicht schwanger wurde, bekam sie in der Zyklusmitte regelmäßig Pilzbeschwerden, weswegen sie dann keinen Verkehr haben konnte, was natürlich ungünstig für die Verwirklichung ihres Kinderwunsches war. Mir fiel das zeitliche Muster auf (von außen ist das oft viel leichter zu erkennen) – sie hingegen hatte das Gefühl, dass die Beschwerden immer zufällig auftauchten. Also sprachen wir darüber. Auf einmal brach es aus ihr heraus, dass sie – anders als ihr Mann – sich eigentlich noch gar nicht bereit fühle für ein Kind, sie aber nicht mit ihm darüber sprechen könne. Was für ein Stress! Kein Wunder, dass sie wieder und wieder eine Infektion bekam.

Natürlich ist das ein Einzelfall, aber manchmal muss man für seine Gesundheit tatsächlich auch um die Ecke denken. Gibt es etwas, das mich besonders belastet? Kann ich es verändern? Gibt es umgekehrt etwas, das mir besonders guttut? Selbstverständlich können Beschwerden eine rein körperliche Ursache haben, oft beruhen sie jedoch auf einem Mix aus verschiedenen Dingen. Was ich sagen möchte: Manchmal sind es wirklich nur diese verflixten Pilze, die wieder und wieder die Oberhand in unserer Scheide gewinnen. Manchmal steht allerdings auch ein Stressfaktor hinter den Beschwerden, und es hilft herauszufinden, was einen eigentlich stresst. Manchmal kann allein das Wissen, dass Stress seine Hand mit im Spiel hat, ihn schon reduzieren. Manchmal kann man den Stressor auch gezielt angehen und so Besserung finden. Wie an so vielen Ecken des Körpers hilft es auch hier, sich möglichst gut zu kennen und sich liebevoll zu begegnen. Sich selbst auch noch Vorwürfe für Beschwerden zu machen, hilft umgekehrt garantiert nicht! Und das hat unser schöner Körper auch nicht verdient – schließlich versucht er generell, die Herausforderungen des Lebens möglichst gut zu meistern. Und Stress Ausdruck zu verleihen, gehört da, so nervig es manchmal sein mag, absolut dazu.

Zusammenfassend kann man zu der bakteriellen Vaginose und dem »Scheidenpilz« sagen, dass es anders als bei anderen Krankheiten nicht einfach ein bestimmtes krank machendes Bakterium oder ein böser Pilz ist, der die Beschwerden auslöst. Vielmehr ist es eine Dysbalance zwischen den »guten« und den »schlechten« Bakterien / Pilzen, die letztendlich zu den Beschwerden führt. Die nervigen und ärgerlichen Bakterien zurückzudrängen und die guten zu stärken, hilft, die Dysbalance wieder ins rechte Gleichgewicht zu bringen. Dann funktioniert die Vaginalflora perfekt und erhält unsere Scheide gesund.

Wie aber können wir unsere wunderbare Vagina dabei unterstützen?

Stressvermeidung ist das eine. Rauchen aufzuhören das andere. Außerdem sollte man unbedingt auf eine erhöhte Intimhygiene verzichten. Die Vagina muss nicht gewaschen oder gereinigt werden, sie reinigt sich selbst. Scheidenspülungen, Intimsprays und Intimwaschlotionen für die Vagina sind mindestens ungünstig, wenn nicht sogar richtig schädlich, egal, was die Werbung uns verspricht. Waschen der Vulva ja, der Vagina nein. Zudem ist es wichtig, sich nach dem Toilettengang von vorn nach hinten abzuwischen, damit die Bakterien und Pilze aus dem Darm nicht nach vorn zur Scheide oder Harnröhre gelangen. Manche Frauen profitieren davon, Unterwäsche aus Baumwolle, Leinen und Seide statt aus synthetischen Fasern zu tragen. Auch Periodenunterwäsche ist nicht jederfraus Sache. Manche meiner Patientinnen haben davon Hautreizungen im Vulvabereich bekommen oder das Gefühl gehabt, jedes Mal aus dem »inneren Gleichgewicht« zu kommen. Wer Slipeinlagen trägt, sollte auf die Plastikfolie oder Kunststoffbeschichtung verzichten und sie regelmäßig wechseln. Wann immer du also merkst, dass du Beschwerden bei Verwendung eines bestimmten Hygieneproduktes bekommst, lohnt es sich, Alternativen auszuprobieren.

Frauen, die für Pilzinfektionen oder Verschiebungen in ihrem Scheidenmilieu anfällig sind, können sich selbst unterstützen, indem sie regelmäßig Milchsäure oder Probiotika als Tablette oder Zäpfchen in die Scheide legen (1- bis 2-mal pro Woche) oder Milchsäurebakterien zum Beispiel als Tablette oder in Form von Joghurt essen. Eine weitgehend pflanzliche Diät scheint sich bei erhöhter Neigung zu Pilzinfektionen ebenfalls positiv auszuwirken, genau wie die Vermeidung einer zu fettreichen Kost.

Übrigens: Auch bei Erkältungen, grippalen Infekten und Ähnlichem kann es zu infektähnlichen Beschwerden in der Scheide kommen. Oftmals verschwinden diese dann aber wieder, sobald die Erkältung abklingt.

Wie das Leben so spielt: Ein Fall aus meiner Tätigkeit als Frauenärztin

Der Tag im Freibad

Die 23-jährige Elena wurde am späteren Abend von ihrem Freund in die Notaufnahme gebracht. Es ging ihr gar nicht gut, sie hatte heftigen Schüttelfrost und Fieber, das in den letzten Stunden rasant gestiegen war. Sie zeigte alle Anzeichen einer beginnenden Blutvergiftung (medizinisch: Sepsis). Ihre Entzündungswerte waren massiv erhöht, sie atmete zu schnell, ihr Herz schlug ebenfalls zu schnell, gleichzeitig war ihr Blutdruck paradoxerweise zu niedrig. Bei Aufnahme erzählte sie, dass sie den Tag entspannt und in bester körperlicher Verfassung im Freibad verbracht habe. Erst am frühen Nachmittag habe sie Kopfschmerzen bekommen, die sie so nicht kannte. Und dann sei es ihr ziemlich schnell schlechter gegangen. Sie habe sich übergeben, zwei Episoden von Durchfall gehabt und dann Fieber bekommen. Jetzt sei sie hier. Aktuell habe sie etwas Bauchschmerzen, aber nicht schlimm, das Einzige, was sie wirklich quäle, wären diese entsetzlichen Kopfschmerzen. Außerdem hatte sie einen leichten Sonnenbrand.

Die Kollegen untersuchten sie gründlich, schlossen eine Schwangerschaft aus, nahmen Blutkulturen ab, um im Blut nach dem Erreger zu suchen, der Elena krank machte, und machten schließlich ein Computertomogramm (CT) zur Fokussuche, also um den Ausgangspunkt ihres Leidens zu finden. Das Einzige, was die Kollegen ausgerechnet dieses Mal nicht machten, war, uns Frauenärzte dazuzubitten. Als Elena aus dem CT kam, ging es ihr so schlecht, dass sie sofort auf die Intensivstation gebracht wurde. Sie bekam eine kalkulierte Antibiotikagabe, was bedeutet, dass man Antibiotika gibt, die ein großes Spektrum von bakteriellen Erregern abdecken. Man hofft, auf diese Weise den Krankheitserreger zu erwischen, bevor man weiß, um welchen es sich handelt. Dass es sich um eine bakterielle Entzündung handelte, wusste man aus den Laborwerten, man wusste nur nicht, welches Bakterium Elena so zusetzte. Außerdem war weiterhin unklar, was eigentlich das Hauptproblem war. Der Durchfall? Das Erbrechen? Die Kopfschmerzen? Im CT sahen Elenas Kopf und ihr Bauchraum unauffällig aus, und auch bei der erneuten Kontrolle war ihre Bauchdecke weich, es gab also kein Anzeichen für ein sogenanntes akutes Abdomen. Elena bekam Infusionen, Fiebersenker und Medikamente, die ihren Blutdruck stabilisieren sollten, und zusätzlich welche, die ihr Herz entlasteten. Doch was auch an Maßnahmen ergriffen wurde, es ging Elena nicht besser. Im Laufe der Nacht hatte sie erneut eine Durchfallattacke. Als die Schwester sie säuberte, fiel ihr der Rückholfaden eines Tampons auf. Sie zog daran und herauskam ein sehr alter, unansehnlicher Tampon, der sicherlich viele, viele Stunden in Elenas Scheide gelegen hatte. »Oh ja«, sagte Elena, als die Schwester sie danach fragte, »den habe ich schon seit dem Vortag drin, den habe ich ganz vergessen.«

Tampon – Scheide – Periodenblutung: Jetzt wurden wir Frauenärzte doch dazugerufen. Und tatsächlich mussten wir nach einer Untersuchung den hochgradigen Verdacht auf ein Toxic Shock Syndrome ausgehend von der Vagina stellen. Was war passiert?

Wie wir ja wissen, gibt es in der Scheide eine Vielzahl ganz unterschiedlicher Bakterien. Darunter sind manchmal auch sogenannte Staphylokokken (speziell Staphylococcus aureus). Diese Bakterien gibt es überall, sehr viele Menschen haben sie auch im Nasen-Rachen-Raum, aber sie verursachen dort keine Beschwerden. So weit, so gut. Leider verfügen ca. 1 Prozent dieser Staphylokokken über die Fähigkeit, das das Toxic Shock Syndrome auslösende Toxin-1 (TSST-1) zu bilden. Dieses Toxin gilt als Superantigen, es ist also in der Lage, das menschliche Immunsystem massiv auf den Plan zu rufen und eine wahn-

sinnig starke Immunantwort auszulösen, die viel heftiger ausfällt, als es das Bakterium und sein Toxin eigentlich verdienen. Dieses Toxin bilden die Bakterien besonders gern, wenn der pH-Wert um sie herum im neutralen Bereich liegt. Wie wir ja wissen, ist es normalerweise in der Scheide saurer, außer während der Periode, da steigt der pH in der Vagina leicht an, oder bei einer bakteriellen Vaginose, da ist der pH oft auch erhöht, weil die Milchsäurebakterien nicht mehr mit der Milchsäureproduktion hinterherkommen.

Das alles ist normalerweise kein Problem, da die meisten Menschen schon als Kinder mit dem TSST-1 in Berührung gekommen sind und Antikörper dagegen gebildet haben. Kommen sie zu einem späteren Zeitpunkt dann noch einmal damit in Kontakt, neutralisieren die bestehenden Antikörper das Toxin sofort, und nichts passiert. Selten geschieht es jedoch, dass ein Immunsystem noch keinen Kontakt mit diesem Toxin hatte und dann völlig überreagiert, wenn es in einem großen Maßstab damit konfrontiert wird. Genau das passierte bei Elena. Sie hatte ihre Periode und hatte deswegen einen Tampon eingeführt, irgendwann am Abend, Stunden bevor sie ins Schwimmbad gegangen war. Schon in den Tagen vor ihrer Blutung hatte sie verstärkten Ausfluss gehabt, dem aber keine große Bedeutung beigemessen. Im Schwimmbad dann war es so sonnig und entspannend gewesen, dass sie den Tampon komplett vergessen hatte. Den Staphylokokken in ihrer Scheide kam das entgegen – sie haben die Zeit genutzt, sich massiv zu vermehren. Und wenn Bakterien etwas können, dann sehr schnell sehr viel mehr werden, wenn sie nicht gebremst werden. Normalerweise wäre der Tampon irgendwann gewechselt worden, und das hätte das Ende der Bakterienparty bedeutet, aber Elena hatte ihn ja vollkommen vergessen. Die Staphylokokken konnten ihr Glück kaum fassen und vermehrten sich weiter. Ärgerlicherweise waren es welche, die TSST-1 produzieren konnten, und Elena gehörte nun zu den Menschen, die in ihrem Leben noch keinen Kontakt zu TSST-1 gehabt hatten.

Irgendwann im Laufe des Tages dann hatte Elenas Immunsystem mitbekommen, dass da in ihrer Scheide etwas nicht stimmte. Es hatte begonnen, bestimmte Zellen des Immunsystems loszuschicken (T-Zellen), die nachsehen sollten, was da los war. Dabei waren die T-Zellen auf das Toxin gestoßen, und das Superantigen hatte seinem Namen alle Ehre gemacht und hatte eine gigantische Immunantwort ausgelöst. Die T-Zellen hatten bildlich gesprochen nicht nur angefangen, diskret darauf hinzuweisen, dass es ein Problem gab, sondern die Neuigkeit regelrecht in die Welt gebrüllt und damit das gesamte Immunsystem in Kampfmodus versetzt. Gleichzeitig hatten sie horrende Mengen an Botenstoffen ausgeschüttet, die den ganzen Körper komplett überfluteten. Das Ganze befeuerte eine dramatische Überreaktion und hatte etliche Folgen, wie das steile Absinken von Elenas Blutdruck, die schlechtere Durchblutung ihrer Haut und so weiter und so fort. Und während Elena irgendwann ins Krankenhaus gekommen war, hatte der Tampon weiter in ihrer Scheide gelegen und die Bakterien hatten weiter drumherum getobt und das Immunsystem immer weiter angeheizt.

Sobald die Verdachtsdiagnose auf ein Toxic Shock Syndrome gestellt wurde, wurden Elena die Antibiotika gegeben, die sie brauchte, um mit den Staphylokokken fertigzuwerden. Gleichzeitig versuchte man, die Überreaktion ihres Immunsystems in den Griff zu bekommen. Doch das war schwierig. Trotz aller medizinischen Unterstützung musste sie sich elf Tage lang einer intensivmedizinischen Behandlung unterziehen, bis es ihr wieder besser ging. Doch sie war eine Kämpferin und überstand alles.

»Nie wieder Tampons«, meinte sie vor der Entlassung.

Doch in diesem Punkt konnten wir sie beruhigen. Zum einen hatte sie ja jetzt Antikörper gegen TSST-1 gebildet, die wir sogar in ihrem Blut nachgewiesen hatten. Zum anderen sind Tampons sicher, vorausgesetzt man wechselt sie häufig genug.

Was kann man aus diesem Fall lernen?

Erstens: Es gibt das Toxic Shock Syndrome, aber es ist superselten.

Zweitens: Es kann jeden treffen, Männer, Frauen, Erwachsene, Kinder (beschrieben hat es ursprünglich ein Kinderarzt), aber im Jugend- und jungen Erwachsenenalter sind Frauen häufiger betroffen, insbesondere während der Periode.

Drittens: Jede Frau sollte ihre Tampons und Menstruationstassen regelmäßig wechseln (möglichst alle 3 bis 6 Stunden und nicht länger als 8 Stunden im Körper belassen – auch nicht nachts). Und vor und nach dem Wechsel gründlich die Hände waschen!

Viertens: Man kann sein Blut darauf untersuchen lassen, ob man Antikörper gegen TSST-1 hat. Werden welche nachgewiesen, besteht kein Risiko mehr, ein Toxic Shock Syndrome zu entwickeln. Wenn nicht und man auf Nummer sicher gehen möchte, sollte man am besten auf Tampons und Menstruationstassen verzichten oder zumindest darauf achten, sie sehr regelmäßig zu wechseln!

● ● ●

Anatomie für Begeisterte: Lage und Umgebung der Vagina

Jetzt haben wir schon viel über den Aufbau und das Innenleben der wunderschönen Vagina gesprochen. Aber wir haben uns noch nicht angesehen, wo sie sich genau befindet. Die Scheide liegt im Körperinnern (deshalb wird sie auch zu den inneren Geschlechtsorganen gezählt) zwischen Blase und Harnröhre auf der einen und dem Enddarm auf der anderen Seite (siehe Abbildung Seite 169). Zwischen Scheidenhinterwand und dem Darm befindet sich eine Ausstülpung des Bauchfells, der sogenannte Douglas-Raum (benannt nach dem englischen Anatomen James Douglas). Das Bauchfell selbst ist eine wunderbar zarte, ganz glatte Haut, die einen Großteil der Organe des Bauchraums und seine Wände überzieht und die Organe leicht gegeneinander verschieblich macht. Durch das Bauchfell gleiten sie sanft und praktisch reibungslos aufeinander. Eine ganz tolle Erfindung! Wichtig zu wissen ist, dass man den gesamten Bauchfellraum mit den enthaltenen Organen wie Magen, einem Großteil des Dünndarms, einem Teil des Dickdarms, Leber, Milz, Eierstöcken und Eileiter und anderen als einen einzigen großen Bereich betrachten kann. Das bedeutet, dass sich zum Beispiel Entzündungen oder Blutungen in diesem großen Raum ungebremst ausbreiten können. Wenn sie das tun, kann man das beispielsweise bei der Frau durch eine Untersuchung des Douglas-Raums mitbekommen, den man gut mit dem Ultraschall darstellen kann.

Bei der stehenden Frau verläuft die Scheide fast senkrecht und bei der liegenden Frau annähernd waagrecht. Um ihrer Aufgabe optimal nachkommen zu können, umfasst die Scheide den unteren Teil des Gebärmutterhalses ringsum. Dieser Teil der Gebärmutter, der somit in die Scheide hineinragt, heißt Portio (wir werden im Kapitel »Gebärmutter« noch genauer darüber sprechen). In der Mitte der Portio ist eine kleine punktförmige Öffnung, der sogenannte (äußere) Muttermund. Die einzigen beiden Öffnungen in der Vagina sind also der Scheideneingang auf der Vulvaseite und der punktförmige Eingang des Muttermundes in Richtung Gebärmutter. Der die Portio umfassende Teil der Vagina wird Scheidengewölbe genannt. Durch die Kippung der Gebärmutter auf die vordere Bauchwand zu liegt die Portio nicht ganz am hintersten Ende der Scheide, sondern etwas nach vorn versetzt. Dadurch ist die vordere Wand der Vagina etwas kürzer (10 cm) als die hintere (12 cm). Ich weiß, das kann man sich theoretisch kaum vorstellen, da hilft ein Bild (siehe Abbildung Seite 169).

Die vollkommen überschätzte Struktur des weiblichen Körpers: Das Hymen

Ich habe lange überlegt, ob ich überhaupt über das Hymen (deutsch: Jungfernhäutchen) schreiben soll, da es medizinisch-gynäkologisch in den allerwenigsten Fällen eine Rolle spielt. Aber da es seit Jahrtausenden die Gemüter erhitzt und unzähligen Frauen das Leben zur Hölle (ge)macht (hat), möchte ich hier kurz darauf eingehen. Um gleich dem größten aller Missverständnisse vorzubeugen: Jungfräulichkeit kann man an keiner körperlichen Struktur sicher erkennen oder nachweisen, weder bei der Frau noch beim Mann, egal wie sehr sich das manche Menschen warum auch immer wünschen.

Was ist das Hymen denn nun eigentlich? Es ist ein zarter, elastischer Schleimhautsaum am Eingang der Vagina. Nicht mehr und nicht weniger. Anders als viele Menschen glauben, bedeckt das Hymen den Vaginaleingang nicht, sondern umrandet ihn in unterschiedlichem Maße und kann dabei ganz verschieden aussehen.

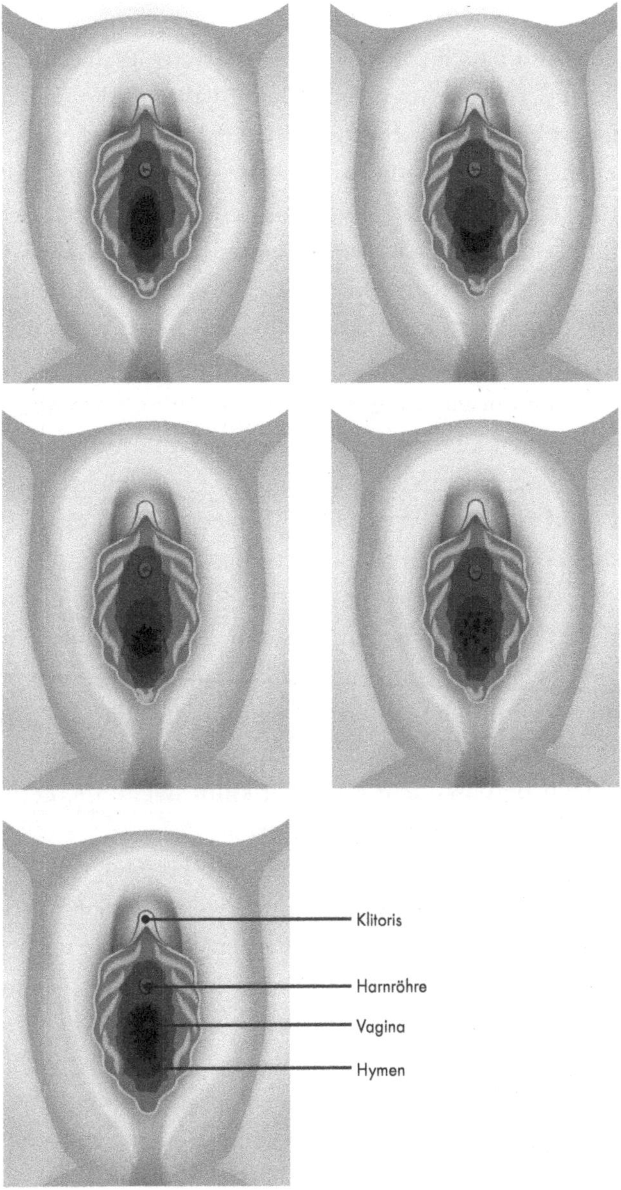

Darstellung unterschiedlicher Hymen

Das Hymen markiert die Stelle, wo in der Entwicklung des Mädchens im Bauch der Mutter die inneren Geschlechtsorgane auf die äußeren getroffen sind. Denn während die Vagina, die Gebärmutter und die Eileiter aus den Müller'schen Gängen entstehen, bildet sich die Vulva aus dem Sinus urogenitalis. Dort, wo das Hymen ist, sind diese beiden Bereiche in der Entwicklung zusammengekommen. Damit ist auch klar, dass das Hymen eher weiter außen, also am Eingang der Scheide liegt und nicht irgendwo ganz weit in ihrem Innern. Wenn man das Hymen als Rest einer individuellen Begegnung zweier Strukturen in der Entwicklung begreift, wird klar, warum es ganz unterschiedlich aussehen kann: Es kann an einen halbmondförmigen Bogen erinnern oder ein, zwei oder mehrere Löcher haben. Auf alle Fälle ist es nichts, das fest verschlossen ist. Und das ist auch gut so, denn so können der Ausfluss und auch das Blut der Periode problemlos abfließen. Nur in den seltenen Fällen, in denen ein Hymen tatsächlich den Scheideneingang komplett verschließt, müssen wir Frauenärztinnen uns darum kümmern. Dann nennen wir es eine Hymenalatresie, und es bedarf unbedingt einer medizinischen Korrektur, weil es sonst zu heftigen Beschwerden kommen kann, wenn die Periodenblutung sich in der Vagina aufstaut.

Wichtig zu wissen ist also, dass das Hymen von Frau zu Frau unterschiedlich aussieht – und dass es sogar Frauen gibt, die ganz ohne Hymen geboren werden! Ebenfalls wichtig ist, dass das Hymen bei der Frau ab der Pubertät unter dem Einfluss von Östrogen so elastisch, weich und dehnbar ist, dass es weder beim Geschlechtsverkehr noch beim Sport noch beim Einführen eines Tampons noch bei einer gynäkologischen Untersuchung etc. einreißen muss. Genauso wenig muss es übrigens beim ersten Verkehr bluten. Tatsächlich blutet es nur bei einem sehr geringen Teil der Frauen (je nach Studie geht man von ungefähr einem Fünftel aller Frauen aus). Und wenn es blutet, dann ist es im Übrigen meistens nicht das Hymen, das blutet, dazu hat es viel zu wenige Blutgefäße, sondern die Schleimhaut der Vagina, die verletzt wurde.

Das Hymen ist also kein Scheidenverschlussmechanismus, wie ein archaischer anatomischer Mythos uns weismachen will, sondern ein weicher, elastischer Saum am Scheideneingang. Aufgrund dieser körperlichen Gegebenheiten und der Tatsache, dass der weiche, elastische Saum am Eingang der Scheide ein Leben lang bestehen bleibt und nicht beim »ersten Mal« reißt und danach verschwindet, hat man sich in Schweden entschieden, einen neuen Namen für das Hymen zu wählen: Dort heißt es seit 2009 Slidkrans, was man mit »Scheidenkranz« übersetzen kann. Vielleicht sollten auch wir uns Gedanken machen, ob nicht ein neuer Name für das Jungfernhäutchen angebracht wäre – schon allein deshalb, um diesem völlig überschätzten Saum im weiblichen Körper weniger übertriebene Aufmerksamkeit zugutekommen zu lassen. Meinen jungen Patientinnen wünsche ich ein schönes, wertschätzendes »erstes Mal«, das von einem liebevollen Miteinander geprägt ist. Das finde ich als Frauenärztin bedeutsam und unvergleichlich viel wichtiger als irgendwelche Schleimhautsäume wie das Hymen ohne Krankheitswert und ohne tiefere Bedeutung.

Wie das Leben so spielt: Ein Fall aus meiner Tätigkeit als Frauenärztin

Eine unerwartete Herausforderung

Liana war 15 Jahre alt, als ihre Mutter zum ersten Mal ihre Sorge darüber äußerte, dass die Periode ihrer Tochter noch nicht gekommen war. Liana selbst machte sich da deutlich weniger Gedanken. Sie war froh, dass sie sich nicht wie ihre älteren Schwestern oder ihre Freundinnen jeden Monat mit Bauchschmerzen und dergleichen plagen musste. Außerdem war sie die meiste Zeit mit Sport (Hockey) beschäftigt und hatte insgesamt keine große Zeit oder Lust, über Dinge nachzugrübeln, die nichts mit Spieltaktik zu tun hatten. So zumindest drückte sie es aus, als sie im Alter von knapp sechzehn dann doch in die Sprechstunde kam. Zu diesem Zeitpunkt war sie groß, altersentsprechend entwickelt und ein rundum sportlicher Typ. Sie trug das T-Shirt ihres Vereins und hatte eine Sporttasche mit zwei Hockeyschlägern bei sich. Die einzige Auffälligkeit in ihrer Krankenvorgeschichte war die Tatsache, dass sie ihre Menarche (ihre erste Blutung) immer noch nicht gehabt hatte, während ihre Schwestern mit 12 beziehungsweise mit 13 ihre Periode bekommen hatten. Sie litt weder an Unterbauchschmerzen noch an anderen Beschwerden und war bisher nur wegen Sportverletzungen beim Arzt gewesen. Bei der Untersuchung zeigte sich ihre Brust normal entwickelt, genau wie ihre Vulva. Doch bei der weiteren gynäkologischen Untersuchung stellte sich heraus, dass Liana keine Vagina hatte, sondern dass ihre Scheide dicht hinter dem Scheideneingang in einem Grübchen endete. Im Ultraschall vom Bauch aus konnten aktive Eierstöcke auf beiden Seiten dargestellt werden, aber keine Gebärmutter. Für Liana und ihre Mutter, die Liana zur Befundbesprechung hereinholte, war das ein Schock. Natürlich, für wen wäre das kein Schock?

»Aber ich bin doch eine Frau«, meinte Liana ungläubig, »ich sehe aus wie eine Frau, und ich fühle mich wie eine Frau.« Und damit hatte sie selbstverständlich recht. Sie verfügt über die Hormonaktivität einer Frau, da ihre Eierstöcke ganz normal arbeiten, sie hat Eizellen und kann damit theoretisch auch Kinder bekommen. Ihre

Vulva und ihre Klitoris sind vollkommen unauffällig gestaltet und funktionieren ganz normal. Nur eine Gebärmutter (und die Eileiter), um eine Schwangerschaft auszutragen, hat Liana nicht, und auch keine Vagina, um dadurch auf natürlichem Weg schwanger zu werden. Verständlicherweise brachte das ihr Selbstkonzept vollkommen durcheinander.

In der Folge wurden Liana mehrere Untersuchungen angeboten, die sie alle durchführen ließ. Eine Magnetresonanztomografie bestätigte den Ultraschallbefund des fehlenden Uterus und der fehlenden Vagina. Liana hatte keine Nierenfehlbildungen, wie es manchmal in Kombination mit der fehlenden Gebärmutter auftreten kann, und keine sonstigen Auffälligkeiten. Ihr Hormonstatus war normal. Die Genetik, die durchgeführt wurde, entsprach ebenfalls einem unauffälligen weiblichen Befund mit 46 Chromosomen, davon zwei X-Chromosomen (46, XX). Genau das, was wir bei einer Frau erwarteten.

Was war also bei Liana los? In ihrer Entwicklung als Baby im Mutterleib hatten sich die Müller'schen Gänge, aus denen Gebärmutter, Eileiter und der größte Teil der Vagina entstehen, nicht richtig weiterentwickelt, während ansonsten alles andere vollkommen unauffällig verlaufen war. Dadurch hatten sich die Eierstöcke normal entwickelt und die Vulva ebenfalls, nur die Verbindung zwischen beiden war nicht entstanden. Diese Befundkombination nennt man in der Medizin Mayer-Rokitansky-Küster-Hauser-Syndrom (kurz MRKH, benannt nach vier Ärzten aus unterschiedlichen Jahrhunderten). Liana hatte nichts davon bemerkt, weil sie abgesehen davon, dass ihre Periode nicht kam, keine Beschwerden hatte. Das ist übrigens beim MRKH häufig der erste Grund für eine Vorstellung bei der Frauenärztin. Ein anderer Grund kann vorliegen, wenn eine Frau versucht, Sex mit Geschlechtsverkehr zu haben und es nicht funktioniert. Das hatte Liana noch nicht getan, und sie fragte: »Was jetzt?«

Also sahen wir uns gemeinsam ihre Optionen an. Die erste Option war, auf körperlicher Ebene erst einmal nichts zu tun. Denn anders als es oft dargestellt wird, gibt es keinen Grund, irgendetwas schnell oder überstürzt zu machen. Lianas Hormone waren normal, ihrem Körper ging es gut, und es gab keinen Befund, der zur Eile drängte. Liana wünschte sich Zeit. Sie wollte sich mit der Diagnose auseinandersetzen, aber dann, wann sie es wollte, und so, wie sie es wollte. Eine psychologische Betreuung fand sie gut, genauso wie mit anderen Betroffenen zu sprechen. Es gibt mehrere sehr aktive Selbsthilfegruppen im deutschsprachigen Raum. Ihre Familie war von ihrem »langsamen« Tempo etwas überfordert, aber für Liana war das der richtige Weg. Als sie so weit war, stellte sie die nächste Frage: »Wie soll ich Sex haben?«

Sex ist viel mehr, als einen Penis in eine Scheide zu stecken, und das war Liana auch absolut klar, selbst wenn sie es selbst noch nicht ausprobiert hatte. Aber natürlich gehört »penetrativer Geschlechtsverkehr« auch dazu, vorausgesetzt, eine Frau möchte es. Liana wollte in Zukunft gern auch hierfür die Möglichkeit haben, deshalb war es an der Zeit für sie, sich in einem spezialisierten Zentrum vorzustellen, wo man möglichst viel Erfahrung mit MRKH hatte. Erfahrung ist eigentlich bei allem in der Medizin sehr wichtig, aber ganz besonders, wenn es um komplexere Therapien geht. MRKH ist nicht häufig, aber auch nicht ganz selten, es kommt bei ungefähr jedem 4500. geborenen Mädchen vor.

Mit ihrer Mutter fuhr Liana zu einem solchen Zentrum, wo man ihr erklärte, dass man mit einer speziellen Ope-

ration und einer nachfolgenden Behandlung das kleine Vaginalgrübchen, das sie hatte, zu einer normalgroßen Vagina vergrößern könnte. Das würde dauern, und sie würde viel mitarbeiten müssen, aber so könne sie eine Scheide erhalten, die ganz ihre eigene wäre und die beim Verkehr auch feucht würde, weil sie aus ihrem eigenen Scheidengewebe bestünde. Wieder brauchte Liana Zeit, sich das zu überlegen. Ein knappes Jahr später ließ sie sich operieren. Es dauerte, bis es gut wurde, aber es wurde gut, und Liana war zufrieden mit dem Ergebnis. In dieser Zeit gewann sie einen wichtigen Hockeywettkampf.

Irgendwann hatte sie ihren ersten Freund. Auf ihre unnachahmlich direkte Weise erzählte sie ihm von ihrem MRKH, und er reagierte erstaunlich gelassen. Er fände sie einfach super, war seine Reaktion, so insgesamt. Also war auch hier alles gut.

Doch mit der Zeit kamen weitere Fragen, die Liana umtrieben. Die Wichtigste: »Wie soll ich irgendwann Kinder bekommen?«

In dem Zentrum, in dem sie operiert worden war, hatte man kurz mit ihr darüber gesprochen, aber jetzt wollte sie es genauer und konkreter wissen. Und dafür gibt es drei Optionen. Erstens: Sie könnte mit ihrem Partner eines Tages versuchen, Kinder zu adoptieren. Damit würde sie Mutter, aber es wären nicht ihre leiblichen Kinder.

Zweite Option: Da ihre Eierstöcke vollkommen einwandfrei funktionierten, könnte man ihr für eine künstliche Befruchtung Eizellen entnehmen und sie mit den Spermien ihres Partners befruchten. Dann bräuchte sie eine Leihmutter, die in ihrer Gebärmutter Lianas befruchtete Eizelle beziehungsweise den daraus entstehenden Embryo austrüge. Das ist in Deutschland verboten – aber in anderen Ländern wie den USA oder Griechenland erlaubt.

Die dritte Option beinhaltet ein erst relativ neues Operationsverfahren, bei dem der Patientin die Gebärmutter von einer geeigneten Spenderin eingesetzt wird. Dieses Verfahren wurde 2012 zum ersten Mal erfolgreich in Schweden angewandt. Damals wurde einer 35-jährigen MRKH-Patientin die Gebärmutter einer 61-jährigen Frau (eine enge Freundin der Familie) eingesetzt. 2014 wurde die Patientin Mutter, als ihr Kind via Kaiserschnitt auf die Welt kam. Seitdem wurde dieses Verfahren mehr als 60-mal weltweit durchgeführt, darunter 4-mal in Deutschland (Uniklinik Tübingen), und mehr als 29 Kinder wurden so geboren.

Als Spenderinnen kommen Mütter, Schwestern, Tanten, aber auch nicht blutsverwandte Frauen infrage. Es ist kein Problem, wenn die Spenderin schon in der Menopause ist, da sich die Gebärmutter auch dann noch mit Hormonen auf eine Schwangerschaft vorbereiten lässt.

Natürlich sind 60 derartige Eingriffe weltweit nicht gerade viel. Aber sie zeigen, dass die Methode grundsätzlich funktioniert und auch, dass sich in der Weiterentwicklung von Behandlungsmethoden etwas tut. Übrigens kommt eine solche Uterustransplantation nicht nur für Frauen mit MRKH infrage, sondern auch für Frauen, die andere ausgedehnte Fehlbildungen an der Gebärmutter haben oder die aus anderen Gründen keine Gebärmutter (mehr) haben, zum Beispiel nach einer Tumorerkrankung, einer unstillbaren Blutung oder Verletzung etc.

Liana hat sich noch nicht entschieden, welche der Optionen die richtige für sie sein wird. Das Thema Uterustransplantation beschäftigt sie sehr. Und ihre älteren Schwestern haben schon signalisiert, dass sie sich vorstellen könnten, Liana ihre Gebärmutter zu spenden, wenn sie ihren eigenen Kinderwunsch erfüllt haben. Wie auch immer Lianas Weg sein wird, ich bin mir sicher, sie wird ihn finden!

● ● ●

Wie wir in diesem Kapitel gesehen haben, ist die Vagina viel mehr als nur der Schlauch, als den sie mein Lehrbuch bezeichnet hat. Sie ist ein wunderbarer Ort, der glücklich machen kann. Sie verbindet die Vulva mit der Gebärmutter, und sie kann zwei Menschen verbinden. Sie schafft wunderbare Bedingungen für (penetrativen) Sex, indem sie feucht wird und weich ist, und sie hilft dabei, dass trotz des ausgedehnten Kontakts mit der Außenwelt innen im Körper alles gesund bleiben kann. Sie ist das Erste, was ein Baby nach der Gebärmutter zu fühlen bekommt, und sie begleitet den kleinen neuen Erdenbürger ins Leben. Sie ist einfach ein wunderbarer Teil von der Superheldin.

Es ist eigentlich logisch, dass wir von der Vagina gleich zum nächsten Highlight kommen. Und so ist es auch. Bereit für die Gebärmutter, das Rekordorgan? Dann geht es jetzt los.

Die Gebärmutter

Die Rekordhalterin ganz persönlich: Willkommen in der Welt der Gebärmutter

Die Gebärmutter ist ein ganz besonderes Organ. Ihre unglaubliche, unübertroffene Fähigkeit zum Wachstum in der Schwangerschaft und zur Kraftentwicklung unter der Geburt ist wirklich beeindruckend. Außerhalb der Schwangerschaft ist sie kleiner als eine Faust und mit 60 bis 80 g leichter als eine Tafel Schokolade. Aber in der Schwangerschaft wächst sie unfassbar und bringt es am Ende allein auf ein Gewicht von rund einem Kilogramm. Das bedeutet, dass die Gebärmutter ihr Gewicht um das 14-Fache steigern kann! Und dann entwickelt sie unter der Geburt mit ihrer Muskulatur auch noch solche Kräfte, dass sie dieses Riesenpaket Baby durch den Muttermund und die Vagina nach außen schieben kann. Fast genauso unglaublich finde ich allerdings, dass es hinterher mit Größe und Gewicht der Gebärmutter wieder in die Gegenrichtung geht und sie in relativ kurzer Zeit annähernd so leicht und klein wie vor der Schwangerschaft wird. Das ist so, als würde man sein Körpergewicht mal locker vervielfachen und nach einem super anstrengenden Megamarathon wieder zack, zack auf das Ausgangsgewicht bringen. Bei einem Lebendgewicht von 60 kg würde das einmal 840 kg (bei 80 kg sogar 1120 kg) und wieder zurück bedeuten. Unglaublich, oder? Damit ist die Gebärmutter für mich *das* Superorgan für Superheldinnen schlechthin.

Verrückterweise ist die Gebärmutter aber im Allgemeinen

gar nicht als solches Wunderwerk bekannt. Über Jahrhunderte war sie sogar geradezu verschrien, und es gab kein Körperteil, über das so viele negative Mythen und falsche Krankheitstheorien kursierten. Auf Lateinisch heißt die Gebärmutter Uterus, auf Griechisch Hystéra, und ja genau, das Wort Hysterie kommt davon. Das ist sicher kein Zufall, denn schon vor über zweitausend Jahren beschrieb der antike griechische Philosoph Platon in seinem Spätwerk *Timaios* die Gebärmutter als ein Tier, das sich danach sehne, Kinder zu bekommen. Wenn sie es nicht täte, wandere sie im Körper umher und könne dabei auf Lunge oder andere Organe drücken. Man kann Platon zugutehalten, dass er kein Arzt war und definitiv keinen blassen Schimmer von Anatomie hatte. Das ist aber auch der einzig mildernde Umstand, der mir einfällt. Hippokrates machte dann die Gebärmutter für alle Krankheiten der Frau verantwortlich, und Galenos (der über lange Zeit seines Leben schwerpunktmäßig männliche Gladiatoren behandelt hat) erklärte schließlich, dass das Ausbleiben der Menstruation oder irgendwelche unterdrückten Vaginalsekrete zu Hysterie führen würden. Jo, da war es nun das Krankheitsbild, mit dem die Männerwelt die Erklärung für alles gefunden hatte, was ihr in puncto Frauen missfiel: die Hysterie und ihre Herkunft aus der Gebärmutter.

Zwar räumte der großartige englische Arzt Thomas Sydenham 1683 mit diesem Unsinn auf – indem er nachwies, dass Hysterie etwas mit dem Geist und nicht mit der Gebärmutter zu tun hat. Aber leider fand er nur wenig Gehör, und die Geschichte mit der Hysterie aufgrund einer unzufriedenen Gebärmutter, die schnellstmöglich mit Sex oder einer Schwangerschaft beschäftigt werden sollte, spukte noch weitere zwei Jahrhunderte in den Köpfen der Männer herum. Erst Sigmund Freud und Josef Breuer, der zweite Mitbegründer der Psychoanalyse, stellten endgültig klar, dass auch Männer unter Hysterie leiden konnten (Freud hielt sich selbst für von Hysterie betroffen), und bestätigten so, was Thomas Sydenham schon viel früher erkannt hatte.

Verrückt, dass sich diese Vorstellung so lange halten konnte, genauso wie die Theorie einer ominösen Uterus-Hirn-Verbindung! Und selbst als man aus anatomischen Studien wusste, dass es diese nicht gab, wurde die hysterische Gebärmutter munter weiter als Steuerfrau des Geistes dargestellt. Über quälend lange Jahrhunderte wurden Frauen darauf reduziert, der Gebärmutter ausgelieferte Individuen zu sein, und aus demselben Grund wurde ihnen jede selbstständige Denkfähigkeit abgesprochen. Berufstätigkeit, Selbstständigkeit, Eigenständigkeit – Fehlanzeige. Gleichzeitig wurde völlig außer Acht gelassen, was die Gebärmutter Großartiges in der Schwangerschaft und bei der Geburt leistet. Ärztinnen, die dieses schiefe Bild hätten geraderücken können, gab es nicht – wie auch, man traute Frauen ja kein Medizinstudium zu. Zum Glück haben sich unser Weltbild und unser Verständnis von unserem Körper und seinen Funktionen geändert. Doch bis heute bekommt die Gebärmutter nicht die Anerkennung, die sie eigentlich verdient, so unglaublich wandelbar, hochgradig belastbar und grandios leistungsfähig, wie sie ist.

Heute hier, morgen dort: Die Lage der Gebärmutter

Umgeben von Darmschlingen liegt die Gebärmutter mittig tief unten im kleinen Becken. Vor ihr befindet sich die Harnblase, hinter ihr der Mastdarm, was ja beides bekanntlich ganz unterschiedlich stark gefüllt sein kann und damit auch die genaue Lage der Gebärmutter beeinflusst. Umgekehrt kann die Gebärmutter auch alles andere zur Seite drängen, wenn sie in der Schwangerschaft so richtig wächst und groß wird. Deshalb berichten viele Frauen am Ende der Schwangerschaft, dass sie ständig auf Toilette müssen, was daran liegt, dass die Harnblase neben dem jetzt riesigen Uterus kaum noch Platz hat und ihre Speicherkapazität in dieser Zeit deutlich reduziert ist.

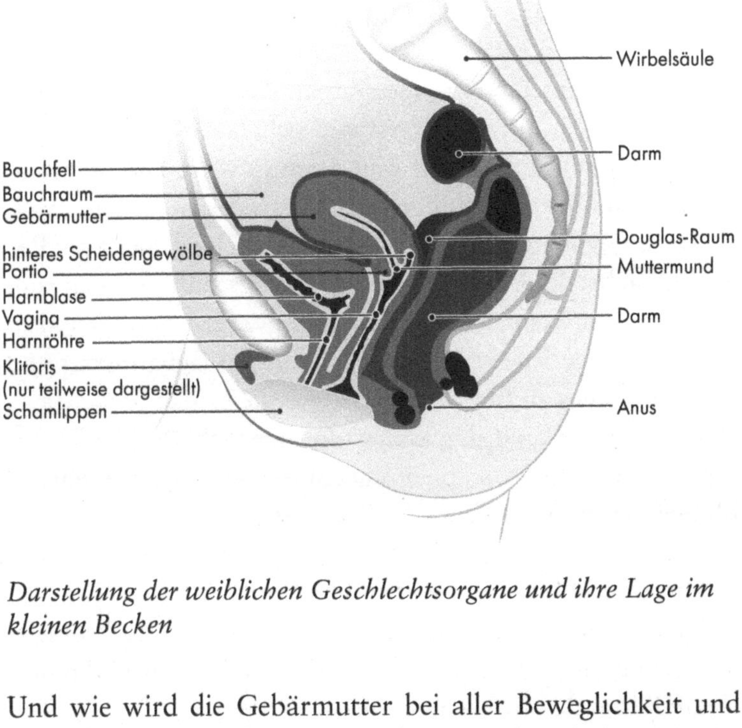

Darstellung der weiblichen Geschlechtsorgane und ihre Lage im kleinen Becken

Und wie wird die Gebärmutter bei aller Beweglichkeit und aller Wachstumsfähigkeit an Ort und Stelle gehalten? Sie ist mit mehreren Bändern weich federnd im Becken aufgehängt. Dazu kommt noch eine bindegewebige Verbindung vom Uterus zur Beckenwand und eine relativ straffe, breite, fächerförmige Bindegewebsverbindung zwischen Zervix und Becken (medizinisch: Parametrium). Alles in allem ist die Gebärmutter so beweglich wie die Organe um sie herum, aber niemals so, dass sie zur Lunge oder ins Gehirn aufsteigen könnte (ich habe nicht die geringste Ahnung, wie der frau- und kinderlose Platon auf diese absurde Idee kommen konnte).

Mit Blut versorgt wird die Gebärmutter von der Arteria uterina, einer großen Arterie, die aus der großen Beckenschlagader hervorgeht, und aus der Arteria ovarica, die ihrerseits von der Hauptschlagader abgeht. An dieser Doppelversorgung durch große Gefäße sieht man schon, wie wichtig dem Körper die Blutversorgung der Gebärmutter ist. Zusammen bilden die beiden Arterien eine Art Netzsystem, das von oben und von unten die Gebärmutter umfasst und sicherstellt, dass sie zu jedem Zeitpunkt optimal mit Blut versorgt wird. Die Adern an der Gebärmutter werden übrigens Spiralarterien genannt, weil sie stark geschlängelt sind. Diese Schlängelung dient als Reserve: Wächst der Uterus in der Schwangerschaft bis hoch zum Rippenbogen, können sie in die Länge gezogen werden und so die notwendige Strecke überbrücken, um der Gebärmutter und dem Fetus alles an Blut zu liefern, was die beiden brauchen.

So beeindruckend das Wachstum der Gebärmutter in der Schwangerschaft ist, so phänomenal ist ebenfalls, wie sehr die Blutgefäße in dieser Zeit den Blutfluss steigern können. Am Anfang der Schwangerschaft wird die Gebärmutter mit ungefähr 45 ml Blut pro Minute durchblutet. Am Ende liegt die Menge bei ca. 750 ml Blut pro Minute. Das ist eine 16-fache Steigerung! Ich wünschte, ich könnte meine Produktivität ebenfalls um das 16-Fache steigern …

Aufbau eines Wunderwerks: Die Gebärmutter im Detail

Der Form nach wird die großartige Gebärmutter gern mit einer auf dem Kopf stehenden, leicht abgeplatteten Birne verglichen, aber mir gefällt die Idee einer angedeutet herzförmigen Struktur besser. Sie ist im Normalzustand ungefähr 7 bis 10 cm lang und 5 cm breit. Anatomisch kann man sie in drei Anteile gliedern.

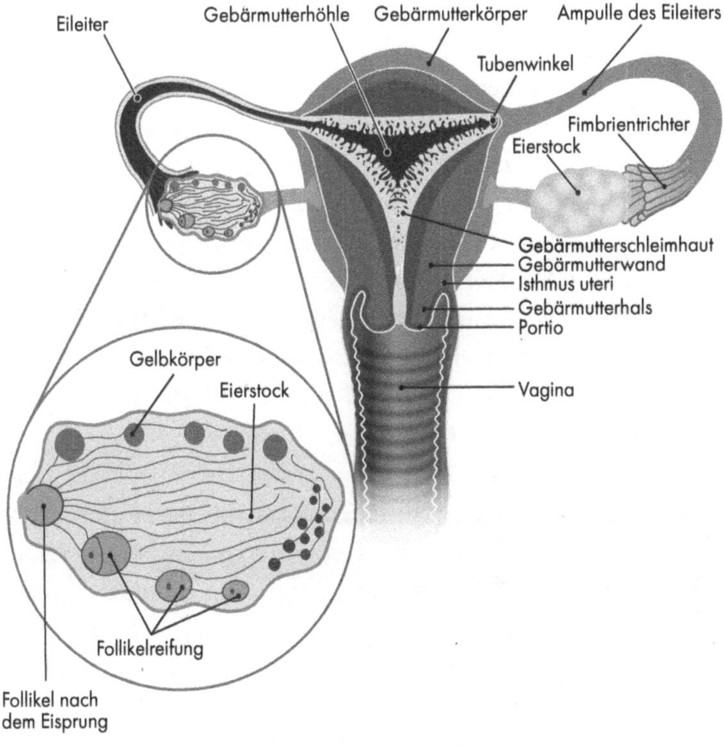

Aufbau der Gebärmutter, des Eileiters und des Eierstocks mit Eibläschen

Der Gebärmutterkörper (medizinisch: Corpus uteri) ist der eigentliche Hauptanteil, in dem bei einer Schwangerschaft das Kind heranreift. Er nimmt etwa zwei Drittel der Gesamtlänge ein, und aus seinen Tubenwinkeln gehen die Eileiter ab. Die Wand des Gebärmutterkörpers besteht vor allem aus (glatter) Muskulatur, deren Muskelfasern so angeordnet sind, dass sie unter der Geburt ihre unglaublichen Kräfte bündeln können. Im Gebärmutterkörper befindet sich auch die Schleimhautschicht, die im Laufe des Zyklus aufgebaut und während der Periode abgeblutet wird und in die sich der Embryo einnistet. Sie werden wir uns in einem eigenen Kapitel weiter unten noch ansehen.

Der zweite Teil der Gebärmutter ist der Isthmus uteri. Isthmus heißt auf Deutsch nichts anderes als Engstelle. Manchmal waren die alten Anatomen nicht gerade fantasievoll bei der Namensgebung. Er ist ein kleines ca. 0,5 cm schmales Stück, das den Übergang zwischen Gebärmutterkörper und Gebärmutterhals bildet. Der Isthmus besteht vor allem aus Bindegewebe. In der Schwangerschaft gewinnt er an Bedeutung, weil er da zum unteren Uterinsegment wird, das den Fetus in seiner Fruchthöhle von unten hält und stützt. Im Lehrbuch wird er als Fruchthalteapparat bezeichnet – lustig, oder?

Der dritte Anteil der Gebärmutter hat ebenfalls keinen besonders spannenden anatomischen Namen: Cervix uteri (kurz Zervix genannt), was übersetzt Gebärmutterhals bedeutet. Der Name spielt darauf an, dass die Zervix die schmale Verbindung vom Gebärmutterkörper zur Scheide darstellt. Der Gebärmutterhals nimmt ungefähr ein Drittel der Länge des Uterus ein (ca. 3 cm).

Der unterste Anteil des Gebärmutterhalses, der von der Scheide rundum umfasst wird, heißt Portio. Portio wiederum heißt auf Lateinisch nichts anderes als Teil/Anteil, was für mich den Höhepunkt der Fantasielosigkeit der Anatomen darstellt. Leider gibt es für »Portio« kein wirklich gutes deutsches Wort, weshalb wir dabei bleiben müssen. In der Mitte der Portio ist der Eingang in die Gebärmutter, der (äußere) Muttermund. Bei einer Frau, die noch nicht geboren hat, ist die Öffnung des Muttermundes rund, nach einer Geburt sieht sie eher wie ein querer Spalt aus.

Der äußere Muttermund führt durch den Zervikalkanal im Gebärmutterhals in die Gebärmutter. Die Aufgaben des Gebärmutterhalses sind zum einen die Abschirmung der Gebärmutter vor Krankheitserregern. Dazu bildet er einen zähflüssigen Schleim, der ein Aufsteigen von Bakterien deutlich erschwert. Nur an den fruchtbaren Tagen ist dieser Zervixschleim dünnflüssig (und spinnbar), damit die Spermien gut hindurchschwimmen können.

Die zweite Aufgabe des Gebärmutterhalses ist der Verschluss der Gebärmutter in der Schwangerschaft. Öffnet er sich durch vorzeitige Wehen und/oder eine Infektion zu früh, droht eine Frühgeburt. Umgekehrt ermöglicht die Bestimmung der Länge des Gebärmutterhalses (mittels Ultraschall) eine sehr gute Vorhersage darüber, ob das Kind zu früh auf die Welt zu kommen droht. Ist die Zervix länger als 25 mm, ist eine Frühgeburt in den nächsten Tagen unwahrscheinlich.

Unter der Geburt muss sich als Erstes der Gebärmutterhals öffnen und zurückziehen (Eröffnungsperiode der Geburt). Man kann sich das ein bisschen so vorstellen, wie wenn man einen Rollkragenpullover über den Kopf zieht. Nach der Geburt zieht sich der Gebärmutterhals rasch wieder zusammen.

Ein weibliches Krankheitsbild: Gebärmutterhalskrebs und die dazugehörige Krebsfrüherkennungsuntersuchung / Prävention

Schon im Kapitel »Brust« haben wir uns mit der Krebsfrüherkennung beschäftigt. Hier im Bereich des Gebärmutterhalses wird sie abermals superwichtig. Warum? Weil sie in der Lage ist, den sogenannten Gebärmutterhalskrebs (medizinisch: Zervixkarzinom) frühzeitig zu erkennen und damit schlimme Verläufe deutlich weniger wahrscheinlich zu machen.

Was ist Gebärmutterhalskrebs? Es ist eine bösartige Krebserkrankung, die vor allem im Bereich des Muttermundes auf der Portio und im Zervikalkanal entsteht (siehe Abbildung Seite 171). Weltweit ist das Zervixkarzinom die vierthäufigste bösartige Krebserkrankung der Frau; jedes Jahr sterben fast 300 000 Frauen daran. In Deutschland jedoch wurde es von der häufigsten Krebserkrankung der Frau 1971 zu der nur noch dreizehnthäufigsten! Das ist der unglaubliche Erfolg eines funktionstüchtigen Früherkennungsprogramms, das damals begonnen wurde und bis heute durchgeführt wird. Zusätzlich gibt es seit 2006 sogar eine Impfung gegen die Entstehung der Mehrzahl aller Zervixkarzinome. Damit können wir den Gebärmutterhalskrebs noch weiter zurückdrängen. Das ist absolut fantastisch und eine der großen Erfolgsgeschichten der Medizin! Kein Wunder, dass der Erfinder dieser Impfung, Harald zur Hausen, für seine großartige Entwicklung mit dem Nobelpreis geehrt wurde.

Doch wie funktioniert die Impfung, und warum wirkt sie nicht gegen alle Krebserkrankungen? Um das zu verstehen, muss man sich genauer ansehen, wie Gebärmutterhalskrebs entsteht und was ihn von anderen Krebsarten unterscheidet. In den allermeisten Fällen geht das Zervixkarzinom nämlich auf eine Infektion mit den sogenannten humanen Papillomaviren zurück. Diese Viren werden vor allem beim ungeschützten Geschlechtsverkehr übertragen. In der Folge dringen die Viren in die Zellen des Zervikalkanals ein und machen es sich dort gemütlich. In den meisten Fällen entdeckt das Immunsystem sie zwar und macht sie unschädlich, aber manchmal gelingt es den HP-Viren auch, unentdeckt zu bleiben und in den Zellen einen massiven Schaden anzurichten, der letztendlich zu einer Krebserkrankung führen kann. In den 10 bis 30 Jahren nach der Infektion kann sich also aus diesen mit HPV-infizierten Zellen Gebärmutterhalskrebs entwickeln. Wie man sieht, geht das nicht gerade schnell, was uns eine Chance bietet, die veränderten Zellen noch rechtzeitig zu erwischen und zu behandeln. Ist man jedoch vor einem Kontakt mit dem Virus vollständig gegen HPV geimpft, können diese Viren keinen Schaden mehr anrichten und keinen Krebs auslösen. Das ist doch großartig, oder?

Gleichzeitig erklärt es auch, warum die Impfung nicht gegen alle Krebsarten hilft. Denn die meisten Krebsarten sind eben nicht auf eine Virusinfektion zurückzuführen, oder aber wir kennen die ursächlichen Viren nicht. Die Impfung ist damit also eine echte Prävention (Vorbeugung) und kann grundsätzlich die Krebsentstehung im Gebärmutterhals verhindern!

Neben der HPV-Infektion als mit Abstand Hauptrisikofaktor für die Entwicklung eines Zervixkarzinoms können noch andere Faktoren ihn begünstigen, etwa Rauchen, andere sexuell übertragbare Erkrankungen, ein früher Beginn der sexuellen Aktivität, viele Geburten und ein stark geschwächtes Immunsystem. Auch die Verwendung von hormonellen Verhütungsmitteln scheint das Zervixkarzinomrisiko zu erhöhen. Allerdings nur ein wenig und in keinster Weise vergleichbar mit einer HPV-Infektion! Daher wird die Zervixkarzinomhäufigkeit in Deutschland auch noch weiter drastisch sinken, zumindest wenn man sich rechtzeitig vor den ersten sexuellen Kontakten impfen lässt. Eine solche Tendenz zum Rückgang der Zervixkarzinomhäufigkeit zeigen übrigens schon jetzt aktuelle Daten aus anderen Ländern: In Australien, wo es ein flächendeckendes Impfprogramm gibt, ist der Effekt durchschlagend, genauso wie in Schottland, wo bei einer Impfquote von 90 Prozent das Auftreten von Krebsvorstufen bereits um 89 Prozent in der geimpften Altersgruppe gesunken ist. Doch das ist nicht alles. In Schweden wurde ein Rückgang des Zervixkarzinomrisikos um 88 Prozent bei Frauen nachgewiesen, die vor dem Alter von 17 geimpft worden waren! Das bedeutet, die Impfung hat eine enorme Wirkung – nicht nur gegen die Krebsvorstufen, sondern auch gegen das Zervixkarzinom selbst! Wir können also tatsächlich den Erfolg erreichen, den wir uns wünschen – vorausgesetzt, man lässt sich impfen! Und das gilt für Mädchen *und* Jungs.

Doch halt – warum sollen auch die Jungen geimpft werden? Sie haben doch keine Zervix, oder? Jungen und Männer haben tatsächlich keine Zervix, aber sie können die humanen Papillomviren übertragen und schlimmer noch, sie können selbst davon Feigwarzen und Karzinome im Anal- und Rachenraum bekommen. Also ist es absolut sinnvoll, auch sie im Alter von 9 bis 14 Jahren gegen HPV impfen zu lassen.

Doch noch einmal zurück zur Früherkennungsuntersuchung, die nicht nur den Gebärmutterhalskrebs selbst entdecken kann, sondern auch frühe Veränderungen an und in der Zervix. Sie können dann entfernt werden, bevor sie sich weiter in Richtung Krebs entwickeln.

Wie aber funktioniert dieses tolle Früherkennungsprogramm, auch Zervixkarzinom-Screening genannt? Das Programm beruht auf Abstrichen von der Portiooberfläche und aus dem Zervixkanal. Bei diesem zytologischen Abstrich werden mit einem Wattetupfer oder einem kleinen Bürstchen Zellen von der Portiooberfläche und aus dem Zervixkanal abgestrichen, die dann von einer spezialisierten Ärztin (Zytologin) genauestens untersucht werden. Sie kann beurteilen, ob die Zellen gesund aussehen oder ob es Hinweise darauf gibt, dass es sich bei ihnen um Krebsvorstufen handelt oder im schlimmsten Fall sogar schon um ein Zervixkarzinom. Zusätzlich kann man in einem zweiten Abstrich nach HPV suchen und so feststellen, ob eine Infektion damit besteht.

Das Früherkennungsprogramm steht allen Frauen ab dem 20. Lebensjahr offen, und anders als beim Brustkrebs gibt es auch keine Altersbeschränkung nach oben. Bis zum Alter von

35 findet es jährlich statt, danach alle drei Jahre in Kombination mit einem HPV-Test. Findet sich im Screening eine Auffälligkeit, kann die Zervix in einem nächsten Schritt mit dem Kolposkop genauer betrachtet und untersucht werden. Das ist ein speziell für diesen Zweck angefertigtes Mikroskop, mit dem man durch die Vagina auf die Portio schauen und so erkennen kann, ob es dort sichtbare Auffälligkeiten zum Beispiel in Form von leicht blutenden Gewebsveränderungen gibt. Hat man tatsächlich so einen auffälligen Bereich gefunden, kann man von dort eine kleine Gewebeprobe entnehmen und weiter untersuchen. Oftmals kann danach Entwarnung gegeben werden. Wenn nicht, werden die Veränderungen so gewebeschonend wie möglich entfernt. Denn auch beim Zervixkarzinom gilt: Frühe Formen machen oft keine Symptome. Bis Beschwerden wie fleischfarbener Ausfluss oder Schmerzen auftreten, muss der Krebs schon sehr fortgeschritten sein, und dann wird es viel schwieriger, ihn vollständig zu behandeln. Das zeigt umgekehrt, wie wichtig es ist, die Veränderungen so früh wie möglich zu erfassen, weil man sie dann ohne große Operationen vollständig entfernen und die Frau so heilen kann. Ein großer Vorteil des Screeningprogramms ist in diesem Zusammenhang die *regelmäßige* Kontrolle und die damit verbundene höhere Wahrscheinlichkeit, etwas zu finden, das sich langsam entwickelt.

Wird der Gebärmutterhalskrebs erst in einem späteren Stadium entdeckt, muss ausgedehnt operiert werden. Manchmal reicht es, nur die Zervix wegzunehmen (Trachelektomie), was entscheidend für Frauen ist, die noch Kinderwunsch haben, manchmal müssen jedoch auch die gesamte Gebärmutter und die umgebenden Lymphknoten sowie das Bindegewebe entfernt werden. Alternativ kann man eine Bestrahlung und Chemotherapie durchführen. Wie beim Brustkrebs auch wird beim Zervixkarzinom in einer Tumorkonferenz festgelegt, welche

Behandlungsform für die Patientin am sinnvollsten ist – unter Berücksichtigung ihres Alters und ihres Gesundheitszustands, ihrer Lebenssituation und eines eventuell noch bestehenden Kinderwunsches.

Was kann man also als Frau tun, um dem Zervixkarzinom möglichst keine Chance zu geben? Oder anders gesagt, was kann man aus diesem Kapitel mitnehmen? Mütter, lasst eure Töchter und Söhne gegen HPV impfen, bevor sie den ersten Sex haben. Und Mütter, Töchter, Tanten, Nichten, Großmütter, Enkelinnen geht zur Früherkennungsuntersuchung!

Das tollste Zuhause auf Zeit: Die Gebärmutterschleimhaut und die Periodenblutung

Jetzt soll es um die inneren Werte der großartigen Gebärmutter gehen. So viel vorab: Die Gebärmutter ist von innen mindestens genauso toll wie von außen. Denn der ganze Gebärmutterkörper ist von einer wunderbar feinen, kuscheligen Schleimhaut (medizinisch: Endometrium) ausgekleidet (siehe Abbildung Seite 171). Sie ist weißlich bis hellviolett mit rötlichen Anteilen und kräftigen roten Akzenten an den Stellen, an denen die darunter liegenden Gefäße durchschimmern.

Ab der ersten Blutung (medizinisch: Menarche) bis zu den Wechseljahren wird die Schleimhaut im Gebärmutterkörper regelmäßig aufgebaut und anschließend, wenn es nicht zu einer Schwangerschaft gekommen ist, wieder abgeblutet. Allerdings blutet nicht die komplette Schleimhaut ab, sondern nur die obere Schicht (Funktionalis), während die untere (Basalis) verbleibt und im nächsten Zyklus eine neue Funktionalis aufbaut. Das klingt erst einmal einfach, ist aber in Wirklichkeit ein komplexes Wunderwerk, an dem unzählige Steuerungsmechanismen und Gewebeanteile beteiligt sind. Und alle diese vielen

Faktoren arbeiten perfekt wie ein Uhrwerk in diesem Prozess zusammen. Wie, das wollen wir uns jetzt ansehen – ohne zu sehr in die Details zu gehen.

In der ersten Hälfte des Zyklus (um die hormonelle Steuerung des Zyklus geht es noch ausführlicher in einem eigenen Kapitel) wird unter dem Einfluss von Östrogen die Funktionalis des Endometriums hoch aufgebaut. Spiralarterien wachsen in sie hinein und Drüsen werden gebildet.

Nach dem Eisprung erfolgt unter der Wirkung von Progesteron (dem zweiten wichtigen weiblichen Hormon) die sogenannte Dezidualisierung. Dafür gibt es leider kein passendes deutsches Wort, deshalb müssen wir bei diesem etwas komplizierten Begriff bleiben. Bei der Dezidualisierung wird die Funktionalis so umgebaut, dass es zu einer Einnistung des Embryos kommen könnte. Dazu werden unter anderem die Drüsen in der oberen Schleimhautschicht aktiviert, die dann Proteine und Schleim bilden. Ohne Dezidualisierung ist keine Einnistung möglich, was erklärt, warum es ohne Progesteron folglich nicht zu einer Schwangerschaft kommen kann. Im Unterschied zu vielen anderen Säugetieren passiert die Dezidualisierung bei uns Menschenfrauen in jedem Zyklus – unabhängig davon, ob es tatsächlich zu einer Befruchtung gekommen ist oder nicht. Bei anderen Tierarten erfolgt sie erst, wenn klar ist, dass es zur Befruchtung gekommen ist und sich demnächst ein Embryo in der Gebärmutter niederlassen wird.

In einem dritten Schritt des Zyklus kommt es, wenn keine Schwangerschaft eingetreten ist, durch das Absinken des Progesteronspiegels zu einer Kontraktion der Spiralarterien in der Funktionalis. Dies führt zu einer Minderversorgung der Schleimhautschicht mit Sauerstoff, was wiederum reichlich Zelluntergänge zur Folge hat, eine heftige Entzündungsreaktion hervorruft und schließlich das Abbluten der Funktionalis bewirkt. Zurückbleibt eine Wundfläche, die im Schnellgang heilt, bevor – wie Phoenix aus der Asche – eine neue Funktionalis aufgebaut wird.

Dieser Prozess des Abstoßens und anschließend innerhalb kürzester Zeit Reparierens kann übrigens als Modell für die Wundheilung an anderen Stellen im Körper dienen. Wäre das nicht toll, wenn alle Wunden so schnell und auch makellos heilen könnten? Denn die Gebärmutterschleimhaut wird komplett narbenfrei wiederhergestellt, was unglaublich spannend ist!

Die Gebärmutter verfügt übrigens über eine weitere beachtliche Eigenschaft, über die wir uns selten Gedanken machen: Sie kann die Regelblutung ganz ohne Pflaster oder Verband stoppen. Und das, obwohl die Ablösung der Funktionalis ja eine große Wundfläche hinterlässt. Dass es der Gebärmutter dennoch gelingt, liegt am Zusammenspiel mehrerer Prozesse (das ist im Körper übrigens oft so, dass eine große Gesamtleistung wie zum Beispiel die Blutstillung sich aus vielen verschiedenen Teilprozessen zusammensetzt).

So wird der Stopp der Regelblutung zum einen durch die Reparaturvorgänge in der Schleimhaut bewirkt, die schon während der Periode beginnen. Zum anderen haben sich die Spiralarterien am Ende des Zyklus zusammengezogen. Aus zusammengezogenen (oder auch: kontrahierten) Arterien blutet es nicht so stark. Das funktioniert nicht nur in der Gebärmutter so, sondern auch an jedem anderen Ort des Körpers. Ein dritter Mechanismus sind die Muskelkontraktionen der Gebärmutter selbst. Sie sorgen nicht nur dafür, dass die nicht mehr benötigte alte Funktionalis zusammen mit Blut, Schleim und Zellresten abgestoßen wird, sondern presst auch die verbleibende Wundfläche zusammen. Druck auf eine blutende Stelle auszuüben, ist ein wahnsinnig gutes Mittel, um eine Blutung zu verlangsamen oder ganz zu stoppen. Wir machen das ja auch, wenn wir uns beispielsweise schneiden: Pflaster drauf und drücken. Der Druck verhindert, dass das Blut weiter fließen kann, und gibt der Blutgerinnung die Chance, das Leck erfolgreich zu verschließen. Wenn es nämlich stark weiterblutet, werden alle Gerinnsel, die sich aus den Blutgerinnungsfaktoren bilden, immer wieder weggewaschen, und die Blutung kann nicht zum Stillstand kommen. Das erklärt auch, warum man bei der Verletzung eines großen Gefäßes (zum Beispiel Oberarmschlagader) trotz einer ausgezeichnet funktionierenden Blutgerinnung verbluten kann.

Dieses Zusammenziehen der Gebärmutter ist also enorm wichtig. Umgekehrt erklärt das auch, warum Frauen mit Myomen (gutartige Muskelknoten), Polypen (gutartige Schleimhautausstülpungen) oder Fremdkörpern (zum Beispiel Spiralen, die zur Verhütung eingesetzt werden) in der Gebärmutterhöhle bei der Periode oft verstärkt bluten. Weil alle diese Dinge nämlich rein räumlich verhindern, dass die Wundfläche effizient zusammengepresst werden kann. Es ist, als versuchte man, mit einem Tischtennisball in der Hand seine Faust fest zu schließen. Das geht einfach nicht. Deshalb müssen manchmal Polypen, Myome oder Spiralen auch entfernt werden, um eine zu starke Menstruation zu verhindern.

Eine verstärkte Blutung kann aber auch daher rühren, dass eine Frau eine Störung in ihrer Blutgerinnung hat. Dann funktioniert zwar das Zusammenpressen der Wundflächen, aber das Blutgerinnsel, das die Blutung letztendlich stoppt, kann nicht schnell genug oder ausreichend stabil gebildet werden. So schildern Patientinnen mit einer Blutgerinnungsstörung wie einem Von-Willebrand-Jürgens-Syndrom, dass es bei ihnen bei der Periode blutet und blutet und blutet (genauso wie es bei ihnen auch beim Zahnarzt verstärkt blutet oder auch wenn sie sich in den Finger schneiden etc.). Da das Von-Willebrand-Jürgens-Syndrom in einer Häufigkeit von 1:100 bei uns auftritt, sind die von ihm verursachten Blutungsstörungen zwar nicht superhäufig, aber auch nicht gerade selten. Wenn du also das Problem verstärkter oder zu langer Periodenblutungen hast, sollte das abgeklärt werden. Mehr noch, wenn die Probleme mit der Blutung neu auftreten oder sich verstärken.

An dieser Stelle sollten wir uns ansehen, wie eine normale Blutung (medizinisch: Menses) überhaupt aussieht.

- Normal ist eine Blutung alle 25 bis 35 Tage.
- Sie sollte weniger als 8 Tage dauern.
- Es ist absolut normal, wenn ein Zyklus 28 Tage dauert und der nächste nur 25 Tage, aber wenn die Zykluslänge permanent zwischen beispielsweise 23 und 33 Tagen schwankt, kann das ein Hinweis darauf sein, dass in der hormonellen Steuerung etwas im Ungleichgewicht ist.
- Von der Stärke der Blutung her sollte nicht mehr als ein großer Tampon oder eine dicke Binde pro Stunde an den Tagen der stärkeren Blutung vollgeblutet werden. Oder in absoluten Werten: Bei einer normalen Blutung verlieren wir etwa 30 ml Blut. Das ist kein Problem, das produzieren wir Superheldinnen innerhalb eines Tages nach. Eine Blutung von mehr als 80 ml gilt als zu stark.

Die genannten Fakten sind allesamt jedoch nur Richtwerte. Ich habe Patientinnen betreut, die bluten praktisch alles innerhalb von 24 Stunden ab und danach ist Ruhe. Bei ihnen kann die Blutung natürlich auch mal stärker sein als die beschriebene eine Binde oder der eine Tampon pro Stunde. Umgekehrt habe ich Patientinnen, die nicht so stark menstruieren, aber dafür kontinuierlich über sechs oder sieben Tage hinweg. Wenn sie mir dann aber schildern, dass neuerdings die Periodenblutung überhaupt nicht mehr aufhört oder superstark geworden ist, muss ich aufmerken. Plötzliche (unerklärliche) Veränderungen im Blutungsmuster sind immer abklärungsbedürftig, genau wie Zwischenblutungen, also Blutungen, die zusätzlich zur

Menstruation auftreten und ganz unterschiedliche Ursachen haben können.

Wie man sieht, gibt es eine riesige Bandbreite, was wir als normal bei einer Periode betrachten – auch je nach Lebensphase. So berichten manche Frauen, dass ihre Periode nach einer Schwangerschaft bezüglich der Begleitbeschwerden deutlich unkomplizierter geworden wäre, es gleichzeitig aber viel stärker blutet. Andere Frauen erleben ihre Periode nach einer Geburt als kürzer und schwächer, ohne dass das eine oder das andere auch nur den geringsten Krankheitswert hätte.

Grundsätzlich ist es einfach gut, wenn jede Frau sich und ihren Zyklus kennt und weiß, was für sie normal ist. Für Teenager stellt das Kennenlernen des eigenen Zyklus oft eine große Herausforderung dar, zum einen, weil sich der Zyklus noch nicht vollständig eingespielt hat und von Natur aus oft unregelmäßig verläuft, zum anderen, weil sich Teenager insgesamt in einer Umbruchphase befinden und alles in ihrem Körper neu, anders und in Aufruhr ist. Genauso ist es auch in der Perimenopause, also in den Jahren vor der Menopause, in denen die Blutung unregelmäßig kommen kann und viel schwerer planbar wird. Das ist kein Grund zu verzweifeln, jedoch kann es in diesen besonderen Umbruchlebensphasen sinnvoll sein, sich Hilfe zu holen, um mit den Beschwerden / Unregelmäßigkeiten / Blutungsveränderungen klarzukommen (über die Herausforderungen der Perimenopause werden wir auch noch ausführlicher in einem eigenen Kapitel sprechen, siehe Seite 328). Vieles findet sich von allein mit der Zeit, aber manchmal braucht eine Superheldin eben doch auch Unterstützung von ihrer Frauenärztin.

Ganz gleich, in welchem Lebensalter wir Frauen uns befinden, wichtig ist es, achtsam mit sich umzugehen. Wie wir schon mehrfach gesehen haben, erledigt unser Superheldinnenkörper die meiste Zeit über alles von allein. Die Schleimhaut etwa baut sich auf und blutet ab. Die Blutung endet und die Wundfläche heilt. Dafür müssen wir nichts tun. Aber es hilft, wenn wir herausfinden, wie wir unseren Körper unterstützen können. Brauchst du einen Tag Ruhe, bevor oder wenn du deine Periode bekommst, oder ist im Gegenteil besonders viel Bewegung für dich gut? Gibt es Nahrungsmittel, die du dann besonders magst? Manche Frauen schwören auf Ingwertee, andere auf Kümmel, manche lieben auch dunkle Schokolade, und wieder andere essen besonders gern scharf. Magst du lieber Tampons oder Binden, Menstruationsunterwäsche oder Menstruationstassen? Manche Frauen benutzen auch gar nichts und versuchen, so häufig zur Toilette zu gehen, dass das Blut beim Wasserlassen mit hinausläuft (das ist natürlich vor allem eine Option, wenn man sich zu Hause / in der Nähe einer Toilette aufhält). Die Vorlieben sind höchst unterschiedlich. Aus der Sicht einer Frauenärztin ist nur wichtig, dass man egal bei welchem Produkt auf eine gute Hygiene bei der Anwendung achtet. Hände waschen vor und nach dem Anfassen des Produktes und ein regelmäßiger Wechsel – bei Tampons etwa alle 6 Stunden, bei Menstruationstassen spätestens alle 8 Stunden, bei Periodenunterwäsche alle 8 bis 10 Stunden. Grundsätzlich sollte kein Hygieneartikel zu lange in oder vor der Vagina belassen werden. Außerdem kann man ruhig auch mal alternative Möglichkeiten ausprobieren, wenn man noch nicht das Richtige gefunden hat oder wenn sich das Körpergefühl im Laufe der Zeit ändert.

Jetzt mal ehrlich: Periodenblutung – warum bluten wir überhaupt?

Manche Frauen finden es schön, ihre Periode zu haben, weil sie den Lebensrhythmus mögen, den der Zyklus ihnen damit vorgibt. Andere Frauen freuen sich über das Eintreten ihrer

Blutung, weil es bedeutet, dass sie nicht schwanger sind, und wieder andere sind genau aus diesem Grund traurig darüber. Manche Frauen mögen die Menses überhaupt nicht, weil sie Schmerzen und Unwohlsein für sie bedeutet, manche finden sie mal gut, mal schlecht oder eher nebensächlich.

Aber ist sie nicht eigentlich eine riesige Verschwendung? Bei einer Menstruation verlieren wir schließlich ungefähr 30 ml Blut, was in etwa 90 mg Eisen entspricht. Das kann doch nicht sinnvoll sein, wo Eisen doch elementar wichtig für den Körper ist, da wir es für den Sauerstofftransport in den roten Blutkörperchen und für viele Enzyme in unserem Gehirn brauchen. Ohne Eisen können wir nicht leben. Wieso also spart die Natur nicht an diesem kostbaren Rohstoff, sondern lässt uns – im Gegenteil – jeden Monat im wahrsten Sinne des Wortes bluten? Zumal evolutionär betrachtet die Zeiten, in denen wir uns rund um die Uhr an genügend gesundem, eisenreichem Essen aus dem Kühlschrank bedienen können, erst vor einem Wimpernschlag angebrochen sind. Eisenreiche Lebensmittel sind für uns Menschen vor allem Fleisch und Wurst, da wir tierisches Eisen deutlich leichter aufnehmen können als Eisen aus pflanzlichen Nahrungsmitteln wie Sesam, Haferflocken, Pistazien und Spinat. Doch auch jetzt noch gibt es jede Menge Gegenden auf der Welt, in denen es leider bis heute nicht genug Lebensmittel für alle gibt. Warum lässt die Natur also einen großen Teil der Menschheit jeden Monat wertvolle Ressourcen verlieren?

Warum muss die Schleimhaut überhaupt so hoch aufgebaut werden, dass es so viel blutet? Bliebe die Schleimhaut flach wie bei anderen Säugetieren, wäre es auch mit ein paar Tropfen Blut getan, oder der Körper könnte die flache Schleimhaut sogar recyceln, wie es ebenfalls im Tierreich vorkommt. Bei uns Menschen hingegen ist sie um die Zyklusmitte 8 bis 13 mm hoch. Das ist so, als würde man immer die extrahohe Matratze eines Boxspringbettes benutzen, obwohl es auch ein dünner

Futon tut. Wieso also dieser Aufwand? Früher dachte man, es wäre für den Körper energetisch kostengünstiger, die Schleimhaut abzubluten und anschließend neu aufzubauen, als sie konstant aufrechtzuerhalten. Heute geht man davon aus, dass die Blutung und die zuvor stattfindende Dezidualisierung dem Schutz der Frau dient. Der menschliche Embryo wächst nämlich komplett in die mütterliche Schleimhaut ein, die ihn bis zur Bildung der Plazenta (Mutterkuchen) auch ernährt. Bei anderen Tieren liegt der Embryo flach auf der Schleimhaut auf oder dringt höchstens bis zu einem Drittel in sie ein.

Nun kann man sich vorstellen, dass die hohe Schleimhaut der Mutter einen Schutz vor einem zu tiefen Einwachsen des Embryos in die Gebärmutterwand darstellen könnte. Oder anders ausgedrückt, je tiefer sich der Embryo im Laufe der Evolution einnistete, desto höher wurde als Reaktion darauf die mütterliche Schleimhaut – als Puffer sozusagen. Auch bei der Plazentabildung dringt kindliches Gewebe tief in den mütterlichen Körper ein. Die menschliche Plazenta ist hämochorial, das heißt, das kindliche Gewebe steht sogar mit dem mütterlichen Blut in direktem Kontakt. Das ist eine echte Herausforderung für die Mutter, deren Immunsystem den Embryo und seine Plazenta natürlich als fremd erkennt. Also muss das mütterliche Immunsystem herunterreguliert werden, damit es den Embryo nicht angreift. Gleichzeitig darf es nicht zu sehr ausgebremst werden, damit die Mutter nicht hilflos allen Krankheitserregern ausgeliefert ist. Das ist eine Gratwanderung, die immer wieder angepasst werden muss. Interessanterweise scheint Progesteron, das weibliche Hormon, das für die Dezidualisierung der Schleimhaut in der zweiten Zyklushälfte zuständig ist, auch bei der Anpassung der Immunantwort in der Schwangerschaft eine große Rolle zu spielen. Der Vorgang des Schleimhautumbaus in der zweiten Zyklushälfte ähnelt übrigens in einem hohen Maße den Anpassungen in der Schleimhaut, die in der Schwangerschaft passieren müssen. So gesehen könnte der Zyklus auch eine Übung für eine potenzielle Schwangerschaft sein. Als letzte Teilantwort auf die Frage, warum die Natur sich so eine teure Blutung leistet, müssen wir sagen, dass unklar ist, ob unsere Vorfahrinnen in den letzten 50 000 Jahre auch so oft geblutet haben, wie wir das jetzt tun. Vielleicht waren die Regelblutungen zum Beispiel durch eine spätere Pubertät und kürzere Lebenserwartung sowie durch eine viel längere Stillzeit nach einer Geburt insgesamt viel seltener.

Insgesamt können wir aber festhalten, dass es sich im Laufe der Zeit als vorteilhaft für uns Frauen erwiesen hat, eine regelmäßige Periodenblutung zu durchlaufen, selbst um den Preis, dass wir dabei immer wieder Eisen verlieren. Dass wir es lästig finden können. Dass wir es nicht mögen. Und dass es sehr wehtun kann.

Ein weibliches Krankheitsbild: Regelschmerzen oder Dysmenorrhoe

Zur Hölle mit diesen ekelhaften Regelschmerzen!

Regelschmerzen (medizinisch: Dysmenorrhoe) kommen in allen Intensitäten und mit allen möglichen Begleiterscheinungen vor. Grundsätzlich versteht man darunter Unterleibsschmerzen, die in einem zeitlichen Zusammenhang mit der Periodenblutung auftreten. Sie können von leicht über mittel bis sehr schwer reichen, von schwachen Unterbauchkrämpfen bis zu so starken Schmerzen, dass die Frau förmlich außer Gefecht gesetzt ist und ihrem normalen Leben nicht mehr nachgehen kann. Dass das dann eine gewaltige Einschränkung in der Lebensqualität bedeutet, muss ich nicht hervorheben. Regelschmerzen können auf den Unterbauch beschränkt sein oder bis in den Rücken und in die Beine ausstrahlen, sie können zudem von Kopfschmerzen, Übelkeit und Erbrechen, Völlegefühl, Blähungen, Durchfall und Schwächegefühlen begleitet werden. Manche Frauen beschreiben sie als leichtes Ziehen, andere als heftige Krämpfe, die an Wehen erinnern. Dabei können die Beschwerden von Zyklus zu Zyklus variieren oder auch gleichbleibend sein. Manche Frauen hatten noch nie in ihrem Leben Regelschmerzen, manche haben bei jeder Blutung Beschwerden, und bei manchen verschwinden die Probleme im Laufe des Lebens oder nach der Geburt eines Kindes. Vorhersagen, wie es sich bei einer Frau entwickeln wird, kann man leider nicht. Aber – das ist die gute Nachricht – es gibt mehrere Therapieoptionen, die wirklich gut helfen. Doch bevor wir darüber sprechen, wollen wir uns ansehen, welche Formen von Regelschmerzen es gibt und wie sie entstehen.

Grundsätzlich kann man die Schmerzen bei der Periode in zwei Gruppen aufteilen, in die primäre und die sekundäre Dysmenorrhoe. Bei der primären Dysmenorrhoe findet man keine äußere, diagnostizierbare Ursache für die Schmerzen, sondern der Auslöser liegt im Periodengeschehen selbst. Sie beginnt typischerweise 1 bis 2 Jahre nach der Menarche, also nach der ersten Regelblutung, kann jahrelang bei jeder Periode auftreten, nimmt aber für gewöhnlich im Laufe des Lebens ab und hört logischerweise in der Menopause ganz auf. Diesen zeitlichen Verlauf erkennt man auch an den Daten der WHO, laut denen bis zu 94 Prozent der unter 20-Jährigen Regelschmerzen angeben, es bei den 20- bis 41-Jährigen jedoch nur noch 8,8 Prozent sind. Bei der primären Dysmenorrhoe sind meistens die ersten 24 Stunden der Periode der schlimmste Teil. Wir können also festhalten, dass es sich um ein superhäufiges Problem handelt, das sich oft im Verlauf bessert – und zwar sowohl der einzelnen Periodenblutung als auch des ganzen Lebens.

Im Gegensatz zur primären Dysmenorrhoe besteht bei der sekundären Dysmenorrhoe immer ein Auslöser, der über das reine Vorhandensein der Periodenblutung hinausgeht. Auslöser sind in diesem Zusammenhang zum Beispiel eine Endometriose (die wir uns noch genauer ansehen werden, siehe Seite 194), chronische Entzündungen im kleinen Becken oder Myome (über die wir auch noch sprechen werden, siehe Seite 199). Bei der sekundären Dysmenorrhoe versucht man, die auslösende Ursache zu behandeln, um die Beschwerden zu lindern. Zudem helfen die Therapieoptionen, die bei der primären Dysmenorrhoe angewandt werden, auch hier (siehe unten).

Doch nun zurück zur primären Dysmenorrhoe. Es ist nicht ganz klar, warum die Periode manchen Frauen so wehtut, oder um es wissenschaftlich auszudrücken: Der Pathomechanismus ist noch nicht ganz verstanden. Was man aber weiß, ist, dass eine erhöhte Prostaglandinausschüttung ursächlich daran beteiligt ist. Prostaglandine sind Gewebshormone, also Hormone, die vor Ort auf ihre Umgebung wirken. Je nach ihrer Art, sind sie für eine Vielzahl von Reaktionen im Körper verantwortlich. Serie-II-Prostaglandine, mit denen wir es hier zu tun haben, helfen dem Körper, auf Wunden und Infektionen richtig zu reagieren. Sie können Blutgefäße verengen, die Blutgerinnung fördern, die Schmerzwahrnehmung erhöhen und Entzündungen im Körper verstärken.

Wie wir wissen, sinkt am Ende des Zyklus das Progesteron, was indirekt eine Prostaglandinausschüttung zur Folge hat. Diese Prostaglandine wiederum lassen die Spiralarterien in der Gebärmutter sich zusammenziehen, was zu einer Sauerstoffunterversorgung und nachfolgendem Abstoßen der nicht mehr benötigten Schleimhaut führt. Allein die Sauerstoffunterversorgung des Gewebes kann wehtun. Außerdem vermitteln die Prostaglandine die Kontraktionen der glatten Muskulatur in der Gebärmutter, wodurch die alte Schleimhaut ausgestoßen wird, was ebenfalls krampfartig schmerzen kann. Darüber hinaus sind Prostaglandine für Übelkeit, Erbrechen, Kopfschmerzen und Blähungen (mit-)verantwortlich. Gleichzeitig verringern Prostaglandine die Schmerzschwelle und bewirken, dass wir Schmerzen stärker und früher wahrnehmen. Aus Versuchen weiß man, dass bei Frauen, die unter starken Regelschmerzen leiden, die Prostaglandinmenge erhöht sein kann. Allerdings gibt es keine eindeutige Wechselwirkung zwischen Prostaglandinmenge und Schmerzintensität, denn nicht alle Frauen mit hohen Prostaglandinwerten haben auch starke Beschwerden. Außerdem spielen noch andere Hormone wie Vasopressin und entzündungsfördernde Botenstoffe wie Leukotriene eine Rolle bei der Schmerzentstehung. Wichtig zu wissen ist vor allem, dass die Mechanismen, die für den normalen und geregelten Ablauf der Periodenblutung wichtig sind, auch die Beschwerden auslösen können, ohne dass etwas Problematisches dahinterstecken muss.

Welche Risikofaktoren für eine primäre Dysmenorrhoe kennen wir? Über das jugendliche Alter unter 30 haben wir schon gesprochen. Weitere sind Rauchen, da das Nikotin eine zusätzliche Gefäßverengung bewirkt, ein zu geringes Körpergewicht, verlängerte Zyklen oder verlängerte Blutungen, ein Menarchealter von weniger als 12 Jahren (also wenn man seine erste Periode schon sehr früh bekommen hat), unregelmäßige oder zu starke Blutungen, Erfahrungen mit sexueller Gewalt und eine Familiengeschichte von Dysmenorrhoe, was nichts anderes heißt, als dass schon die Mutter, Tante, Großmutter etc. unter Schmerzen bei der Periode gelitten haben.

Bevor wir gleich über mögliche Therapien der Dysmenorrhoe sprechen, noch ein Wort zu Schmerzen im Allgemeinen. Grundsätzlich fühlt sich Schmerz gleich welcher Art für jede einzelne von uns unterschiedlich an, und die Intensität, mit der wir ihn empfinden, hat sehr viel mit der Gesamtsituation zu tun, in der wir uns gerade befinden. Jede von uns kennt das: Ist man allein, hat Kummer und große Sorgen, empfindet man Schmerzen als stärker und vor allem auch als bedrohlicher. Ist man hingegen gerade in einer sehr positiven Verfassung, wird die gleiche Schmerzintensität weniger stark und auch weniger besorgniserregend wahrgenommen. So wie wir ein Kind, das sich wehgetan hat, dadurch trösten können, dass wir es zur Beruhigung auf den Arm nehmen oder ihm die Hand halten. Denn dann werden die Schmerzinformationen, die ins Gehirn gemeldet werden, anders verarbeitet und bewertet. Ist man abgelenkt, weil man etwa gerade einen spannenden Film schaut oder ein gutes Buch liest, fühlen sich Schmerzen meist schwächer an. Das hat damit zu tun, dass das Gehirn zeitgleich mit anderen Informationen beschäftigt ist und sich nicht ausschließlich mit dem Schmerz beschäftigen kann. Wir nutzen dieses Phänomen übrigens auch aus, wenn wir über die schmerzende Stelle reiben (zum Beispiel wenn man sich den Kopf oder den Ellbogen gestoßen hat). Dadurch schicken wir superviele Informationen aus diesem Körperbereich ans Gehirn und sorgen dafür, dass der Schmerz nicht mehr so dominant im Gehirn wahrgenommen wird.

Das heißt: Wir können Einfluss auf die Schmerzen nehmen und sind ihnen nicht komplett hilflos ausgeliefert. Neben Stressreduktion und Beruhigung bieten sich dazu auch alternative Reize wie Bewegung, Sport oder Wärme an. Auch die Gabe von Medikamenten ist eine Möglichkeit.

Fangen wir mit den Medikamenten an. Bei den allermeisten Betroffenen wirken bei Regelschmerzen die sogenannten nichtsteroidalen Antiphlogistika (NSAP oder NSAR) sehr gut. Dazu gehören Wirkstoffe wie Ibuprofen oder Naproxen. Auch Paracetamol hilft, selbst wenn es nicht genau in diese Gruppe gehört. Ihre Wirkung entfalten alle diese Präparate durch die Hemmung des Enzyms Cyclooxygenase, das Prostaglandine produziert. Damit geht die Prostaglandinmenge, die in der Schleimhaut der Gebärmutter gebildet wird, zurück. Gleichzeitig wirken diese Schmerzmittel auch dämpfend auf die Schmerzwahrnehmung im Gehirn. Also ein doppelter guter Effekt.

In vielen Fällen reicht es, dann auf ein Arzneimittel zurückzugreifen, wenn man in einem Zyklus stärkere Schmerzen hat; bei sehr starken Regelschmerzen wird hingegen empfohlen, die Schmerzmittel nach einem festen Schema einzunehmen, und zwar mit Beginn vor dem Einsetzen der Beschwerden. Hier ist die Frauenärztin die richtige Ansprechpartnerin.

Auch wenn die genannten Medikamente gut wirken, bergen sie das Risiko von Nebenwirkungen wie Magen-Darm- und anderen Beschwerden in sich. Eine medikamentöse Alternative ist die Anwendung der Pille, der Hormonspirale oder anderer hormoneller Verhütungsmethoden. Manche dieser Präparate unterdrücken den Eisprung (kein folgender Progesteronanstieg!) und/oder sorgen für einen geringeren Aufbau der Gebärmutterschleimhaut, was beides zu einer geringeren Prostaglandinproduktion und damit zu weniger Schmerzen führt. Dabei ist es oft sinnvoll, die Pille im Langzyklus zu nehmen, also mehrere Monate am Stück. Wenn man gleichzeitig eine sichere Form der Verhütung sucht, kann das eine ausgezeichnete Option sein. Auch das sollte man mit seiner Frauenärztin besprechen.

Abgesehen von der medikamentösen Therapie hilft Bewegung. Es ist wissenschaftlich bewiesen, dass Bewegung dreimal die Woche für 45 bis 60 Minuten die Beschwerden einer Dysmenorrhoe deutlich bessern kann. Dabei kommt es auf die Bewegung an sich an und nicht auf die Intensität, mit der sie ausgeführt wird. Auch Yoga und entspannende körperliche Aktivität helfen nachgewiesenermaßen gegen Regelschmerzen, genauso wie alles andere, was zu einer Stressreduktion führt.

Eine weitere Möglichkeit, sich etwas Gutes zu tun, ist ausreichend zu schlafen, denn Schlafmangel erhöht unsere Schmerzempfindlichkeit insgesamt. Lokale Wärme in Form der guten alten Wärmflasche oder von Wärmepflastern entspannt verkrampfte Muskeln und fördert die Durchblutung. Was Nahrungsergänzungsmittel und naturheilkundliche Präparate angeht, ist die wissenschaftliche Datenlage uneindeutig, und es gibt nichts, was man eindeutig empfehlen kann. Aber wie schon erwähnt, schwören manche Frauen auf Ingwer oder Kümmel pur oder in Form eines Tees. Vitamin B1 als Nahrungsergänzungsmittel scheint ebenfalls einen positiven Effekt zu haben, genau wie Omega-3-Fettsäuren, die vor allem in fettreichen Kaltwasserfischen wie Lachs, Hering oder Makrele oder in manchen Pflanzenölen wie Leinöl enthalten sind.

Als nicht medikamentöse Behandlungsform findet in letzter Zeit die TENS-Behandlung (transkutane elektrische Nervenstimulation) vermehrte Verwendung. Hierbei werden zwei Elektroden auf den Unterbauch geklebt, durch die elektrische Impulse auf die Haut übertragen werden, die ihrerseits die Nerven in der Umgebung reizen. Die Reizflut, die dadurch ins Rückenmark und letztendlich bis ins Gehirn strömt, führt dazu, dass einzelne Schmerzreize weniger stark wahrgenommen werden. Außerdem führt die TENS-Stimulation zu einer verbesserten lokalen Durchblutung und kann so auch den Blutfluss in der Gebärmutter verbessern, was schon an sich zu einer Schmerzreduktion führt.

Manchen Frauen hilft Akupunktur oder Akupressur, doch auch hier fehlen eindeutige wissenschaftliche Beweise für eine generelle Empfehlung. Zuletzt kann auch eine ausgewogene Ernährung mit regelmäßigen Mahlzeiten einen positiven Effekt haben. Wichtig ist, dass jede Frau für sich selbst herausfindet, was ihre Beschwerden im Rahmen der Periodenblutung lindert. Regelschmerzen muss man nicht einfach hinnehmen und schon gar nicht stillschweigend ertragen. Es gibt viele gute Therapiemöglichkeiten, die auch dauerhaft helfen können. Manche Frauen finden das Wissen beruhigend und entspannend, dass die Krämpfe zu Blutungsbeginn nichts Schlimmes sind. Andere Frauen fühlen sich nur mit einem festen Schmerzmitteltherapieschema der Sache gewachsen. Das alles muss man individuell für sich herausfinden, vielleicht auch in Begleitung seiner Frauenärztin. Wichtig ist, dass man Beschwerden, gegen die die gängigen Mittel nicht oder nicht ausreichend helfen, abklären lässt ebenso wie zunehmende Periodenbeschwerden oder zunehmend starke Blutungen.

Wie schon erwähnt, glaube ich an die Achtsamkeit sich selbst gegenüber. Und je besser du deinen Körper kennst, umso besser kann das gelingen. Also entdecke dich und deinen Zyklus (wenn du ihn hast) und all das, was dich zu etwas ganz Wunderbarem macht! Und noch mal: Bitte leide nicht einfach still und leise, sondern hole dir Hilfe und Unterstützung, wenn du sie brauchst.

Ein weibliches Krankheitsbild: Endometriose

Endometriose ist eine gutartige, aber oftmals sehr unangenehme gynäkologische Erkrankung, bei der Gebärmutterschleimhaut außerhalb der Gebärmutter vorkommt. Wie es genau dazu kommt, ist nicht bekannt, aber es gibt verschiedene Theorien. Aktuell geht man davon aus, dass bei der Periodenblutung etwas Gebärmutterschleimhaut sozusagen in die falsche Richtung transportiert wird und dann durch die Eileiter in den Bauchraum gelangt, wo sie sich ansiedelt. Zusätzlich spielen wahrscheinlich auch spezielle Stammzellen, die sich in Gebärmutterschleimhautzellen entwickeln können, bei der Entstehung der Krankheit eine Rolle. Endometrioseherde können dem Bauchfell im kleinen Becken aufliegen und dort zu einer Verklebung der Bauchfellüberzüge führen, was die Gleitfähigkeit und Verschieblichkeit der Organe gegeneinander einschränken kann.

Ferner können Endometrioseherde tief in andere Organe wie Blase oder Darm einwachsen, Zysten am Eierstock bilden oder sogar am Zwerchfell oder an der Leber vorkommen. Liegt die Endometriose in der muskulären Gebärmutterwand, nennen wir das Adenomyose.

Genauso vielfältig wie ihre Lage ist auch die Krankheitsausprägung der Endometriose. Sie kann asymptomatisch (also ohne Beschwerden) verlaufen, aber auch schwerste und schwer zu behandelnde Schmerzen auslösen. Manche Frauen werden trotz Endometriose problemlos schwanger, für andere ist es (fast) unmöglich, ihren Kinderwunsch zu verwirklichen. Umgekehrt können Probleme mit dem Schwangerwerden auf das Vorhandensein einer Endometriose hinweisen. Die Endometriose kann nur in einem kurzen Zeitfenster Beschwerden machen oder eine Frau bis zu ihren Wechseljahren quälen. Manchmal ist nur eine einzige Operation oder sogar gar keine Therapie nötig, manchmal ist eine fortgesetzte Dauertherapie mit Medikamenten und mehrfachen Operationen angezeigt. Kurz, es ist eine Krankheit mit unzähligen Gesichtern, die wir trotz aller Forschung noch nicht wirklich verstehen.

Was wir wissen, ist, dass es sich um eine chronisch entzündliche Erkrankung handelt und dass sie häufig ist. Je nach Schätzung geht man davon aus, dass ungefähr 1 von 10 Frauen in Deutschland an Endometriose erkrankt ist und es ca. 2 bis 4 Millionen Betroffene gibt. Auf der ganzen Welt sind es laut WHO ca. 190 Millionen Frauen, die unter Endometriose leiden. Allerdings sagen die Zahlen nichts über den individuellen Schweregrad der Erkrankung aus.

Wie äußerst sich eine Endometriose? Eines der Hauptsymptome kann die (sekundäre) Dysmenorrhoe sein. Dazu kommen andere Unterbauchschmerzen (zyklisch und nicht zyklisch), zyklische Schmerzen beim Wasserlassen, Stuhlgang oder beim penetrativen Sex sowie ein zyklisch geblähtes Abdomen (Endobelly) und Schwierigkeiten beim Verwirklichen des Kinderwunsches. Insgesamt ist die Menge an Beschwerden jedoch ganz individuell und steht nicht immer im Verhältnis zu der sichtbaren Ausprägung der Endometriose. So habe ich Patientinnen gesehen, die nur einen oder sehr wenige Endometrioseherde hatten und massive Schmerzen beklagten, und umgekehrt andere, die erstaunlich wenig Beschwerden angaben, obwohl sie eine weit ausgedehnte Endometriose mit Verklebungen im ganzen kleinen Becken hatten.

Leider dauert es im Einzelfall immer noch viel zu lange, bis eine von Endometriose betroffene Frau die richtige Diagnose erhält. Stattdessen bekommen auch heute noch viele (junge) Frauen gesagt, dass Schmerzen zum Frausein dazugehören und ausgehalten werden müssen. Das stimmt so nicht!

Hinweise, die in Richtung Endometriose weisen können, sind:

- Starke Beeinträchtigung bei der Periode mit Arbeits- oder Schulunfähigkeit.
- Beschwerden setzen schon vor der Periode ein.
- Es besteht immer Schmerzmittelbedarf.
- Normal dosierte Schmerzmittel helfen nicht ausreichend.
- Begleiterscheinungen wie Übelkeit, Erbrechen, Schwindel und Kollapsneigung treten häufig auf.
- Es kommt zu zyklischen Beschwerden beim Wasserlassen oder beim Stuhlgang oder zyklisch zu Blut im Urin.
- Auch unter der Pille kommt es zu schmerzhaften Blutungen.
- Es gibt Endometriose in der Familie.

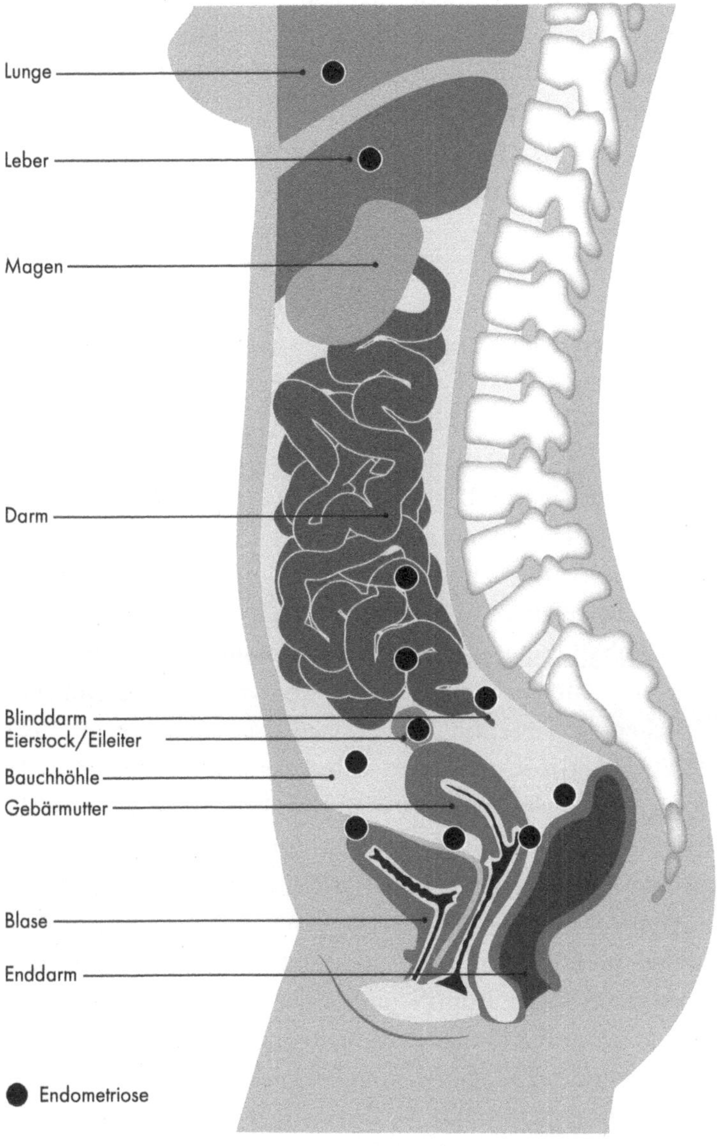

Mögliche Verteilung von Endometrioseherden im Bauchraum

Meistens sind mehrere Kriterien von dieser Liste erfüllt, wenn es sich um endometriosebedingte Schmerzen handelt. Aber, wie gesagt, die Beschwerden können auch ganz fehlen, und es ist beispielsweise ein unerfüllter Kinderwunsch, der die Patientin in eine ärztliche Betreuung bringt, oder die Endometriose wird zufällig bei einer Operation aus anderem Grund entdeckt.

Wie geht man diagnostisch vor?

An erster Stelle steht ein ausführliches Anamnesegespräch, bei dem genau besprochen wird, welche Beschwerden seit wann bestehen. Dann folgt eine ebenfalls sehr gründliche gynäkologische Untersuchung mit einem sorgfältigen Ultraschall (wie ein Ultraschall genau funktioniert, werden wir uns weiter unten ansehen). Manchmal muss zusätzlich eine MRT (Magnetresonanztomografie) angefertigt werden. Das gilt besonders bei ausgedehnten Befunden, bei denen die Endometriose beispielsweise in den Darm eingewachsen ist.

Die Behandlung wiederum hängt vom Schweregrad der Symptome und der Schmerzen ab und von den individuellen Wünschen der Patientin. Früher dachte man noch, man müsse jede Endometriose operieren, selbst wenn sie nur ein Zufallsbefund war, aber davon ist man abgekommen. Mittlerweile wissen wir, dass viele Endometrioseerkrankungen mit Medikamenten wenn auch nicht geheilt, so doch gut kontrolliert werden können. Da die Endometriose genau wie die Gebärmutterschleimhaut auf Hormone reagiert, ist die hormonelle Schiene ein ausgezeichneter Angriffspunkt, der nur dann nicht infrage kommt, wenn die Patientin aktuell einen Kinderwunsch hat. Ist das nicht der Fall, gibt es zum Beispiel Pillen, die speziell bei Endometriose angewandt werden können, und andere hormonelle Therapien. Auf das Thema Kinderwunsch muss bei Endometriose besonders gut geachtet werden, da sie vielfältige negative Auswirkungen auf die Fertilität haben kann. Hier ist es wichtig, sich frühzeitig Beratung und Informationen zu holen.

Außerdem ist eine gute Schmerztherapie von größter Wichtigkeit, weil wir wissen, dass sich dauerhafte Schmerzen sonst im Gehirn verselbstständigen und immer schlimmer werden können. Aufgrund der sehr unterschiedlichen Verläufe und der unterschiedlichen Bedürfnisse von Frauen mit Endometriose einerseits und des stark wachsenden Wissens sowie der dadurch immer wieder veränderten Behandlungsempfehlungen andererseits ist eine (Mit-)Behandlung der Patientin in spezialisierten Endometriose-Zentren empfehlenswert, wo man viel Erfahrung mit dieser Krankheit hat.

Ein weibliches Krankheitsbild: Myome

Wenn wir uns häufige Erkrankungen der Gebärmutter ansehen, dann stehen Myome ganz weit vorn. Myome sind gutartige Muskelknoten, die hauptsächlich aus glatten Muskelzellen und Bindegewebe bestehen und die unter dem Einfluss der weiblichen Hormone in der Gebärmutterwand wachsen. Je nachdem wie groß sie sind und wo genau sie liegen, können sie unterschiedliche Beschwerden und Probleme verursachen. Es gibt winzige Myome, die zwei Millimeter klein sind und die man nur zufällig entdeckt, und andere, die einen Durchmesser von mehr als zwanzig Zentimeter haben (entsprechend dem eines Fußballs). Allerdings hat nicht jedes (selbst große) Myom einen Krankheitswert, manche sind nichts anderes als Zufallsbefunde bei einer Routinekontrolle. Man kann sich jedoch vorstellen, dass ein Gewebeknoten in der Größe eines Fußballs, der auf die umgebenden Organe wie Blase oder Darm drückt, Beschwerden verursacht. Interessanterweise muss es aber nicht zwangsläufig dazu kommen, was auch etwas mit der Beweglichkeit der Organe im kleinen Becken zu tun hat. Weitere häufige Symptome von Myomen sind Blutungsstörungen wie zu starke, zu lange und/oder unregelmäßige Blutungen, Schmerzen und/oder Probleme, schwanger zu werden.

Die Blutungen können dabei so stark werden, dass es zu einem Abfall des Bluteisenwertes und einer Leerung der Eisenspeicher kommt und die Frau sich in der Folge schlapp und müde fühlt und schnell außer Atem kommt.

Die Schmerzen können daher rühren, dass das Myom irgendwo draufdrückt oder so groß wird, dass seine Blutversorgung nicht mehr ausreichend gewährleistet wird und es zu Sauerstoffunterversorgungsschmerzen kommt (Ischämieschmerz – tut höllisch weh).

Probleme mit der Erfüllung des Kinderwunsches können durch den räumlichen Störfaktor entstehen, durch eine veränderte Architektur der Gebärmutter, durch eine erhöhte Kontraktionsbereitschaft der Muskulatur oder durch eine schlechtere Durchblutung, weil das Myom so viel Blut abzieht. All das kann zu Schwierigkeiten bei der Einnistung des Embryos oder zu Fehlgeburten führen.

Myome gibt es an drei verschiedenen Stellen in der Gebärmutterwand: direkt unter der Gebärmutterschleimhaut auf der Innenseite der Wand (medizinisch: submuköses Myom), mitten in der muskulären Wand (intramurales Myom) oder unter dem Bauchfellüberzug auf der Außenseite der Gebärmutterwand (subseröses Myom).

Dazu kommen noch Sonderformen wie gestielte Myome, die weit ins Becken oder in den Zervikalkanal hineinragen können, oder intraligamentäre Myome, die in der Bindegewebsverbindung zwischen Gebärmutter und Beckenwand wachsen. Die verschiedenen Formen der Myome wollen wir uns im Folgenden genauer ansehen.

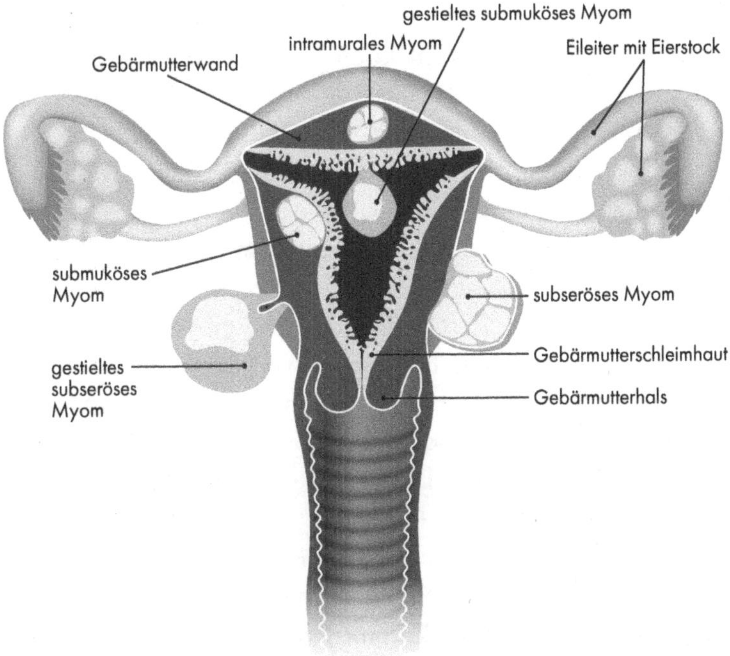

Mögliche Lage der Myome in und an der Gebärmutter

Intramurale Myome sind am häufigsten. Sind sie (noch) klein, ändern sie nichts an der Form der Gebärmutter, werden sie allerdings größer, kann es zu Ausbuchtungen an der Gebärmutter kommen. Sie können alle Formen von Myombeschwerden machen.

Subseröse Myome auf der Außenseite der Gebärmutter führen selten zu Blutungsstörungen, dafür nerven sie eher die Organe um sich herum. So können sie Probleme beim Wasserlassen machen und sich wiederholende Harnwegsinfekte auslösen, Schwierigkeiten beim Stuhlgang verursachen und auf Nerven im Becken drücken und so Ischias-, Becken- und Rückenschmerzen bewirken.

Submuköse Myome bewirken vor allem Blutungsstörungen

und können zusätzlich bei der Periode heftige krampfartige Schmerzen auslösen. Auch können sie zu einem unerfüllten Kinderwunsch führen. Welches Ausmaß an Beschwerden ein Myom verursacht, hängt also sehr von seiner Lage ab, aber auch von Faktoren wie seiner Wachstumsgeschwindigkeit und seiner Blutversorgung.

Myome sind sehr, sehr häufig. Trotzdem fehlen leider richtig gute Zahlen, wie viele Frauen in Deutschland genau betroffen sind. Ein neuerer Fachartikel aus den USA gibt eine Häufigkeit von 40 bis 89 Prozent bei Frauen vor der Menopause an. Wahrscheinlich ist das bei uns so in etwa ähnlich. Myome wachsen mit zunehmendem Alter der Frau und spielen heute im Kinderwunschbereich dadurch eine größere Rolle, da Frauen später schwanger werden (wollen).

Es gibt keine vorbeugenden Maßnahmen gegen Myome, und es ist immer noch nicht so ganz verstanden, wie es überhaupt zur Myombildung kommt und warum manche Frauen viele oder besonders große Myome bekommen und andere nicht. Grundsätzlich spielen die weiblichen Hormone Östrogen und Progesteron eine große Rolle, was auch erklärt, warum es Myome vor der Pubertät eigentlich nicht gibt und sie sich nach den Wechseljahren in aller Regel zurückbilden. Wahrscheinlich begünstigen zudem genetische Faktoren eine Myombildung, aber auch das ist noch nicht eindeutig bewiesen.

Um herauszufinden, ob ein Myom die Ursache für bestimmte Beschwerden sein könnte, hilft wie so oft das Anamnesegespräch. Danach steht die gynäkologische Tastuntersuchung an. Hierbei geht die Frauenärztin mit zwei Fingern der einen Hand vorsichtig in die Scheide ein und schiebt mit der zweiten Hand die Gebärmutter durch die Bauchdecke ganz sanft auf die durch die Vagina tastende Hand zu. So kann sie die Gebärmutter zwischen den Fingerspitzen beider Hände fühlen. Das ermöglicht zu beurteilen, ob die Gebärmutter normal groß, nach vorn gekippt und gut beweglich ist, wie es sein sollte. Gleichzeitig kann die Ärztin überprüfen, ob etwas in diesem Bereich wehtut, was nicht sein sollte. Allerdings ist die Aussagekraft einer Tastuntersuchung übersichtlich, außer es geht um große, von außen gut tastbare Myome, die vielleicht auch noch zusätzlich die Beweglichkeit der Gebärmutter einschränken.

Eine weitere elegante Möglichkeit, die Gebärmutter auf Myome zu untersuchen, ist der Ultraschall, denn damit kann man die Knotenbildungen in der Gebärmutter(wand) ausgezeichnet darstellen. Darüber hinaus können wir mittels Ultraschall nicht nur die Größe der einzelnen Myome ausmessen, sondern auch ihre Blutversorgung und ihre nachbarschaftlichen Beziehungen überprüfen. Ich gebe es zu: Der Ultraschall ist meine technische Lieblings-Untersuchungsmethode. Er ist sicher, schnell und effizient. Man kann ihn ohne große Vorbereitung durchführen, außerdem kommt er ohne Strahlung oder andere gesundheitliche Risiken aus und bringt uns trotzdem eine große Menge an Informationen. Übrigens, diese Untersuchungsmethode wird nur umgangssprachlich Ultraschall genannt, korrekterweise heißt sie Sonografie.

In der Frauenheilkunde verwenden wir drei Formen der Sonografie: Wir können mit dem Schallkopf von der Bauchdecke aus in den Bauch schauen oder mit einem anderen, speziell dafür hergestellten Schallkopf durch die Scheide hineinblicken. Darüber hinaus können wir mit einem weiteren, noch einmal anders geformten Ultraschallkopf die Brust untersuchen.

Welchen Zugangsweg man für den Blick in den Unterbauch wählt, hängt davon ab, was genau man sehen will. Geht es wie bei uns jetzt um die Gebärmutter, ist die Untersuchung durch die Scheide meist besser geeignet, ganz einfach weil wir so mit dem Schallkopf dichter an die Gebärmutter herankommen. Möchte man die Nieren kontrollieren und zum Beispiel überprüfen, ob ein großes subseröses Myom auf den Harnleiter drückt und das Nierenbecken aufstaut, untersucht man vom Bauch aus (oder vom Rücken). Doch egal, von wo aus wir schauen, wir brauchen einen halbwegs dunklen Raum, damit wir auf dem Monitor etwas erkennen können, und immer Gel auf dem Schallkopf. Aber warum eigentlich?

Technik in der Medizin: Der Ultraschall

Der Schallkopf (das ist die Sonde, die über Bauch oder Brust bewegt oder in die Scheide eingeführt wird) gibt hochfrequente Schallwellen ab. Diese sind so hoch, dass wir sie nicht mehr hören können, daher auch der Name *Ultra*schall. Im Bauch treffen die Schallwellen nun auf unterschiedliche Strukturen und Gewebe, die sie entweder durchlassen, aufnehmen oder zurückschicken / reflektieren. Der Ultraschallkopf misst, wie lange es dauert, bis die Schallwellen zurückkommen, wie viele es noch sind und wo genau sie auf dem Schallkopf wieder auftreffen.

Aus der Zeit, die vergeht, bis der Schall zurückkommt, kann man die Tiefe einer Struktur berechnen. Logisch: Ist sie weit weg, dauert es lange, bis die Schallwellen zurückkommen, ist sie hingegen sehr nah, ist der Schall gleich wieder da.

Die Menge an Schall, die zurückkommt, zeigt an, wie »echogen« ein Gewebe ist. Je echogener es ist, desto schneller und vollständiger wird der Schall zurückgeworfen und desto heller wird es im Sonogramm angezeigt. Zwei Dinge, die den Schall praktisch gar nicht durchlassen, sind Knochen und Luft. Deshalb werden Knochen oder Luft weiß auf dem Sonogramm dargestellt, und deshalb kann man durch sie hindurch auch keinen Ultraschall der darunterliegenden Strukturen machen. Auf der anderen Seite werden Gewebe oder Flüssigkeiten, die den Schall problemlos passieren lassen, schwarz dargestellt. Dazu gehören Wasser und Blut. Man kann also durch die gut gefüllte Harnblase vom Bauch aus wunderbar auf die darunter liegende Gebärmutter schauen, umgekehrt macht viel Luft im Darm (Pupse) alle Bemühungen zunichte, dahinter/darunter etwas sehen zu wollen.

Aus der Information, wo auf dem Schallkopf die Schallwellen wieder ankommen, kann man Rückschlüsse darüber ziehen, wie die Schallwellen unterwegs abgelenkt wurden. Besonders an der Grenze zwischen zwei Geweben mit unterschiedlicher Dichte kommt es zu einer deutlichen Ablenkung der Schallwellen. Aus all diesen Informationen erstellt das Ultraschallgerät ein Bild in verschiedenen Graustufen, das auf dem Monitor angezeigt wird.

Und jetzt kommt die Erklärung, warum wir immer Gel für die Ultraschalluntersuchung brauchen. Legt man den Schallkopf einfach so auf den Bauch, bleibt zwischen Haut und Schallkopf immer ein winziger Rest Luft, die den Schall sofort reflektiert. Folge: alles weiß, nix zu sehen. Gibt man hingegen das wässrige Gel auf den Schallkopf, ändert sich das Bild augenblicklich, da die Schallwellen durch das Gel ohne eine störende Luftschicht dazwischen in den Bauch eintreten können.

Mithilfe des Ultraschalls können wir Organe wie die Gebärmutter darstellen, ihre Oberfläche und innere Struktur beurteilen, klären, ob in ihrer Nachbarschaft alles in Ordnung ist oder ob sich irgendwo ein Problem abzeichnet. Bei Notfällen in der Frauenheilkunde können wir zusätzlich rasch sehen (manchmal sogar auf einen Blick), ob, wo und wie sehr es in den Bauch blutet oder ob es Hinweise auf eine Entzündung oder etwas anderes gibt, bei dem wir rasch eingreifen müssen.

Nun hatte ich erwähnt, dass man auch die Durchblutung eines Myoms darstellen kann. Dafür benutzt man ein besonderes Ultraschallverfahren, die sogenannte Dopplersonografie.

Hiermit kann man die Durchblutung von Organen und Geweben messen und die Geschwindigkeit und die Richtung des Blutflusses bestimmen. Beides ist wirklich superpraktisch. Übrigens: Mit dem Doppler kann man auch den Herzschlag eines winzigen Fetus anschauen oder beurteilen, wie gut durchblutet die Gebärmutter ist oder ob es irgendwo ein auffälliges Blutflussmuster gibt, das auf einen bösartigen Tumor hindeutet.

Benannt ist die Dopplersonografie nach dem Physiker Christian Doppler. 1842 beschrieb er den sogenannten Dopplereffekt, der besagt, dass sich die Wellenlänge eines Signals aus einem sich bewegenden Gegenstand in Bezug auf den Betrachter verändert, je nachdem, ob sich der bewegte Gegenstand vom Betrachter weg oder auf den Betrachter zu bewegt. Jeder kennt diesen Effekt beim Martinshorn eines Krankenwagens oder Polizeiautos. Fährt der Krankenwagen von einem weg, wird der Ton des Martinshorns tiefer, kommt er auf einen zu, wird er höher. Das hat damit zu tun, dass die Schallwellen, die den Ton transportieren, zusammengedrückt/gestaucht werden, wenn sie auf den Betrachter zukommen – der Ton wird höher – und sich entspannen/dehnen, wenn sie sich entfernen – der Ton wird tiefer. Da wir es beim Ultraschall ja mit Schallwellen zu tun haben, auch wenn wir sie nicht hören können, können wir das also ausnutzen.

Bei der Doppleruntersuchung richtet man Schallwellen mit einer definierten Geschwindigkeit auf die Blutgefäße. Die sich bewegenden Blutkörperchen im Blut werden von den Schallwellen getroffen und werfen den Schall zurück. Anhand der Wellenlänge des Schalls, die zurückkommt, lässt sich messen, wie viele Blutkörperchen sich mit welcher Geschwindigkeit wohin bewegen. Damit kann man zum Beispiel im Falle eines Myoms schauen, ob es vermehrt durchblutet ist oder ob im Gegenteil in seinem Inneren beispielsweise eine Minderversorgung mit Blut vorliegt.

Medizin aktuell: Die Behandlung von Myomen

Für die Behandlung von Myomen gibt es mehrere Optionen. Einige davon sind ziemlich neu, andere werden schon seit Jahrhunderten mehr oder weniger ähnlich durchgeführt. Was ist also besser – alt oder neu? Und wer entscheidet das?

In den letzten Jahrzehnten hat sich in der Medizin ein Prinzip durchgesetzt, dass wir evidenzbasierte Medizin nennen, was so viel bedeutet, dass man als Ärztin Medizin nicht nur nach Gefühl oder persönlicher Erfahrung praktiziert, sondern sich nach der besten wissenschaftlichen Beweislage richtet. Was heißt das konkret für die Behandlung von Myomen? Besonders in den letzten dreißig Jahren hat man begonnen, Studien durchzuführen, um herauszufinden, welche Behandlungsmethode am besten funktioniert, welche die geringste Anzahl an Nebenwirkungen und Komplikationen hat und welche Gruppe von Frauen von welchem Vorgehen am meisten profitiert. Gleichzeitig wurden Qualitätskriterien festgelegt, die eine Vergleichbarkeit unterschiedlicher Studien ermöglichen. Dadurch wurde klar, dass es wahrscheinlich gar nicht so gut ist, *alle* Frauen mit Myomen zu behandeln, sondern dass man wie bei der Endometriose nur diejenigen mit Beschwerden therapieren sollte. Entfernte man früher kurzerhand mit einem Bauchschnitt jede Gebärmutter, die einfach nur vergrößert war, machten die Studienergebnisse deutlich, dass bei diesem Vorgehen manche Patientinnen unnötige Komplikationen erlitten und zudem länger brauchten, um wieder fit zu werden. Also begann man, Alternativen wie zum Beispiel die Schlüssellochchirurgie statt eines Bauchschnitts auszuprobieren.

Für eine gute Therapieentscheidung muss man also überlegen, welche Beschwerden bei einer Patientin im Vordergrund stehen, ob es einen Kinderwunsch gibt und/oder ob die Frau ihre Gebärmutter behalten möchte oder nicht.

Gleichzeitig mit dem Bewusstsein für die Vorteile evidenzbasierter Medizin stieg auch das Verständnis in der Medizin dafür, dass die Patientin selbst über die Behandlungsform entscheiden oder zumindest mitentscheiden möchte und soll. Das bedeutet aber auch, dass jede Patientin sehr gute und zuverlässige Informationen erhalten muss. Internet und Social Media sind da oft keine Hilfe, weil dort richtige und falsche Informationen kunterbunt durcheinandergewürfelt werden und es für jemanden, der sich nicht den ganzen Tag damit beschäftigt, schwer bis unmöglich zu unterscheiden ist, was stimmt und was nicht.

Welche Optionen gibt es aktuell in der Therapie von Myomen?

An erster Stelle steht immer noch die Operation. Je nach Lage und Anzahl der Myome und weiteren Faktoren wie Vorerkrankungen, Voroperationen und der Gesamtsituation der Patientin kann man mittels Bauchschnitt operieren, eine Bauchspiegelung durchführen oder die Gebärmutter durch die Scheide entfernen. Dabei muss man entscheiden, ob nur ein oder mehrere Myome ausgeschält oder der Gebärmutterkörper oder die gesamte Gebärmutter entfernt werden sollen. Früher war man sehr großzügig mit der kompletten Gebärmutterentfernung bei Frauen, die keine Kinder mehr bekommen wollten. Davon hat man in den letzten Jahren etwas Abstand genommen, weil man gesehen hat, dass man durch die (komplette) Entfernung der Gebärmutter (medizinisch: Hysterektomie) tief in die anatomische Verflechtung der Beckenorgane eingreift, was sich negativ auswirken kann. Außerdem reduziert man durch die Gebärmutterentfernung die Blutzufuhr zum Eierstock, was ebenfalls Komplikationen wie einen verfrühten Eintritt der Wechseljahre nach sich ziehen kann. Die deutlich schonendere Entfernung einzelner Myome kann da eine gute Alternative darstellen, ganz besonders wenn noch ein Kinderwunsch besteht. Bei all diesen Verfahren handelt es sich um Operationen mit Narkose einschließlich der damit verbundenen Risiken. Nichtsdestotrotz gibt es eine Menge Fälle, in denen eine operative Myom- oder Gebärmutterentfernung bis heute die absolute Methode der Wahl ist, um eine Patientin von ihren Beschwerden zu kurieren.

Falls die Gebärmutter belassen werden soll, jedoch Blutungsstörungen aufgrund von submukösen Myomen bestehen, kann man sich auch für eine Gebärmutterspiegelung (medizinisch: Hysteroskopie) entscheiden. Dabei geht man mit einem sogenannten Hysteroskop durch die Vagina in die Gebärmutter ein, kann sich dort alles ansehen und die Myome entfernen. Stellen Blutungsstörungen das vorrangige Problem dar und besteht kein Kinderwunsch mehr, kann man auch hysteroskopisch die Gebärmutterschleimhaut veröden oder entfernen. Das geht meistens recht unkompliziert und ist natürlich ein viel kleinerer Eingriff als eine Bauchoperation.

Neben den klassisch operativen Möglichkeiten haben sich in den letzten Jahren auch sogenannte interventionelle Methoden etabliert. Ähnlich wie bei einer Herzkatheteruntersuchung kann man einen Katheter (einen ganz feinen, dünnen Schlauch) in die das Myom versorgenden Blutgefäße einbringen und das Gefäß (auf Zeit) verschließen. Das nennen wir Uterusarterienembolisation. Dadurch bekommt das Myom nicht mehr so viel Blut, wie es gern hätte, und schrumpft. Mögliche Probleme dabei sind Schmerzen nach der Behandlung, Infektionen oder dass die Gebärmutter anschließend doch noch entfernt werden muss. Alternativ kommt der hochintensive fokussierte Ultraschall (HIFU) zur Anwendung. Dabei werden unter ständiger MRT-Kontrolle Schallwellen in einem niedrigen Frequenzbereich so in einem Punkt (Fokus) gebündelt, dass es in diesem Punkt heiß wird (nicht zu vergleichen mit normalem Ultraschall!). Auf diese Weise kann man ebenfalls Myome schrumpfen lassen. Diese Methode ist jedoch nur für Myome bis zu einem Durchmesser von 10 cm geeignet und funktioniert besonders gut bei Uterusmyomen an der Vorderwand der Gebärmutter. Ein großer Vorteil ist, dass man sie auch bei Frauen anwenden kann, die noch einen Kinderwunsch haben. Aber auch hier kann es zu unerwünschten Nebenwirkungen wie Nerven- oder Darmschäden, Thrombosen und Hautverbrennungen kommen. Eine dritte interventionelle Möglichkeit ist die Radiofrequenzablation, die ebenfalls mit Hitze am Zielort arbeitet, bei der aber die Behandlung nicht von außerhalb des Körpers gemacht wird, sondern von innen durch die Zervix.

Neben Operationen und interventionellen Therapien gibt es Medikamente zur Myombehandlung. Hier nutzt man meist die Tatsache aus, dass Myome hormonsensibel sind. Auf verschiedenen Wegen versucht man, es ihnen durch Hormonentzug ungemütlich zu machen. Tatsächlich können dadurch Myome zum Schrumpfen gebracht werden, aber es besteht vor allem eine Symptomkontrolle, das heißt, die Beschwerden werden in Schach gehalten.

Ich stelle alle diese verschiedenen Behandlungsoptionen vor, weil man daran gut erkennen kann, dass immer wieder neue Verfahren entwickelt oder perfektioniert werden, ganz einfach, weil Myome und damit verbundene Beschwerden so häufig sind. Außerdem ermöglicht diese Vielzahl an Therapieansätzen es jeder Frau, für ihren Körper zusammen mit der Frauenärztin genau die richtige Behandlung zu finden.

Am wichtigsten für eine gute Entscheidung erscheint mir, dass man weiß, was für einen selbst von Bedeutung ist. Möchte ich meine Gebärmutter behalten? Habe ich noch einen Kinderwunsch (selbst wenn es unwahrscheinlich ist, dass ich ihn noch umsetzen werde)? Ist eine Operation eine Option für mich, oder wären mir Medikamente lieber? Auch deshalb ist es eine richtig gute Sache für jede Frau, wenn sie sich und ihren Superheldinnenkörper kennt. Und Myome machen ihn nicht weniger superheldinnenhaft, nur individueller!

Wie das Leben so spielt: Ein Fall aus meiner Tätigkeit als Frauenärztin

Das Wichtigste im Leben

Konstanze kam an einem frühen Mittwochabend in die Notaufnahme. Sie war 50 Jahre alt und unterrichtete Hauswirtschaft an einer Berufsschule. Und sie liebte ihren Beruf. Das war zumindest das Allererste, was sie mir sagte.

»Aber deswegen sind Sie doch nicht hier?«, fragte ich sie.

»Nein, natürlich nicht, Frau Doktor. Ich bin da, weil ich so stark blute. Aber gerade kann ich beruflich nicht ausfallen, das müssen Sie wissen.«

Damit war Konstanze das lebende Gegenbeispiel zu den Patientinnen, die schon beim Reinkommen fragen, ob sie eine Krankschreibung haben können, noch bevor klar ist, worum es überhaupt geht.

»Seit wann bluten Sie?«, fragte ich Konstanze.

»Seit 6 Tagen«, meinte sie etwas zögerlich.

»Und wie viel?«

»Na ja, ich komme mit dem Bindenwechseln kaum nach.« Als ich sie jetzt im grellen Licht der Notaufnahme etwas genauer betrachtete, fiel mir auf, dass sie tatsächlich etwas blass aussah. Blass sind viele Menschen, wenn sie mit dem medizinischen System in Berührung kommen. Das hat etwas damit zu tun, dass sich die Blutgefäße in der Haut bei Aufregung und Stress leicht zusammenziehen. Aber bei Konstanze waren auch die Schleimhäute blass,

was man zum Beispiel an ihren Lippen sehen konnte. (Ein anderer Ort, an dem man das gut beurteilen kann, ist der Bindehautsack unter dem Auge, der normalerweise rötlich erscheint).

»Warum sind Sie dann nicht früher gekommen?«, fragte sich sie.

Konstanze errötete leicht. »Na ja, meine Frauenärztin ist gerade im Urlaub. Und ich dachte, das hört schon wieder auf. Das hat es ja bisher auch immer getan, trotz dieser Knoten, die ich da wohl habe.«

»Knoten?«

»Muskelknoten, hat meine Frauenärztin gesagt, und auch, dass ich mal was dagegen tun soll.«

»Und warum haben Sie das noch nicht gemacht?«, erkundigte ich mich.

»Ich möchte nicht wochenlang ausfallen. Bisher dachte ich außerdem immer, es geht auch so. Es kann ja nicht mehr so lange dauern, bis ich in den Wechseljahren bin.«

Hm, überlegte ich. Das mittlere Alter bei der Menopause liegt bei 52 Jahren. Das bedeutet aber keinesfalls, dass Konstanze die Wechseljahre auch dann genau erreichen würde.

»Soll ich es mir mal ansehen?«, bot ich ihr an.

Während sie sich untenrum für die gynäkologische Untersuchung auszog, fragte ich sie nach sonstigen Vorerkrankungen und Vor-OPs. Sie war gesund – bis auf diese nervige Blutungsstörung, die sie jetzt schon seit Monaten plagte. Und ein Blick auf ihre Laborwerte zeigte mir, dass die Blutung auch dazu führte, dass ihr Hämoglobinwert (der rote eisenhaltige Blutfarbstoff) bereits deutlich unter dem Normalwert lag. Das war nicht gut.

Die Untersuchung erbrachte einen deutlich vergrößerten Uterus mit mehreren intramuralen und einem großen submukösen Myom.

Wir besprachen die Optionen. Zum einen brauchte sie jetzt sofort eine Behandlung, damit sie nicht weiter so blutete, und dann benötigte sie aber auch eine längerfristige Lösung. OP – kam für sie nicht infrage. Interventionelle Therapie – fand Konstanze auch nicht gerade überzeugend. Also am ehesten medikamentös. Für die aktuelle Periode schrieb ich ihr ein Medikament auf, dass der Blutgerinnung unter die Arme griff. Da sie keinerlei Vorerkrankungen oder Risikofaktoren in diesem Bereich hatte, war es eine gute Möglichkeit, ihre jetzige Blutung zu verlangsamen. Wir vereinbarten, dass sie sich wieder bei ihrer Frauenärztin vorstellen würde für die weitere Therapie zum Beispiel mit einer Hormonspirale.

Ich muss zugeben, dass ich den Fall schon wieder vollkommen vergessen hatte, als ich ungefähr zwei Monate später in die Notaufnahme zu einer stark blutenden Patientin mit einem massiv abgefallenen Bluteisenwert gerufen wurde.

Es war Konstanze, die fast weiß im Gesicht auf der Liege lag und auf mich wartete.

»So schlimm war es noch nie«, sagte sie als Erstes entschuldigend.

Den Eindruck hatte ich auch.

»Für welche Therapie haben Sie sich denn entschieden?«, fragte ich sie.

»Für keine«, flüsterte sie. »Ich hatte einfach gehofft, es würde aufhören.«

Konstanzes Lippen sahen vollkommen blutleer aus, und sie wirkte auch deutlich schwächer als bei ihrem letzten Besuch. Wir Menschen brauchen unseren roten Blutfarbstoff, und dieses Ausbluten bei Konstanze hier war definitiv keine gute Idee.

»Wir müssen etwas unternehmen, sonst muss ich Ihnen

am Ende noch eine Bluttransfusion geben«, meinte ich zu ihr.

»Also gut. Eine Operation. Aber die kleinstmögliche«, entschied sie.

Wir einigten uns auf eine Endometriumablation mittels Gebärmutterspiegelung, bei der die Gebärmutterschleimhaut mit Wärme verödet wird. Da Konstanze keine anderen Beschwerden außer den Blutungen hatte, war das eine gute Option für sie. Auch wenn ich ihr sagen musste, dass die Ablation keine Garantie darstellte, da minimale Schleimhautreste überleben könnten, die dann weiterhin regelmäßig bluten würden.

Konstanze wurde sehr bald operiert und war sehr erleichtert, als sie aus dem OP kam. »So schlimm war das nicht«, meinte sie, »die Blutungen davor waren deutlich schlimmer.«

Ein Dreivierteljahr später sah ich sie wieder. Die Blutungen waren praktisch verschwunden, aber jetzt drückten sie die großen Myome doch sehr.

»Was soll ich denn machen?«, fragte Konstanze. »Lange herumprobieren möchte ich nicht, es soll eine definitive Lösung sein.«

Letztendlich entschied sie sich für eine Gebärmutterkörperentfernung oberhalb des Gebärmutterhalses mittels Bauchspiegelung. Der Gebärmutterhals war frei von Myomen und Problemen, deshalb wollte Konstanze sich auch nicht davon verabschieden. Die Konsequenz, dass sie weiterhin zur Krebsvorsorge für den Gebärmutterhals gehen musste, fand sie in Ordnung. Sie bekam ihre OP in den Sommerferien. Denn in der Schulzeit ausfallen, das wollte Konstanze keinesfalls.

• • •

Ein weibliches Krankheitsbild: Endometriumkarzinom

Beim Thema Gebärmutter sollten wir noch über eine letzte Erkrankung sprechen, nämlich über das Gebärmutter*körper*karzinom (medizinisch: Endometriumkarzinom). Es entwickelt sich in der Gebärmutterschleimhaut und ist damit etwas komplett anderes als das Gebärmutter*hals*karzinom. Vorsicht, hier wird leicht etwas verwechselt, aber es handelt sich um zwei komplett unterschiedliche Erkrankungen, die auf unterschiedliche Weise an unterschiedlichen Orten in der Gebärmutter entstehen und unterschiedliche Altersgruppen betreffen.

Das Endometriumkarzinom ist eine Erkrankung des eher höheren Lebensalters und tritt meistens nach den Wechseljahren auf. Das mittlere Erkrankungsalter liegt bei 68 Jahren, und die Wahrscheinlichkeit, daran zu erkranken, nimmt mit zunehmendem Alter bis zum 84. Lebensjahr immer weiter zu. Jedes Jahr werden ca. 11 000 Endometriumkarzinome in Deutschland diagnostiziert, das heißt, etwa eine von 50 Frauen erkrankt im Laufe ihres Lebens an einem Endometriumkarzinom.

Anders als beim Zervixkarzinom, wo der Hauptrisikofaktor eine Virusinfektion mit HPV ist, ist der Hauptrisikofaktor für das Endometriumkarzinom das Alter. An zweiter Stelle steht die Hormonwirkung des Östrogens auf das Endometrium. Besonders die Therapie von Wechseljahresbeschwerden nur mit einem reinen Östrogen ohne ein Gestagen (ein Verwandter des natürlichen Progesterons) führt zur einer deutlichen Erhöhung des Endometriumkarzinomrisikos. Daher wird von einer reinen Östrogentherapie bei Frauen, die ihre Gebärmutter noch haben, dringend abgeraten!

Warum? Wie wir im Kapitel »Endometrium« gesehen haben, wirkt Östrogen proliferativ auf das Endometrium, das heißt, die Schleimhaut (Funktionalis) in der Gebärmutter wird unter der Wirkung von Östrogen aufgebaut. Das Progesteron sorgt dann in der zweiten Zyklushälfte für die Dezidualisierung, also den Umbau der Schleimhaut (siehe Seite 179). Dieser Umbau scheint von größter Wichtigkeit dafür zu sein, dass kein Krebs im Endometrium entstehen kann.

Das erklärt auch, warum Zyklusstörungen wie das PCOS (werden wir im Kapitel »Zyklus« noch genauer kennenlernen, siehe Seite 298), die zu einem Endometriumaufbau führen, bei denen es aber nicht regelmäßig zum Eisprung und in der Folge nicht zur Dezidualisierung und Abblutung kommt, ein erhöhtes Endometriumkarzinomrisiko nach sich ziehen können. Tatsächlich weiß man, dass die Schutzwirkung des Progesterons sogar so hoch ist, dass die Zugabe eines Gestagens zum Östrogen bei der Therapie von Wechseljahresbeschwerden vor einer Erhöhung des Endometriumkarzinomrisikos schützt. Genauso senkt die Einnahme der Pille das Endometriumkarzinomrisiko.

Weitere wichtige Risikofaktoren für die Entstehung eines Karzinoms im Gebärmutterkörper sind Übergewicht, Diabetes mellitus, das metabolische Syndrom und eine gestörte Glucosetoleranz. Genetische Risikofaktoren gibt es, aber sie sind eher selten. Ein wirklich bedeutsamer Risikofaktor aber ist die Dauer der Östrogenwirkung auf das Endometrium. Eine frühe erste Periode (Menarche) und ein spätes Eintreten in die Wechseljahre erhöhen das Risiko für ein Endometriumkarzinom; eine späte Menarche, ein hohes Alter bei der Geburt des letzten Kindes und eine frühe Menopause verringern umgekehrt das Risiko und können als protektive Faktoren, also Schutzfaktoren, gelten. Weitere Schutzfaktoren sind Bewegung (!), eine höhere Anzahl an geborenen Kindern und die Anwendung von Verhütungsmitteln, die in die Gebärmutter gelegt werden, wie die Kupferspirale oder eine hormonhaltige Spirale.

Das erste Symptom eines Endometriumkarzinoms ist oftmals eine abnorme Blutung. Meist tritt sie in der Postmenopause, also nach den Wechseljahren, auf. Das passt auch zu dem Befund, dass das Endometriumkarzinom häufiger im höheren Lebensalter vorkommt. In selteneren Fällen kommt es auch bei jüngeren Frauen noch vor den Wechseljahren zu abnormen Blutungen aufgrund eines Endometriumkarzinoms oder einer Krebsvorstufe. Hier ist die Blutung meist plötzlich verstärkt, und / oder es treten Zwischenblutungen auf, und / oder es kommt zu blutigem Ausfluss.

Wie schon mehrfach erwähnt, sollten auffällige Blutungen vor und nach den Wechseljahren immer bei der Frauenärztin abgeklärt werden! Der erste Schritt ist eine Ultraschalluntersuchung, bei der man die Dicke der Schleimhaut misst und sie sich genauer ansieht. Darauf folgt je nach Befund eine Hysteroskopie (Gebärmutterspiegelung) mit einer Ausschabung. Bestätigt sich so die Diagnose eines Endometriumkarzinoms, ist es in vielen Fällen möglich, die Erkrankung durch die Entfernung der Gebärmutter und der Eierstöcke zu heilen. In fortgeschrittenen Stadien und in Sonderfällen kann es zusätzlich auch nötig werden, die Bindegewebsverbindungen zwischen Gebärmutter und Becken und die Lymphknoten zu entfernen. Gegebenenfalls kann in diesen Fällen auch eine Chemotherapie oder eine Bestrahlung empfohlen werden. Insgesamt sind die Heilungschancen beim Endometriumkarzinom jedoch sehr gut, besonders wenn es frühzeitig entdeckt und behandelt wird.

Also lohnt es sich auch hier sehr, auf seinen Körper zu hören und liebevoll mit sich selbst umzugehen. Und was kann man präventiv tun? Wieder fällt nun das Stichwort »Bewegung«. Denn Bewegung und Sport können nicht nur das Risiko für ein Endometriumkarzinom deutlich senken, sondern verbessern generell die Lebensqualität jeder Superheldin! Anders als bei anderen Krebsarten gibt es kein Früherkennungsprogramm (es gibt nur eine Nachsorge nach einem Endometriumkarzinom), aber es tut gut, wenn man eine Frauenärztin als Ansprechpartnerin hat, die man regelmäßig sieht und die einem bei Fragen und Sorgen zur Seite steht. Außerdem kann sie vielleicht auch dabei helfen, Risikofaktoren wie Übergewicht oder eine gestörte Blutzuckerverwertung anzugehen, um so das persönliche Endometriumkarzinomrisiko zu senken.

Auch wenn wir jetzt über einige Krankheiten und eine Vielzahl von Beschwerden gesprochen haben, es ändert nichts daran: In den allerallermeisten Fällen erledigt die Gebärmutter ihren Job absolut perfekt. Still und leise vollbringt sie Wunder, oder anders gesagt: Ohne sie gäbe es die Menschheit nicht. Dabei erwartet sie keinen Beifall, sondern tut einfach, was getan werden muss, selbst wenn jahrhundertelang schlecht über sie gesprochen wurde. Aber ein großes Lob können wir ja jetzt nachholen. Ein Hoch auf die großartige Gebärmutter der wunderbaren Superheldin!

Der Eileiter

Zart, aber oho: Der Aufbau des Eileiters und seine besonderen Fähigkeiten

So schön es bei der Gebärmutter auch war, jetzt ist es an der Zeit, uns auf der Reise durch den weiblichen Körper den Eileiter anzusehen. Ich muss zugeben, ich habe ihn lange Zeit vollkommen unterschätzt. Dass die Eierstöcke und die Gebärmutter etwas Besonderes sind, war mir klar. Aber der Eileiter – diese komische bewegliche Verbindung zwischen Gebärmutter und den Eierstöcken – kam mir langweilig vor. Auch weil seine Aufgabe doch nur darin besteht, zack, zack die Eizelle vom Eierstock zur Gebärmutter zu transportieren, oder?

Ich muss gestehen, mich selten so getäuscht zu haben, denn der Eileiter ist viel mehr als das. Er ist ein Wunderwerk, und das wollen wir jetzt besser kennenlernen.

Der Eileiter (medizinisch: Tuba uterina oder Salpinx) oder besser gesagt, *die* Eileiter, denn sie sind paarig angelegt, gehen auf beiden Seiten von der Gebärmutter ab und neigen sich in Richtung der Eierstöcke (siehe Abbildung Seite 171).

Der Eileiter endet in der Nähe des Eierstocks, ist aber nicht an ihm befestigt. Zwischen der äußeren Öffnung des Eileiters und dem Eierstock ist Platz, mal mehr, mal weniger, je nachdem, wie die Organe gerade zueinander zu liegen kommen Damit drängt sich die Frage auf, wie um alles in der Welt die Eizelle dann den Sprung in den Eileiter schafft? Da fliegt diese winzige Eizelle aus dem Eierstock, segelt am darüberhängenden Eileiter vorbei und purzelt nicht etwa herunter, sondern wird elegant von ihm aufgefangen, und das unabhängig davon, ob die Frau gerade steht, liegt oder einen Handstand macht. Wie geht denn das?

Die Antwort darauf besteht aus zwei Teilen. Zum einen sind auch die Eileiter genau wie die anderen Organe im kleinen Becken ausgesprochen beweglich und beileibe nicht so an Ort und Stelle gebunden, wie man sich das beim Betrachten von anatomischen Zeichnungen vorstellt. Sie können sich also ganz dicht an den Eierstock heranbewegen. So dicht und genau an die richtige Stelle, dass sie sozusagen fast nicht anders können, als die Eizelle aufzufangen. Der zweite Teil des Rätsels Lösung besteht darin, dass die Eizelle ausgiebig mit dem Eileiter kommuniziert und die beiden regelmäßige »Lagebesprechungen« abhalten. Diese Kommunikation zwischen der Eizelle auf der einen Seite und dem Eileiter auf der anderen nennt man in der Wissenschaft »Crosstalk«. Ich stelle es mir gern bildlich wie bei einem Flugzeug vor, das nach der Landung von einem Marshaller mit diesen roten länglichen Leuchten auf seine Parkposition am Flughafen eingewiesen wird. In unserem Fall wäre der Eileiter das Flugzeug und die Eizelle der Marshaller, der dem Eileiter sagt, wo genau er hinkommen muss, damit er die Eizelle auch fangen kann. Und so kippelig man sich dieses System inmitten des Darms und der anderen Organe im Unterbauch vorstellen mag, es funktioniert ganz ausgezeichnet.

Es funktioniert sogar so gut, dass Frauen mit nur einem Eileiter nachweislich trotz Eisprungs auf der anderen Seite schwanger wurden. Der Eileiter klappt dafür einfach hinüber! Als ich das zum ersten Mal las, war ich ziemlich baff. Aber nach und nach erfuhr ich noch mehr über den fantastischen Eileiter, was mich mit offenem Mund zurückließ. Hatte ich mir den Eileiter als rein mechanische Verbindung von A nach B vorgestellt, musste ich feststellen, dass diese Vorstellung kompletter Unsinn ist. Denn der Eileiter erfüllt eine Vielzahl von wahnsinnig wichtigen unersetzlichen Aufgaben beim Transport der Eizelle, bei der Verschmelzung von Ei- und Samenzelle und bei der Entwicklung des Embryos. Sicher ist, dass er für das Zusammenkommen von Spermium und Eizelle im natürlichen Setting unersetzlich ist, genau wie für die erste Kontaktaufnahme zwischen dem gerade entstandenen Embryo und seiner Mutter. Wenn irgendein Schritt davon nicht klappt oder der Eileiter insgesamt nicht funktionstüchtig ist, sind die Chancen auf eine Schwangerschaft auf natürlichem Weg verschwindend gering. Bei einer künstlichen Befruchtung umgeht man den Eileiter, indem man die Eizellen direkt aus dem Eierstock entnimmt und den Embryo dann nach der Befruchtung außerhalb des Körpers durch die Scheide in die Gebärmutter legt. Doch für eine natürliche Schwangerschaft ist er unverzichtbar!

Aber fangen wir von vorne an und sehen uns den wunderbaren Eileiter erst einmal genauer an. Er ist eine zarte, feine Struktur von 10 bis 15 Zentimeter Länge, erinnert von der Farbe her an einen hellen Regenwurm und ist über eine Bindegewebeverbindung im Becken aufgehängt.

Das Ende des Eileiters auf der Ovarseite ist trichterförmig erweitert und hat einen Besatz mit sogenannten Fimbrien, die wie Fransen aussehen und die Eizelle aufnehmen, wenn sie ihren großen Sprung aus dem Eierstock wagt. Passenderweise heißt dieser Teil des Eileiters Fimbrientrichter (medizinisch: Infundibulum tubae). An dieses trichterförmige Stück schließt sich eine längere gerade und mit einem Durchmesser von ungefähr 6 Millimetern sehr zarte Struktur an, die Ampulle genannt wird. Vor dem Übergang in die Gebärmutter verengt sich der Eileiter massiv (medizinisch: Isthmus tubae), zieht dann durch die Gebärmutterwand und endet innen im Gebärmutterkörper in einem punktförmigen Löchlein, das gerade mal 0,1 bis 1 Millimeter weit ist, dem Ostium. Und rate mal, was Ostium heißt.

Ja, genau: Öffnung. Diese lahmen Anatomen! Das hätte man doch auch *Tor zum Glück* nennen können oder so ähnlich.

Das ändert allerdings alles nichts daran, dass der Eileiter unbeeindruckt von diesem langweiligen Namen ganz großartig funktioniert. Und das hat vor allem mit seinen inneren Werten zu tun. Denn auf der Innenseite ist der Eileiter von einer zarten Schleimhaut ausgekleidet, die mit Millionen feiner Flimmerhärchen besetzt ist und viele sekretorische Zellen besitzt. Diese Zellen bilden einen feinen Flüssigkeitsfilm im Eileiter, auf dem es sich wunderbar weich entlanggleiten lässt.

Die Hauptaufgabe des Eileiters ist es, wie sein Name schon sagt, die Eizelle zur Gebärmutter zu »leiten«. Doch die Zelle rutscht nicht nur einfach durch den Eileiter wie ein Kind auf einer Wasserrutsche oder ein Reiskorn durch einen Strohhalm. Nein, der Eileiter trägt sie, unterstützt von den weichen Kontraktionen der Muskulatur in seiner Wand, mit seinen zarten Flimmerhärchen wie auf Händen. Hierfür ist es wichtig, dass alle Härchen gleichzeitig in Richtung Gebärmutter schlagen. Doch das ist nicht seine einzige Aufgabe. Während er nämlich mit der Eizelle beschäftigt ist, kümmert er sich zeitgleich auch um die Spermien, die aus der Gegenrichtung herangeschwommen kommen. Sie haben die Vagina passiert, sind durch den Schleim vor dem Muttermund geschwommen und durch die Gebärmutter nach oben bis in den Eileiter gelangt. Eine echte Herausforderung! In einem Ejakulat sind im Normalfall viele Millionen Spermien, aber schon 70 bis 85 Prozent von ihnen scheitern am Muttermund. Wenn der Rest diese erste Klippe überwunden hat, muss er durch das Ostium am Übergang von Gebärmutter zum Eileiter schwimmen und sich dann durch den engen Isthmus arbeiten, sodass es die wenigsten Spermien überhaupt bis in den Eileiter schaffen. Und das, obwohl ihnen der Uterus mit Kontraktionen in die richtige Richtung hilft. Diese Kontraktionen treten um die Ovulation vermehrt auf.

Ohne sie würden die Spermien wahrscheinlich nie ankommen oder viel zu spät oder schon vollkommen erledigt. Tja, wir Superheldinnen müssen einfach alles selbst machen … Es gibt auch die Theorie, dass der weibliche Orgasmus hier eine zusätzlich unterstützende Rolle spielt, weil er ebenfalls zu Kontraktionen der Gebärmutter führt. Wir sehen also, wie wichtig Orgasmen für die Frau sind. Aber das wussten wir ja schon!

Doch zurück zu den wenigen Spermien, die es bis in den Eileiter geschafft haben. Sie sind starke Schwimmer, die nun Kopf voran Kontakt zu den Eileiterzellen aufnehmen, an die Flimmerhärchen gebunden werden und dort warten, bis eine befruchtungsbereite Eizelle kommt. Der Eileiter betätigt sich also als eine Art Sammelstelle für fitte Spermien. Außerdem versorgt er diese Spermien mit Nährstoffen. So können sie Stunden bis wenige Tage ausharren, was erklärt, warum es zu einer Schwangerschaft kommen kann, auch wenn der letzte Sex einige Zeit vor dem Eisprung lag. Kommt allerdings keine passende Eizelle vorbei, heißt es Pech gehabt für die Spermien. Kommt aber eine, dann geht das Highlife los. Auch jetzt ist die Rolle des Eileiters nicht zu unterschätzen. Denn sobald der Eileiter die Eizelle aufgenommen hat, setzen sie ihre Kommunikation miteinander fort. Man kann sich das als eine Art Prüfung der Eizelle durch den Eileiter vorstellen. Denn nur wenn die Eizelle quietschlebendig ist, wird der Eileiter aktiv. Dann transportiert er die Eizelle aus dem Trichter weiter in die Ampulle und meldet gleichzeitig den Spermien die großartige Neuigkeit, dass eine wunderschöne Eizelle angekommen ist. Das führt dazu, dass die gebundenen Spermien anfangen, sich wie verrückt zu bewegen, um sich von den Flimmerhärchen zu lösen. Allerdings gelingt das nur den kräftigsten Spermien, was ebenfalls als eine Art Ausleseprozess durch den Eileiter gedeutet wird. Gleichzeitig vermittelt der Eileiter den Spermien, in welche Richtung sie schwimmen müssen. Vielleicht spielt hier auch die Temperatur eine Rolle, denn in der Ampulle bei der Eizelle ist es ungefähr zwei Grad wärmer als im Isthmus, wo die Spermien sind.

Die Spermien schwimmen nun so schnell sie können vorwärts, schließlich geht es jetzt um alles. Nur ein einziges Spermium kann die Eizelle befruchten, aber natürlich wollen alle das Rennen machen. Insgesamt bleiben ihnen dafür 12 bis 24 Stunden Zeit, nur so lange ist eine Eizelle befruchtungsbereit.

Kommt es zu einer Befruchtung, geht die Arbeit des Eileiters weiter: Dann muss er die befruchtete Eizelle noch bis zur Gebärmutter transportieren und dort abgeben. Für diesen Weg ist aber nach der ganzen Aufregung reichlich Zeit, denn die ersten ein bis fünf Tage verbleibt der Embryo im Eileiter. Hier erfolgen seine ersten Entwicklungsschritte, und von hier aus findet auch die erste Kontaktaufnahme zwischen Embryo und dem mütterlichen Organismus statt. Das ist die Voraussetzung für den Weitertransport und für die erfolgreiche Entwicklung einer Schwangerschaft.

Bei all dem steht der Eileiter dem Embryo liebevoll zur Seite, passt das Schlagen seiner Flimmerhärchen, seine Muskelkontraktionen und die Zusammensetzung seiner Flüssigkeit optimal an die Bedürfnisse seines besonderen Gastes an und versorgt ihn mit reichlich Nährstoffen. Kurz, der Eileiter gestaltet die Reise der Eizelle und später des Embryos absolut perfekt. Findest du nicht auch?

Wie das Leben so spielt: Ein Fall aus meiner Tätigkeit als Frauenärztin

Beziehungskrise

Marlene studierte mit mir Medizin, genau wie Malte, der allerdings schon ein Jahr weiter als wir war. In den Semes-

terferien machte ich eine Famulatur (Praktikum) im Krankenhaus, während Malte dort schon sein Praktisches Jahr absolvierte. Er war in der Chirurgie tätig und ich in der Inneren. Da das Krankenhaus nicht sehr groß war, liefen wir uns ständig über den Weg, außer Malte verschwand wieder mal den ganzen Tag im OP, wo er Haken halten, also assistieren musste. Malte ist eine Seele von Mensch, unfassbar gutmütig, aber auch sehr schüchtern. Wie er sich bei den eher lauten, polternden Chirurgen behauptete, weiß ich nicht genau, aber es gefiel ihm dort. Maltes andere Besonderheit war, dass er immer irgendwie unglücklich verliebt war. Ich kannte ihn gar nicht anders.

Eines Tages holte mich Marlene von der Arbeit ab. Sie wartete mit einem Eis in der Hand vor dem Krankenhaus. Ich hatte sie gerade begrüßt, als Malte dazukam. Er sah Marlene an, und ich schwöre, es war Liebe auf den ersten Blick. Für einen Augenblick schien die Zeit stillzustehen, dann tropfte ein großes Stück Eis auf Marlenes T-Shirt. Die Magie der Situation war gebrochen. Aber nur kurz, denn die beiden schienen eindeutig Gefallen aneinander zu finden. So sehr, dass ich mich relativ bald verabschiedete und meiner Wege ging.

In den nächsten Tagen kannte Malte nur noch ein Thema: Marlene. Er kam sogar zu mir auf Station, um mit mir über sie zu reden. Und Marlene schrieb mir ständig Nachrichten, in denen es um ihr ebenfalls neues Lieblingsthema ging: Malte. Die Fixierung auf dieses Thema nahm von beiden Seiten immer weiter zu, bis ich sogar einen Rüffel von meinem Oberarzt bekam, ich solle nicht immerzu mit dem Studenten von der Chirurgie quatschen. Die einzigen, die allerdings irgendwie nicht miteinander übereinander zu sprechen schienen, waren Marlene und Malte, was vielleicht auch an Maltes Schüchternheit lag.

So ging das eine ganze Weile, bis wir alle zusammen auf einer Party waren und die beiden den Sprung schafften von einer losen Bekanntschaft zu etwas, das eher nach einer Beziehung aussah. Alle waren glücklich, vor allem Marlene und Malte.

Doch einige Tage später holte die Realität die beiden abrupt und schmerzhaft ein.

»Ich muss mit dir sprechen, irgendwo privat«, begrüßte Malte mich morgens, noch bevor ich umgezogen war.

Privat? Da war ein Krankenhaus nun wirklich nicht der richtige Ort dafür. Da es an besseren Alternativen mangelte, entschieden wir uns für die Bettenkammer.

»Was gibt's?«, fragte ich.

»Ich habe ein Problem«, begann Malte. Er wirkte ernsthaft gestresst, als wäre etwas ganz Schlimmes passiert.

»Hast du dich mit Marlene gestritten?«, erkundigte ich mich vorsichtig.

»Nein, ich habe seit gestern ein Brennen beim Wasserlassen und seit Neuestem auch noch einen Ausfluss aus der Harnröhre.«

»Was??«

»So was hatte ich noch nie.«

Das klang gar nicht gut. Mein Gehirn begann zu rattern. »Hattet ihr Sex ohne Kondom?«

Malte starrte mich an.

Ich hob beide Hände. »Sorry, dass ich das frage. Ich will die Antwort auch eigentlich gar nicht wissen. Es war nur das Erste, was mir eingefallen ist. Auf alle Fälle musst du zum Arzt.«

»Ja«, meinte Malte knapp.

Das war das Ende unseres Gesprächs.

Am Nachmittag rief mich Marlene fast hysterisch an. Malte wäre so komisch, er habe schon gestern nicht mit ihr sprechen wollen, und er habe heute auf keine ihrer Nachrichten geantwortet. Ich wusste nicht recht, was ich sagen sollte. Also hielt ich den Mund.

Malte ging zum Arzt und kam mit der Diagnose einer sexuell übertragbaren Erkrankung zurück. Genau gesagt, hatte er eine akute Chlamydieninfektion, die alle möglichen grässlichen Spätfolgen nach sich ziehen kann. Daher hatte er den Auftrag bekommen, seine Sexualpartnerinnen und -partner darüber zu informieren, dass sie ebenfalls wie er mit einem Antibiotikum behandelt werden müssten.

Kurz darauf rief mich Marlene weinend an. »Chlamydien«, schluchzte sie. »Malte sagt, ich hätte ihn damit angesteckt. Aber ich habe nicht die geringste Ahnung, wo ich die herhaben könnte.« Ich versuchte, sie zu beruhigen, aber das war echt schwierig.

»Woher soll ich mich denn damit angesteckt haben?«, fragte sie wieder und wieder.

»Ungeschützter Sex?«, schlug ich vor.

»Das kann nicht sein …« Marlene verstummte abrupt. »Doch, warte mal, da war mal was. Aber vor Ewigkeiten.«

Sie überlegte einen Augenblick und fing dann wieder an zu schluchzen.

»Immerhin kann man es behandeln«, versuchte ich sie aufzumuntern. Aber das half ihr nur bedingt. Besser halfen ihr der Besuch bei ihrer Frauenärztin, die alle weiteren sexuell übertragbaren Erkrankungen ausschloss, und die Antibiotika, die auch Malte erhielt. Für ihn war es ein Schock, aber Marlene nahm es noch viel schwerer.

»Ätzend, so was zu haben«, meinte sie, und ich konnte ihr nur recht geben. Immerhin halfen die Antibiotika den beiden, und Marlene erzählte mir gut zwei Monate später, dass die Kontrolle jetzt negativ ausgefallen wäre.

Trotz dieses herausfordernden Auftakts ihrer Beziehung blieben Marlene und Malte zusammen. Malte wurde Chirurg und Marlene Allgemeinärztin. Und sie hat bis heute keine Hemmungen, auf Partys vor lauter langweiligen, gesetzten Personen laut über den Vorteil von Safer Sex zu sprechen und über die Notwendigkeit, Kondome zu benutzen.

● ● ●

Fies, fieser, am fiesesten: Sexuell übertragbare Krankheiten

An dieser Stelle ist es an der Zeit, über sexuell übertragbare Krankheiten (englisch: Sexuell Transmitted Infections, kurz: STIs) zu sprechen. Ich wünschte, wir müssten nicht, aber STIs sind und bleiben ein extrem aktuelles Thema. Jeden Tag infizieren sich weltweit mehr als eine Million Menschen mit Erkrankungen aus dieser Gruppe, und speziell in Europa haben sie seit Corona wieder zugenommen!

Allen STIs ist gemein, dass sie über sexuelle Kontakte (vor allem Vaginal-, Anal- und Oralsex) übertragen werden können, das ist aber fast schon ihre einzige Gemeinsamkeit, denn die Erkrankungen sind sonst sehr unterschiedlich.

Viele STIs verlaufen asymptomatisch, also ohne Beschwerden, was erklärt, warum sie oft nicht frühzeitig erkannt (und behandelt) werden. Das ändert aber nichts daran, dass sie (fast) alle Schäden anrichten, die unter Umständen auch erst nach längerer Zeit schwere Komplikationen hervorrufen können.

Zu den STIs gehören je nach Zählung ungefähr 30 Erkrankungen. Hier sind diejenigen, die bei uns am häufigsten vorkommen oder im Gesundheitssystem die größte Rolle spielen:

Chlamydien: Das sind Bakterien, die ausgesprochen gern durch die Vagina in die Gebärmutter aufsteigen und sich von dort aus bis in die Eileiter verbreiten. Sie können die Eileiter selbst schwer schädigen oder als eine Art Türöffner für andere Bakterien fungieren, die ihnen folgen und dann Schaden anrichten. Fatalerweise verursachen Chlamydien in vielen Fällen keine Beschwerden, sodass man sich ihrer manchmal gar nicht bewusst wird und sie ahnungslos weitergibt. Bei uns Frauen können sie zu einer schweren Schädigung des Eileiters, chronischen Unterbauchschmerzen oder einer Unfruchtbarkeit (durch die Schäden am Eileiter) führen. Bei Männern macht die Chlamydieninfektion ebenfalls nicht zwingend Beschwerden, kann aber eine Entzündung der Harnröhre mit Schmerzen beim Wasserlassen und eitrigem Ausfluss hervorrufen, in Prostata und Nebenhoden aufsteigen und darüber hinaus wohl auch für eine Unfruchtbarkeit verantwortlich sein. Je nach sexueller Betätigung kann es auch zu einer chlamydienbedingten Hals- oder Enddarmentzündung kommen. Die Chlamydieninfektion wird mit Antibiotika behandelt. Eine Erfolgskontrolle sollte nach acht Wochen erfolgen. Sexualpartner und -partnerinnen der letzten sechs Monate müssen mitbehandelt werden.

Gonorrhoe, verursacht durch Gonokokken: Das sind ebenfalls Bakterien, die ähnliche Beschwerden und Folgen wie eine Chlamydieninfektion hervorrufen können. Bei Frauen verläuft eine Ansteckung in 50 Prozent der Fälle ohne Symptome, wohingegen Männer fast immer Symptome wie eitrigen Ausfluss aus der Harnröhre und Schmerzen beim Wasserlassen haben. Die Gonorrhoe wird mit einer Kombinationstherapie aus zwei Antibiotika behandelt, und es sollte eine Erfolgskontrolle der Therapie nach vier Wochen erfolgen. Sexualpartner und -partnerinnen der letzten drei Monate müssen mitbehandelt werden.

Syphilis, verursacht durch das Bakterium Treponema pallidum: Unbehandelt kann die Syphilis bleibende Organschäden anrichten und in der Schwangerschaft zu einer schweren Erkrankung des Kindes führen. Da bei uns aber alle Frauen in der frühen Schwangerschaft auf diese Erkrankung getestet werden, kann sie oft rechtzeitig behandelt werden. Die Therapie erfolgt mit Antibiotika, ein Jahr lang sollte man alle drei Monate zur Nachkontrolle gehen. Sexualpartner und -partnerinnen der letzten bis zu zwölf Monate müssen mitbehandelt werden.

HPV (humanes Papillomavirus) kann Zervixkarzinome und andere Karzinome auslösen. Hier gibt es eine vorbeugende Impfung, wie wir im Kapitel über Gebärmutterhalskrebs gesehen haben (siehe Seite 173)!

Herpes genitalis wird durch das Herpes-simplex-Virus Typ 2 hervorgerufen, Lippenherpes durch Herpes-simplex-Virus Typ 1, wobei dieser Typ auch einen Genitalherpes auslösen kann. Beide Virusarten sind enge Verwandte. Hat man sich einmal mit ihnen angesteckt, bleiben die Viren ein Leben lang im Körper und können immer wieder zu der schmerzhaften Bläschenbildung führen und eine Ansteckung mit HIV begünstigen. Eine ursächliche Therapie gibt es nicht, aber man kann den Verlauf eines akuten Schubes mit antiviralen Medikamenten verkürzen und schmerzärmer machen.

Eine Infektion mit *Trichomonas vaginalis* begünstigt eine HIV-, Syphilis-, Gonorrhoe-, Trichomonaden- oder Herpesinfektion. Außerdem kann sie zu Problemen bei der Umsetzung des Kinderwunsches und in der Schwangerschaft führen, da es zu einer Entzündung von Eileiter und Eierstock oder einem vorzeitigen Blasensprung und einer Frühgeburtlichkeit kommen kann. Eine Frau muss eine Infektion nicht unbedingt bemerken, aber im Verlauf der Zeit verursachen Trichomonaden bei einem Teil der Betroffenen einen übel riechenden, gelbgrünlichen Ausfluss und zusätzlich Beschwerden beim Wasserlassen und Unterbauchschmerzen. Auch kann die Infektion in die Gebärmutter und darüber hinaus aufsteigen. Männer haben oft keine Symptome. Die Therapie erfolgt mit einem Antibiotikum. Eine Nachkontrolle sollte nach drei Wochen erfolgen. Sexualpartner und -partnerinnen der letzten sechs Monate müssen mitbehandelt werden.

HIV (humanes Immundefizienz-Virus) kann man mit antiretroviralen Medikamenten behandeln, aber nicht heilen. Eine bestehende Syphilis-, Gonorrhoe-, Trichomonaden- oder Herpesinfektion erhöht das Risiko, sich mit HIV anzustecken. Besteht die akute Gefahr einer HIV-Ansteckung, ist möglichst schnell nach dem Kontakt eine Postexpositionsprophylaxe mit Tabletten möglich, die das Ansteckungsrisiko dramatisch senkt.

Alle diese Erkrankungen können beim ungeschützten Sex weitergegeben werden. Der Schutz vor einer Ansteckung besteht im Praktizieren von Safer Sex, also der Verwendung von Kondomen oder Dental Dams, sogenannten Lecktüchern, wenn es um Oralverkehr geht. Wer wissen möchte, ob mit einer Partnerin / einem Partner auch ungeschützter Sex möglich ist, kann sich auf STIs testen lassen.

Wegen des häufigen Vorkommens der STIs und ihrer gravierenden Folgen übernehmen die nicht gerade großzügigen gesetzlichen Krankenkassen übrigens die Kosten regelmäßiger Chlamydientests für alle Frauen bis 25 und in jeder Schwangerschaft. Auch die privaten Krankenkassen bezahlen sie meist anstandslos. Zusätzlich gibt es in den Gesundheitsämtern (kostenlose) Sprechstunden, in denen man sich anonym beraten und testen lassen kann. Leider sind die STIs bis heute stark tabuisiert, sodass auch im medizinischen Kontext oftmals viel zu wenig über sie gesprochen und auch zu wenig getestet wird. Selbst unter Paaren ist das Thema oft tabu: Etwaige Beschwerden werden lieber verschwiegen als ausgesprochen und angegangen. Dabei ist es ganz wichtig, dass Weitergabeketten schnellstmöglich unterbrochen werden, indem beide Partnerinnen/Partner (und auch Ex-Partnerinnen und Ex-Partner) behandelt werden.

Doch auch am routinemäßigen Chlamydien-Screening nehmen noch viel zu wenige Frauen und Männer teil. Das ist schade, denn wie gesagt verursachen insbesondere Chlamydien bei Frauen oft schwere Entzündungen der Eileiter. Das kann das fein abgestimmte Schlagen der Flimmerhärchen stören – sodass in der Folge jedes Härchen schlägt, wie und wohin es will, und die Eizelle nicht weiter transportiert werden kann. Oder entzündungsbedingt wird zu viel Flüssigkeit im Eileiter gebildet, die alles ausschwemmt. Oder im Eileiter liegen erkrankte Zellen oder Überreste von abgestorbenen Zellen herum und behindern so Eizellen und Spermien. Im schlimmsten Fall verkleben die Eileiter eitrig, und/oder die Entzündung springt auf die Eierstöcke über, breitet sich im ganzen kleinen Becken aus und erfasst dort das Bauchfell, Darmschlingen und die Gebärmutter. Das tut dann furchtbar weh und muss oftmals operativ behandelt werden. Eine echte Katastrophe! Leider besteht darüber hinaus bei manchen STIs wie den Chlamydien die Gefahr, dass – selbst wenn die Infektion behandelt wird – Narben zum Beispiel im Eileiter zurückbleiben. In der Folge wird frau dann entweder gar nicht oder nur erschwert auf natürlichem Weg schwanger, oder es kann zu einer Schwangerschaft im Eileiter kommen, weil der Weitertransport des Embryos nicht funktioniert. Alle drei Optionen sind schrecklich.

Also sorge für deinen wunderbaren Frauenkörper. Geh liebevoll mit ihm um, was auch bedeutet, dass du ihn mit Kondomen (oder Femidomen) vor unerfreulichen bakteriellen oder viralen Besuchern schützt. Sei umgekehrt auch liebevoll im Umgang mit deinen Partnerinnen/Partnern – lass sie wissen, wenn etwas bei dir nicht okay ist, und lass dich umgekehrt nicht abschrecken nachzufragen, wenn dir an deinem Körper oder dem deiner

Partnerin/deines Partners etwas auffällig vorkommt. Sprich mit deiner (Frauen-)Ärztin, sie weiß Rat. Und noch etwas ganz Wichtiges: STIs kann man in jedem Lebensalter bekommen, nicht nur, wenn man jung ist. Leider wird da oft ein ganz falsches Bild transportiert. Denn Sex kann man in jedem Lebensalter haben und sich mit STIs anstecken leider auch. Aber man kann sich schützen. Also, habt wundervollen Sex, aber benutzt Kondome.

Nach diesem Ausflug zu wirklich fiesen Erkrankungen nun zurück zu unserem wunderbaren und höchst kompetenten Eileiter. Wie kann man ihn eigentlich untersuchen? Grundsätzlich ist das nicht ganz einfach, da er so eine feine, zarte Struktur ist, die man im Normalfall weder tasten noch im Ultraschall darstellen kann. Eine Ausnahme stellt die Kontrastmittelsonografie dar, bei der man eine im Ultraschall hell leuchtende Flüssigkeit über einen Katheter durch die Gebärmutter einbringt. Diese läuft dann im gesunden Fall durch die Eileiter in die freie Bauchhöhle, was man sehen kann. So eine Sonografie wird beispielsweise gemacht, um zu sehen, ob die Eileiter durchgängig oder etwa nach einer STI fest verschlossen sind. Allerdings sagt diese Untersuchung nichts darüber aus, ob zum Beispiel die Flimmerhärchen auf der Schleimhautschicht gut und richtig arbeiten. Eine Alternative zu dieser Untersuchung ist die Bauchspiegelung, bei der man die gesamte Bauchhöhle untersuchen und wenn nötig auch operativ versorgen kann.

Technik in der Medizin: Die Bauchspiegelung

Die Idee hinter der Bauchspiegelung ist es, mithilfe einer Kamera in den Bauch zu schauen und mit speziellen Instrumenten, die über einen langen schmalen Griff verfügen, durch kleine Zugänge im Bauch zu operieren. 1980 wurde erstmals eine OP mittels Bauchspiegelung (medizinisch: Laparoskopie) durchgeführt. Damals war es der Frauenarzt Kurt Semm in Kiel, der damit einen entzündeten Blinddarm (medizinisch korrekt eigentlich: Wurmfortsatz) entfernte und so den Weg für diese neue Methode ebnete, die sich heute weltweit durchgesetzt hat.

Damit man bei einer Bauchspiegelung im Bauchraum überhaupt etwas sehen kann, pumpt man in einem ersten Schritt Luft / Gas (genauer gesagt Kohlendioxid, CO_2) hinein, um den Bauchraum so wie einen »großen Kuppelraum« aufzublasen. So hat das zumindest der ursprüngliche Erfinder der Bauchspiegelung, Georg Kelling, 1901 genannt. Das funktioniert, weil die Bauchdecke so weich und nachgiebig ist. Praktisch setzt man dafür im OP am Bauchnabel einen kleinen Schnitt. Man wählt den Bauchnabelrand, da dort die Haut besonders dünn ist, es an dieser Stelle keine großen Blutgefäße gibt und man an dieser Stelle im Allgemeinen kosmetisch wenig störende Narben bekommt.

Durch den kleinen Schnitt wird eine spezielle Nadel, die sogenannte Veres-Nadel in den Bauch gepiekt. Außen besteht sie aus einer scharfen Hohlnadel, in der ein stumpfer Metallstab (Mandrin) steckt. Nach dem Stich durch die Bauchdecke, wofür man die scharfe Nadel braucht, rutscht der Mandrin durch einen Federmechanismus nach vorn, verdeckt so die geschärfte Spitze der Nadel und schützt die Organe des Bauchraums vor Verletzungen durch die scharfe Nadel. Das ist überaus wichtig, da man ja »blind«, also ohne Sichtkontrolle in den Bauch sticht. Durch den Mandrin wird dann das Gas für die OP in den Bauchraum gepumpt. Kohlendioxid eignet sich deshalb gut, weil eventuell nach der OP verbleibende Reste vom Körper aufgenommen und über die Lunge abgeatmet werden können. Sobald der Bauch aufgepumpt ist, wird die Veres-Nadel durch einen Trokar ersetzt. Das ist ein Metallrohr mit einem etwas größeren Durchmesser und einem Ventil, das das Ausströmen des Gases unterdrückt. Durch diesen Trokar wird jetzt die Kamera in den Bauch eingebracht, und man kann sich umsehen, Fotos und Videos machen.

Das Erste, was auffällt, wenn man in den Bauch schaut, ist, wie farbig wir Superheldinnen von innen aussehen. Die Gebärmutter ist zart rosig, genau wie die Eileiter, die Eierstöcke weiß. Das Bauchfell erscheint zart, hell und durchscheinend, Fett hingegen kräftig gelb. Gefäße sind rötlich, und die Leber leuchtet bräunlich neben der weißen Gallenblase.

Unter Sichtkontrolle mit der Kamera werden nun in den Unter- oder Oberbauch (je nach Grund für die OP) ein bis drei zusätzliche Trokare eingebracht, durch die OP-Instrumente wie Klemmen, Scheren oder Instrumente für die bipolare Koagulation (also Blutstillung durch Wechselstrom / Wärme) benutzt werden können. Am Ende der Operation werden die Trokare unter Sicht herausgezogen, dann wird das Gas abgelassen, und die kleinen Hautschnitte werden versorgt.

Wie bei der offenen Chirurgie, bei der durch einen längeren Schnitt in die Bauchhaut ein Zugangsweg in den Bauch geschaffen wird, kann auch bei der Bauchspiegelung vieles operiert werden. Die einzigen beiden praktischen Unterschiede zwischen den Methoden sind, dass man als Operateur bei der Laparoskopie das OP-Gebiet nicht direkt, sondern nur auf einem Monitor vor sich sieht (daran muss man sich erst gewöhnen) und dass die OP-Instrumente einen sehr langen Stil haben, da sie ja durch die Trokare bis in den Bauchraum reichen müssen und sich deshalb ganz anders anfühlen als die Instrumente, die in der offenen Bauchchirurgie verwendet werden. Da wir bei der Bauchspiegelung übrigens wie durch ein Schlüsselloch in den Bauch schauen, rechnet man sie zur Schlüssellochchirurgie. Schlüssellochchirurgie kann man aus einer Menge von Gründen und an unterschiedlichen Stellen des Körpers durchführen, aber uns interessiert natürlich speziell die Bauchspiegelung der weiblichen Organe.

Tatsächlich hat die Bauchspiegelung viele Vorteile im Vergleich zur offenen Chirurgie: Die Wundfläche ist deutlich kleiner, dadurch kommt es seltener zu Infektionen, zu einem Narbenbruch und anderen Komplikationen, und die Patientinnen erholen sich viel schneller von diesen Operationen. Daher gehört die Bauchspiegelung heutzutage zum absoluten Standard, etwa bei der Entfernung einer Zyste am Eierstock oder von Myomen an der Gebärmutteraußenseite. Zunehmend werden auch große Tumoroperationen zum Beispiel beim Endometriumkarzinom laparoskopisch durchgeführt, teilweise sogar roboterassistiert. Die Bauchspiegelung ist aus der modernen Frauenheilkunde nicht mehr wegzudenken, und das ist wirklich gut so. Auch Schwangerschaften außerhalb der Gebärmutter (medizinisch: EUG für extrauterine Gravidität) lassen sich damit erkennen und behandeln.

Wie das Leben so spielt: Ein Fall aus meiner Tätigkeit als Frauenärztin

Blut im Bauch

Wegen Unterbauchschmerzen war die 27-jährige Margitta morgens vor der Arbeit zu ihrem Hausarzt gegangen. Doch dort hatte wegen einer schweren Grippewelle ein solcher Ansturm geherrscht, dass Margitta die Praxis schnell wieder verließ. Sie war zwar gegen Grippe geimpft, aber aus dem Wartezimmer war so viel Husten und Schniefen zu hören, dass sie die Schutzwirkung der Impfung lieber nicht testen wollte. Die Sprechstundenhilfe hatte ihr erzählt, dass aktuell zusätzlich zur Grippe ein äußerst unerfreulicher Magen-Darm-Keim umginge, der sich vor allem durch Durchfall und heftige Unterbauchschmerzen äußern würde. Genau solche Schmerzen, wie Margitta sie auch hatte. Also ging Margitta zur Arbeit in der festen Erwartung, ebenfalls Durchfall zu bekommen.

Sie setzte sich in ein Büro, das sonst nicht benutzt wurde, um Abstand von ihren Kolleginnen zu halten. Nach mehreren Bechern Tee, den Margitta trank, wurden die Schmerzen etwas besser, bevor sie um die frühe Nachmittagszeit plötzlich massiv zunahmen. Margitta war nicht klar gewesen, dass ein Magen-Darm-Infekt so wehtun könnte. Sie rief ihren Freund an, der ihr versprach, sie schnellstmöglich abzuholen. Da er aber am anderen Ende der Stadt arbeitete, würde es etwas bis zu seiner Ankunft dauern. Margitta gab sich größte Mühe, geduldig zu warten. Sie ging zur Toilette – immer noch kein Durchfall – und hatte anschließend das Gefühl, sie würde gleich vor Schmerzen und Kreislaufproblemen zusammenbrechen. Sie schleppte sich zurück in ihr Büro, wo es so schlimm wurde, dass sie aufschrie. Ihre Kolleginnen fanden sie Kopf vornübergebeugt auf dem Schreibtisch, weiß im Gesicht, mit kaltem Schweiß auf der Stirn.

»Das ist doch kein Magen-Darm-Infekt«, sagte eine der Kolleginnen entschieden. Man überlegte, einen Krankenwagen zu rufen.

In diesem Moment traf Margittas Freund ein. Kurzerhand packte er sie ins Auto und fuhr sie zu uns in die Notaufnahme. Bei Aufnahme war Margittas Puls viel zu schnell, ihr Blutdruck zu niedrig. Sie war extrem blass, und ihr Bauch war hart vor Abwehrspannung, was ein Zeichen für ein schweres Problem im Bauchraum ist. Sie war wach und ansprechbar, wusste, wer sie und wo sie war, krümmte sich aber vor Schmerzen. Der erste Arzt, der verfügbar war, war ein Chirurg. Er hielt ihr einen Schallkopf auf den Bauch und entdeckte eine Menge Blut, das dort nicht hingehörte. Dazu passten auch Margittas Blutwerte, die notfallmäßig abgenommen worden waren. Ihr Hämoglobinwert war massiv erniedrigt. Also blutete sie akut und nicht gerade wenig in den Bauch. Nur woher?

Der Chirurg ließ den OP vorbereiten und fragte Margitta, wo es ihr am meisten wehtat. Margitta zeigte auf ihren linken Unterbauch. Zeitgleich erreichte uns die Info, dass Margittas Schwangerschaftstest positiv war. Damit wurde es automatisch zu einem Fall für uns Frauenärztinnen. Bei Unterbauchschmerzen plus positivem Schwangerschaftstest besteht immer der hochgradige Verdacht auf eine Schwangerschaft am falschen Ort. Sie wird EUG genannt, was für extrauterine Gravidität steht, also eine Schwangerschaft außerhalb der Gebärmutter. Dass Margitta auch noch in den Bauchraum blutete, machte die Diagnose noch wahrscheinlicher. Margitta wusste nichts von einer Schwangerschaft. Stattdessen, sagte sie uns, habe sie in den letzten Wochen die ganze Zeit leichte Schmierblutungen gehabt und hätte darauf gewartet, dass ihre Periode endlich richtig käme.

In Windeseile machten wir einen vaginalen Ultraschall. Man sah keine Schwangerschaft in der Gebärmutter, aber eine auffällige Struktur links neben der Gebärmutter. Man konnte sie zwar nicht direkt bluten sehen, aber die Menge an freier Flüssigkeit in Margittas Bauchraum hatte bedrohliche Ausmaße angenommen. Kurze Zeit später lag Margitta auf dem OP-Tisch und erhielt eine Vollnarkose vom diensthabenden Anästhesisten, während mein Kollege und ich uns die Hände wuschen und sie desinfizierten und uns anschließend steril anzogen. Blutkonserven wurden bestellt, Medikamente und OP-Material eilig vorbereitet. In solch angespannten Momenten wird wenig gesprochen, und es ist ungewöhnlich still im OP, abgesehen von dem ständigen Piepsen der Maschinen. Wir begannen mit einer Bauchspiegelung. Doch auf den ersten Bildern der Kamera konnten wir vor lauter Blut kaum etwas erkennen. Erst nachdem wir das teilweise geronnene Blut abgesaugt hatten, konnten wir einen Blick in den Unterbauch werfen. Die Gebärmutter und die Eierstöcke sahen wie erwartet unauffällig aus, aber der linke Eileiter war massiv aufgetrieben und an einer Stelle aufgerissen. Genau dort blutete es spritzend. Bei jedem von Margittas Pulsschlägen schoss eine kleine Fontäne Blut in die Höhe.

Mit einem speziellen Instrument (Bipolare Koagulation) verödeten wir diese Stelle, woraufhin die Blutung tatsächlich weitgehend aufhörte. Jetzt konnten wir alles genauer inspizieren. Unsere Verdachtsdiagnose bestätigte sich. Bei Margitta lag tatsächlich eine Schwangerschaft im linken Eileiter vor. Der Embryo war nicht, wie es sein sollte, durch den Eileiter in die Gebärmutter gewandert, sondern im Eileiter geblieben und dort weitergewachsen. Margitta hatte davon nichts bemerkt, bis der im Vergleich zur Gebärmutter nicht so wachstumsbegabte Eileiter an seine Grenzen gekommen und letztendlich aufgerissen war. In der Bauchspiegelung konnte man die Überreste dieser Katastrophe genau sehen, die Margitta in früheren Zeiten wahrscheinlich das Leben gekostet hätte.

Wir entfernten die EUG aus Margittas Eileiter und versorgten die Blutungsstelle so, dass sie nicht wieder zu bluten beginnen würde. Dann schauten wir uns auch den zweiten Eileiter genau an. Er wirkte ebenfalls auffällig verdickt, und sein Fimbrientrichter war verklebt und verwachsen. Alles sah nach den Überresten einer alten Entzündung aus. Während wir uns aus dem Bauch zurückzogen, erhielt Margitta eine Blutkonserve, weil sie so viel Blut verloren hatte.

Als ich am nächsten Tag zum Gespräch zu ihr kam, war sie blass und fühlte sich noch sehr schwach. Das alles war ein Schock für sie gewesen. Sie erzählte mir, dass sie tatsächlich vor Jahren mal eine aufsteigende Infektion der Adnexe (Eileiter und Eierstöcke) gehabt hätte, die damals auch behandelt worden war. Dem äußerlichen Aussehen der Eileiter nach war die Infektion leider trotz der Behandlung anscheinend nicht folgenlos ausgeheilt und hatte jetzt womöglich dieses Problem verursacht. Zusammen schauten wir uns die Bilder an, die wir während der OP gemacht hatten.

»Heißt das, ich kann nicht mehr schwanger werden?«, fragte sie beim Anblick der Fotos von ihrem zweiten Eileiter.

»Es ist schon möglich, dass Sie noch auf natürlichem Weg schwanger werden können«, entgegnete ich. Schließlich waren ihre Eileiter beide nach wie vor an ihrer Stelle. Allerdings hatte Margitta ein deutlich erhöhtes Risiko für das erneute Auftreten einer EUG. Zum einen, weil sie jetzt bereits eine gehabt hatte, zum anderen, weil das schon äußerlich veränderte Aussehen des zweiten Eileiters nichts Gutes ahnen ließ und man befürchten musste, dass es auf der rechten Seite zu ähnlichen Problemen kommen könnte wie links. Das wollte Margitta auf keinen Fall riskieren, schließlich hatte sie sich wegen der EUG und der nachfolgenden schweren Blutung in einer lebensbedrohlichen Situation befunden. Als ich sie vor ihrer Entlassung noch einmal sprach, erzählte sie mir, dass sie sich jetzt erst mal

in Ruhe erholen wollte. Aber wir besprachen schon zu diesem Zeitpunkt die Möglichkeit, eines Tages eine Schwangerschaft mithilfe einer künstlichen Befruchtung anzustreben, da hier die Eileiter umgangen werden können. Genau dafür entschied sich Margitta, und sie wurde nach gut einem Jahr auf diesem Weg komplikationslos schwanger.

● ● ●

Ein weibliches Erkrankungsbild: Extrauterine Schwangerschaft

Bei einer EUG gibt es oft nur unspezifische Symptome wie vaginale Schmierblutungen bei ansteigendem HCG (Schwangerschaftshormon) oder ein leichtes Unwohlsein oder Ziehen im Unterbauch. Manchmal fällt auch in der Kontrolle bei der Gynäkologin auf, dass man keine Schwangerschaft in der Gebärmutter darstellen kann, obwohl man das bei dem zugehörigen HCG-Wert eigentlich tun müsste. Erkennt man das Problem früh, kann man versuchen, mit Medikamenten einzugreifen und die EUG so erfolgreich zu behandeln. Im besten Fall erspart das einem die Operation. Doch für welche Behandlung man sich auch immer entscheidet: Aus einer EUG kann niemals eine normale Schwangerschaft werden, und sie kann auch nicht weitergeführt werden.

Glücklicherweise ereignet sich eine EUG nur in ungefähr 1 bis 2 Prozent aller Schwangerschaften. Dabei muss sie nicht im Eileiter liegen, denn wie der Name schon sagt, geht es nur um eine Schwangerschaft am falschen Ort und der kann theoretisch auch im/am Eierstock sein, in der Zervix oder in der freien Bauchhöhle. Allerdings befinden sich 98 Prozent aller

EUGs im Eileiter. Daran sieht man, wie unerlässlich eine gute Funktionsfähigkeit der Eileiter für eine funktionsfähige Schwangerschaft ist! Oder anders gesagt: Die allermeiste Zeit erledigt der Eileiter seine höchst anspruchsvollen Aufgaben perfekt, ohne jeden Grund zur Klage. Still, leise und ohne Aufhebens hilft er den Spermien auf dem Weg, empfängt und begrüßt die Eizelle und begleitet dann den neu entstandenen Embryo bis in die Gebärmutter. Aber machen wir uns das je bewusst? Ich auf alle Fälle muss zugeben, dass ich seine Leistung lange unterschätzt habe. Aber jetzt weiß ich es besser und kann voller Überzeugung sagen: Der Eileiter ist einfach nur großartig und ein absolut würdiger Teil von uns Superheldinnen!

Nachdem wir nun schon viele wunderbare Teile von uns Superheldinnen kennengelernt haben – Brust, Vulva mit Klitoris, Vagina, Gebärmutter und Eileiter – wird es jetzt Zeit für das Organ, das einen entscheidenden Beitrag zu unserem Frausein leistet: der Eierstock.

Der Eierstock

Anatomie eines Wunders: Der Aufbau des Eierstocks

Der Eierstock (medizinisch: Ovar / Plural: Ovarien) oder besser gesagt, die Eierstöcke – jede Frau hat zwei davon – führen ein aufregendes Leben voller Abenteuer. Ab der Pubertät heißt es für sie ständig Party oder besser gesagt, Arbeit rund um die Uhr. Ihre Aufgaben sind es, den Eizellen ein hübsches, komfortables Zuhause zu geben und uns Superheldinnen ein tolles Leben als Frauen zu ermöglichen, indem sie die wunderbaren weiblichen Hormone produzieren.

In der embryonalen Entwicklung des weiblichen Babys im Bauch der Mutter bilden sich die Eierstöcke schon sehr früh (4. Entwicklungswoche), und die Urkeimzellen (die Vorstufen unserer Eizellen) wandern bereits in der 6. Entwicklungswoche aus der Dottersackwand in die neu gebildeten Eierstöcke ein. Eierstock und Eizellen bilden damit sozusagen die erste Wohngemeinschaft der Welt. Zu diesem Zeitpunkt sind es mehrere Millionen Eizellen pro Eierstock, von denen bei der Geburt noch rund 400 000 bis 1 Million Eizellen übrig sind. Während der embryonalen Entwicklung ist der kindliche Eierstock ziemlich aktiv, doch nach der Geburt geht er zunächst in einen Ruhezustand. Man kann sich das wie einmal tief Luftholen vorstellen, bevor die große Party beginnt. Denn zu Beginn der Pubertät wird das Ovar vom Kisspeptin regelrecht wachgeküsst. Ist das nicht schön, dass dieses Gewebshormon tatsächlich mal einen Namen hat, der verrät, was es tut?

Allerdings wirkt das Kisspeptin nicht direkt auf den Eierstock, sondern aktiviert die Gonadotropin-Releasing-Hormon-produzierenden Neuronen im Gehirn (was für ein laaaanger Name). Die wiederum geben das Gonadotropin-Releasing-Hormon (GnRH) ab, das seinerseits zu einer Ausschüttung der beiden Gonadotropine aus der Hypophyse führt: LH (luteinisierendes Hormon) und FSH (follikelstimulierendes Hormon), die nun wirklich und tatsächlich ihrerseits das Ovar selbst aktivieren.

Klingt kompliziert? Ist es auch. Zumal es für jeden einzelnen dieser Schritte zahllose weitere Verknüpfungen und Modifizierungsmechanismen gibt. Für das Frausein ist dem Körper eben kein Aufwand zu groß, und die Steuerung ist so komplex, wie eine echte Superheldin es verdient. Aber: Von all diesen Schritten merken wir nichts, das regelt der Körper mal wieder ganz allein.

Das Erste, was wir in der Regel vom Pubertätsbeginn sehen, ist der Beginn des Brustwachstums (medizinisch: Thelarche). Zu diesem Zeitpunkt ist das Ovar allerdings schon längst bei der Arbeit und tut, was es kann, was die Produktion der weiblichen Hormone, besonders von Östrogen, angeht. Von null auf hundert könnte man sagen. Und das Östrogen knallt so richtig rein – was man an den dramatischen Stimmungsschwankungen mancher junger Teenager live miterleben kann. Zwar kommt das Babymädchen schon im Bauch seiner Mutter mit mütterlichem und selbst produziertem Östrogen in Berührung, was ausgesprochen wichtig für seine Entwicklung ist. Und auch während der hormonellen Ruhephase produzierten die Nebennieren etwas Östrogen genau wie das Fettgewebe und das Gehirn. Aber mengenmäßig ist das alles nur ein Bruchteil von dem, was das Ovar ab jetzt raushaut. Und mit dem Östrogen produziert es nicht irgendein belangloses weibliches Hormon, sondern das wichtigste im Frauenkörper, ein richtiges Multi- oder Supertalent (wir werden es in einem eigenen Kapitel noch genauer kennenlernen, siehe Seite 282). Das Östrogen wiederum beeinflusst zahllose Strukturen, Gewebe und Organe. So bewirkt es ein Wachstum der Eierstöcke selbst, der Gebärmutter, der Eileiter und der Vagina sowie der Brust, Klitoris, Vulva und der Schambehaarung. Und es bereitet den Körper auf den Zyklus vor, was wir an dem vaginalen Ausfluss erkennen können, der einige Zeit nach der Thelarche einsetzt. Wir nennen ihn Weißfluss, und er ist der Beweis für die Östrogenaktivität im Körper.

Unter der Einwirkung der Östrogene verändert sich auch die zuvor eher längliche Gebärmutter und nimmt ihre angedeutet herzförmige Form an, und parallel dazu beginnt das Endometrium sich aufzubauen. Erste Eizellen werden aufgeweckt und reifen, und es kommt schlussendlich zur Etablierung des Zyklus und zu den Eisprüngen, die die Voraussetzung für eine Schwangerschaft sind. Von all den Hormonen, die das Ovar auf dem Weg hierher Tag und Nacht produziert hat, bekommen wir eigentlich nur das Endergebnis mit, nämlich die erste Blutung (medizinisch: Menarche). Das Ovar arbeitet unermüdlich weiter, egal ob wir wach sind oder schlafen, ob wir eine Klassenarbeit schreiben oder im Urlaub am Strand liegen. Es fragt nicht nach Auszeiten und erwartet bis zu den Wechseljahren keine größere Ruhepause. Manche Frauen fühlen ihren Eisprung (Mittelschmerz), aber das ist auch schon alles, was wir vom Ovar erahnen können, der Rest läuft einfach still und leise in uns ab, ohne dass wir es je dafür loben, was es alles im Laufe unseres Lebens für uns leistet. Wenn ich als Ärztin über das Herz spreche, das das ganze Leben lang schlägt, werden meine Patientinnen immer ganz ehrfürchtig. Aber wenn ich sage, die Eierstöcke sind fantastisch, weil sie tun, was sie tun, ernte ich dafür befremdete Blicke. Das, liebe Frauen, sollten wir ändern. Tatsächlich sprechen wir viel zu oft nur über Teile unseres fabelhaften Körpers, und zwar vor allem dann, wenn etwas nicht funktioniert oder wenn wir denken, dass etwas nicht optimal läuft. Das ist sehr schade – kommt aber nicht von ungefähr, sondern hat viel mit unserer (gesellschaftlichen) Einstellung zu Körper und Gesundheit zu tun. Funktionieren wird als Mindestbedingung verstanden, Nichtfunktionieren als reiner Fehler, den es schnellstmöglich zu beheben gilt. Nach Möglichkeit sollte jeder Körper perfekt nach Norm arbeiten, und jede Abweichung ist ein Problem oder wird zumindest so dargestellt. Darüber vergessen wir manchmal, wie genial das allermeiste in unserem wunderschönen Körper funktioniert, wie großartig die Verbindungen zwischen unterschiedlichen Organen sind, wie hervorragend verschiedene Strukturen zusammenarbeiten. Das Ovar ist ein gutes Beispiel dafür, denn seine Zellen kooperieren perfekt mit den Eizellen. Wie gut, sieht man an der Schwangerschaftsrate bei uns Menschen und der Tatsache, dass wir eine satte Überbevölkerung haben. An jedem einzelnen dieser Menschen war das Ovar seiner Mutter beteiligt. Ziemlich beeindruckend, oder?

Dabei ist der Eierstock von seiner Aufmachung her erstaunlich unauffällig (siehe Abbildung Seite 171). Er ist ein weißlich schimmerndes, von Form und Größe an eine kleine Pflaume erinnerndes Organ. Nichts deutet darauf hin: Ich bin superwichtig! Ich bin das Zuhause von Prinzessin Eizelle! Im Gegenteil, bei einem kurzen Rundumblick durch die Bauchhöhle könnte man die Eierstöcke sogar versehentlich übersehen, denn sie liegen relativ weit unten eingebettet im Darm im sogenannten kleinen Becken, also in dem Bereich, der hinten und an der Seite von den Beckenknochen umfasst wird. Es gibt Organe in unserem Körper, die bleiben ein Leben lang mehr oder weniger an einer Stelle. Das Herz zum Beispiel wird zwar durch die Bewegung des Zwerchfells bei der Atmung mit auf und ab bewegt, aber es rutscht ansonsten nicht im Brustkorb herum. Auch das Gehirn bleibt schön da, wo es hingehört, außer man knallt bei Tempo dreißig gegen die Windschutzscheibe, und auch dann ist sein Bewegungsradius eher übersichtlich. Bei den Eierstöcken ist das grundlegend anders. Sie sind an bindegewebigen Bandstrukturen beweglich im Becken aufgehängt und über Bindegewebsbrücken locker mit der Gebärmutter verbunden. Durch diese bewegliche Anbringung können sie nach vorn und hinten kippen und vom arbeitenden Darm oder von der wachsenden Gebärmutter in der Schwangerschaft auch gern mal beiseitegeschoben werden.

Außen ist das Ovar von einer zarten Schicht Bauchfell (medizinisch: Peritoneum) überzogen, was seine leichte und fast reibungslose Verschiebung gegen die anderen Organe ermöglicht. Unter dem Bauchfell befindet sich eine weiße, feste Bindegewebshülle, die Tunica albuginea. Albuginea kommt aus dem Lateinischen und bedeutet so viel wie weiß. Manchmal sind medizinische Begriffe nicht besonders fantasievoll, aber das helle Aussehen des Eierstocks wird so ziemlich exakt beschrieben. Unter der Tunica liegen in der sogenannten Rindenschicht die Eibläschen (medizinisch: Follikel), in denen jeweils die einzelnen Eizellen reifen. Dass die Follikel außen am Eierstock liegen, ist auch sinnvoll, da die Eizelle beim Eisprung das Ovar ja wirklich in Richtung Eileiter verlassen muss. Im Innern des Ovars befindet sich das Mark, das Blutgefäße, Nervenbahnen und Lymphgefäße enthält.

Der Aufbau des Eierstocks bleibt prinzipiell im Laufe des Lebens gleich, nur sein Äußeres ändert sich. Zum einen können die Eisprünge, die mit einem Einreißen der Tunica albuginea einhergehen, kleine Narben hinterlassen, zum anderen wird das Ovar im Laufe des Lebens kleiner.

Die Blutversorgung des Eierstocks erfolgt aus der Arteria ovarica, die direkt der Bauchaorta entspringt und in der Bindegewebsaufhängung des Ovars zum Eierstock läuft. Zusätzlich erhält das Ovar noch Blut durch einen Ast der Arteria uterina (der gebärmutterversorgenden Arterie). Diese Doppelversorgung verwendet der Körper immer dann, wenn ein Organ besonders wichtig ist und mit hoher Sicherheit auch in Notsituationen optimal mit Blut versorgt werden soll. Und wichtig ist der Eierstock für uns Frauen allemal.

So wichtig, dass wir Frauenärztinnen ihn uns bei der Untersuchung im Ultraschall gern genauer ansehen. Selbst ertasten kann man seine Eierstöcke einfach so von außen durch die Bauchdecke nämlich normalerweise nicht, dafür sind sie zu klein und zu beweglich. Aber wie und warum macht es die Frauenärztin bei der gynäkologischen Untersuchung? Und was beinhaltet diese noch?

Medizin für Frauen: Die gynäkologische Untersuchung

Die meisten erwachsenen Frauen kennen sie, nicht jede liebt sie. Nicht einmal die Frauenärztinnen, die ich gefragt habe, mögen sie bei sich selbst – aber sie gehört nun mal dazu. Ich spreche von der gynäkologischen Untersuchung, die jeder Frau ab 20 mindestens einmal im Jahr zur Vorsorge und Diagnose von Krankheiten der weiblichen Geschlechtsorgane angeboten wird.

Sie besteht aus mehreren Abschnitten. Am Anfang steht das Anamnesegespräch, in dem man mit der Ärztin über aktuelle Befunde und Vorerkrankungen, Fragen und Sorgen spricht. Hat man etwa Angst vor der vaginalen Untersuchung oder vor einem möglichen Ergebnis, kann man das jetzt thematisieren. Dann kann sich die Ärztin besser darauf einstellen. Außerdem ist es enorm hilfreich, als Patientin auf dieses Gespräch gut vorbereitet zu sein und sich Fragen, Sorgen und Wünsche im

Vorfeld zu notieren. In dem Moment, in dem man im Arztzimmer sitzt, überkommt einen nämlich vielleicht die Aufregung, oder man ist abgelenkt und vergisst, etwas zu fragen, das einem eigentlich total wichtig ist. Da hilft eine kleine Gedankenstütze enorm, egal ob auf einem Zettel oder als Notiz im Handy.

Nach dem Anamnesegespräch folgt der körperliche Teil des Ganzen, die Untersuchung. Häufig beginnt diese bei der Brust. Da wir darüber schon weiter oben (siehe Seite 55) gesprochen haben, gehen wir jetzt direkt weiter zu der Untersuchung auf dem gynäkologischen Stuhl, für die du dich unten herum frei machen musst. Viele Frauen finden den gynäkologischen Stuhl Respekt einflößend, aber man braucht keine Angst davor zu haben. Er ist einfach nur dafür gemacht, dass man sich in einer halbwegs bequemen Position befindet, während die Ärztin gleichzeitig möglichst gut sehen und untersuchen kann. Übrigens wird nicht überall auf der Welt ein gynäkologischer Stuhl verwendet. An vielen Orten wird die Untersuchung einfach auf einer Liege durchgeführt, und als Hilfsmittel können zum Beispiel beleuchtete Spekula (siehe unten) zur Anwendung kommen.

Egal wie, es ist natürlich ein komisches Gefühl, halb nackt vor jemandem halb zu sitzen, halb zu liegen. Im englischsprachigen Raum ist es daher üblich, ein Tuch über die Beine der Patientin zu breiten, um ihr ein Gefühl größerer Privatsphäre zu geben. Wenn es dir angenehmer ist, nimm also ein Tuch zur Untersuchung mit oder zieh einen weiten (und langen) Rock an, den du dir über deine Beine legen kannst (allerdings so, dass er nicht herunterrutscht – sonst kann deine Ärztin nichts sehen).

Was dein Wohlbefinden bei der Untersuchung angeht, ist es meiner Meinung nach das A und O, eine Ärztin oder einen Arzt zu haben, bei der/dem man sich gut aufgehoben fühlt.

Wer Zutrauen zu seiner Ärztin hat, ist entspannter und lockerer, was schon die halbe Miete für die Untersuchung ist. Denn mit einem vor Sorge verkrampften Beckenboden wird es nicht einfacher. Ich glaube also, dass es den Aufwand lohnt, sich eine Ärztin zu suchen, die zu einem passt. Viele Frauen gehen zu der Gynäkologin, bei der die Mutter schon war, oder zu einer, die gut erreichbar ist, passende Sprechzeiten hat oder Ähnliches. All diese Gründe haben auch ihre Berechtigung, aber manchmal reicht das eben nicht. So schwierig es sein mag, die passende Ärztin zu finden, es ist vorteilhaft für alle Beteiligten. Auch als Ärztin freut man sich nämlich, wenn man spürt, dass sich seine Patientinnen gut aufgehoben fühlen. Und anders als sie haben wir nicht die Möglichkeit, unseren Patientinnen Bewertungen auf Praxisportalen zu geben …

Die Ärztin wird, nachdem die Patientin auf dem gynäkologischen Stuhl Platz genommen hat, den Stuhl so kippen und das Licht so einstellen, dass sie optimal sehen kann. Der erste Schritt der körperlichen Untersuchung ist jetzt die Inspektion, also die Betrachtung von allem, was man so direkt sehen kann. Dazu gehört die Haut des Bauches, der Leisten, der Oberschenkel und der Vulva. Dabei liegt das Augenmerk der Ärztin darauf, ob irgendwo etwas Auffälliges zu sehen ist, ob Haut oder Schleimhaut gerötet erscheinen, Knoten oder Schwellungen zu entdecken sind, Kratzspuren auszumachen sind oder ein auffälliger Ausfluss vorliegt. Wenn du selbst etwas Ungewöhnliches an dir bemerkt hast, ist das der richtige Zeitpunkt, es deiner Ärztin zu zeigen.

Nachdem die Ärztin sich die Vulva angeschaut hat, wird sie mit den behandschuhten Fingern behutsam die großen Schamlippen spreizen, um die Innenseite der kleinen Schamlippen, den Scheidenvorhof mit der Öffnung der Harnröhre und den Scheideneingang zu betrachten. Auch hier spielt in der Beurteilung die Farbe des Gewebes (Rötung?) eine Rolle oder ob irgendwelche Schwellungen oder Veränderungen vorliegen. Hat die Patientin beispielsweise Symptome an den Bartholin-Drüsen angegeben, tastet man den Bereich der großen Schamlippen ab. Entdeckt man Hautveränderungen oder klagt die Patientin über lichentypische Beschwerden (siehe Seite 129), sollte auch die Vorhaut der Klitoris ganz vorsichtig ein wenig zurückgezogen werden, um festzustellen, ob sie gut beweglich ist. Je nachdem, ob und wenn ja welche Auffälligkeiten zu finden sind, kann die Ärztin sich den Vulvabereich auch durch ein Kolposkop, ein spezielles Mikroskop, ansehen, das vor dem gynäkologischen Stuhl hochgeklappt wird, ohne dass es die Patientin berührt.

Nachdem die Ärztin äußerlich alles betrachtet hat, folgt die sogenannte Spekulumeinstellung. Das ist das, was viele Frauen unter der »eigentlichen« gynäkologischen Untersuchung verstehen, aber wie wir gerade gesehen haben, ist sie nur ein Teil des Ganzen. Spekulum heißt übersetzt Spiegel, und es ist ein Instrument, mit dessen Hilfe man gut die gesamte Scheide und die Portio mit dem Muttermund betrachten kann. Es gibt verschiedene Formen, Größen und Materialien von Spekula, von ganz klein und kurz, bis größer und länger, aus Metall oder Plastik, zweiteilig oder einteilig, das die Ärztin je nach Untersuchungssituation und Patientin auswählt. Bei einer Patientin, die sechs Kinder geboren hat, empfiehlt sich logischerweise ein anderes Spekulum als bei einer 15-Jährigen, die zur ersten Untersuchung kommt.

Die Frauenärztin feuchtet das Spekulum leicht mit Wasser an. Gleitmittel sind nicht empfehlenswert, weil sie die Untersuchungsergebnisse verfälschen können. Das Spekulum wird schräg gehalten und sanft über den Damm in die Scheide eingeführt. In der Scheide wird es an der Scheidenhinterwand entlanggeführt, behutsam gerade ausgerichtet und vorsichtig geöffnet. Durch die Öffnung des Spekulums rutscht die Portio mit dem Muttermund zwischen die beiden Blätter des Spekulums und kann nun betrachtet werden. Die Ärztin achtet auch hier besonders auf die Farbe des Gewebes von Portio und Muttermund, auf Ausfluss, Blutungen, Gewebsveränderungen oder eine erhöhte Verletzlichkeit des Gewebes. Jetzt werden die Krebsvorsorgeabstriche und der HPV-Abstrich von der Portiooberfläche und aus dem Gebärmutterhalskanal (Zervix) entnommen. Zusätzlich kann man Abstriche auf Infektionen oder Bakterien machen.

Erscheint etwas auffällig, kann man sich auch hier alles mit dem Kolposkop in bis zu 30-facher Vergrößerung anschauen und wenn nötig die Zellen auf der Portiooberfläche mit verdünnter Essiglösung anfärben. Normale, gesunde Zellen verändern ihre rötliche Färbung unter Essig nicht, aber veränderte Zellen, die in Richtung einer Krebsvorstufe oder eines Zervixkarzinoms gehen, werden weiß. Nach der Untersuchung der Portio zieht die Frauenärztin das Spekulum vorsichtig zurück. Dabei kann sie die Vaginalwände genau betrachten. Sind hier Auffälligkeiten zu sehen? Rötungen? Entzündungen? Geben die Scheidenwände vielleicht zu leicht nach und wölben sich zu stark nach innen, was auf eine Senkung hinweisen kann? Hat die Patientin im Anamnesegespräch Probleme beim Wasserlassen oder beim Stuhlgang angegeben? Hat sie ihre Kinder vaginal geboren? Gibt es hier den Bedarf, weiter zu untersuchen?

Auf dem Spekulum sammelt sich bei der Untersuchung etwas Fluor vaginalis. Nachdem man das Spekulum wieder herausgezogen hat, kann man an diesem Fluor den pH-Wert messen. Er sollte im sauren Milieu bei ungefähr 3,8 liegen. Außerdem kann die Ärztin ein wenig Fluor auf einen Objektträger geben und unter dem Mikroskop betrachten. Dann sieht sie, ob es genügend Laktobazillen gibt, wie es bei der geschlechtsreifen Frau sein sollte, oder ob Hinweise auf eine

Infektion oder bakterielle Dysbalance bestehen oder darauf, dass die Scheide zu trocken ist, wie es nach den Wechseljahren der Fall sein kann. Auch hier ist es sehr wichtig, die Untersuchungsbefunde mit den eventuellen Beschwerden der Patientin in Einklang zu bringen, um eine gegebenenfalls nötige Behandlung zu planen. Oder anders gesagt, nicht alles, was nicht wie im Lehrbuch aussieht, ist behandlungsbedürftig. Daher ist die Erfahrung einer Ärztin auch so ein wichtiger Schatz in der Versorgung ihrer Patientinnen.

Auf die Spekulumuntersuchung folgt die bimanuelle Palpation, also die Tastuntersuchung. Im Kapitel über Myome haben wir schon kurz darüber gesprochen (siehe Seite 202). Hierbei geht die Frauenärztin mit zwei Fingern der einen Hand vorsichtig in die Scheide ein und schiebt mit der zweiten Hand erst die Gebärmutter und dann die Adnexe (Eierstöcke und Eileiter) durch die Bauchdecke ganz sanft auf die durch die Vagina tastende Hand zu. Ist der Scheideneingang sehr eng oder sehr empfindlich zum Beispiel im sehr jungen oder sehr hohen Alter, kann man auch nur mit einem Finger tasten.

Durch die bimanuelle Untersuchung bekommt man die Organe, die tief im kleinen Becken liegen, wie der lateinische Name sagt, zwischen beide Hände und kann sie sorgfältig abtasten. Das ermöglicht eine Beurteilung, ob Uterus und Adnexe normal groß und gut beweglich sind und/oder ob sich etwas in diesem Bereich als schmerzhaft oder vergrößert/verändert erweist. Allerdings hat die Methode der bimanuellen Palpation ihre Grenzen. So hängt es von der Lage der Gebärmutter ab, ob man sie gut abtasten kann. Ist sie beispielsweise nach hinten statt nach vorne gekippt, was an sich keinerlei Krankheitswert hat, sind die Tastmöglichkeiten viel eingeschränkter. Ist eine Patientin zudem (stark) übergewichtig, ist die Qualität des Tastens, die man durch die Bauchdecke erreichen kann, nicht so gut wie bei einer ausgesprochen schlanken Patientin.

Mit der Tastuntersuchung kann man nicht nur die inneren Genitalien untersuchen, man kann auch die Kraft des Beckenbodens überprüfen, indem man die Patientin bittet, den Beckenboden anzuspannen, während man zwei Finger in die Scheide legt. Die Kraftentwicklung kann einen Hinweis darauf geben, ob alles gut funktioniert oder ob hier zusätzlicher Abklärungsbedarf besteht.

Ab dem Alter von 50 Jahren haben Frauen laut der gesetzlichen Krankenversicherung auch ein Recht auf eine Tastuntersuchung des Enddarms, mit der man früh Auffälligkeiten in diesem Bereich erkennen möchte. Dazu führt die Ärztin behutsam einen angefeuchteten Finger in den Anus ein. Fragen, die sie dabei klären möchte, sind: Gibt es Blut am Handschuh? Tastet man Unregelmäßigkeiten in der Enddarmwand oder andere Auffälligkeiten? Auch hier wieder geht es darum, die Patientinnen zu identifizieren, die weiter untersucht werden sollten.

Man kann sich die gynäkologische Untersuchung also ein wenig wie die Fahrt auf einer Hauptstraße vorstellen, von der immer wieder kleinere Straßen abgehen. Man nimmt zunächst die Vorfahrtsstraße und entscheidet je nach Situation, welche zusätzlichen Straßen noch befahren werden sollten.

Der letzte Baustein der gynäkologischen Untersuchung ist der Ultraschall. Leider ist er nicht immer im Paket der gesetzlichen Krankenkassen enthalten, sondern in vielen Situationen eine Selbstzahlerleistung, was ich sehr bedauere. Denn ich halte diese Methode für unglaublich gut, sicher, sinnvoll und praktisch. Über die grundsätzliche Funktionsweise des Ultraschalls hatten wir uns schon im Kapitel »Gebärmutter« unterhalten, aber jetzt soll es darum gehen, wie sich die inneren Geschlechtsorgane der Frau im Ultraschall darstellen. Man betrachtet die Gebärmutter, schaut nach Auffälligkeiten und misst die Dicke der Gebärmutterschleimhaut. Weiter geht es zu den Eileitern, die, wie wir ja wissen, im Normalfall so zart sind, dass man sie im Ultraschall nicht sehen kann. Nur wenn sie zum Beispiel verdickt oder geschwollen sind, wie bei einer Eileiterschwangerschaft (EUG) oder Infektion, kann man sie manchmal ohne Hilfsmittel darstellen. Um die Eierstöcke im Ultraschall darzustellen, müssen wir sie zuerst einmal finden. Manchmal ist es gar nicht so einfach, sie zwischen den ganzen Darmschlingen zu entdecken. Da hilft es enorm, dass sie bei der geschlechtsreifen Frau kleinere und größere tiefdunkle Blasen tragen. Das sind die wachsenden Eibläschen oder Follikel, in denen die reifenden Eizellen liegen (darum geht es noch genauer im Kapitel »Eizelle«). Wenn wir mehrere Ultraschalluntersuchungen in verschiedenen Zyklen machen, können wir feststellen, ob der Follikel immer auf derselben Seite wächst oder ob beide Eierstöcke tätig sind. Grundsätzlich gibt es keine feste Abfolge, sondern der Follikel mit der Eizelle, die am besten reift, setzt sich durch und wird zum Leitfollikel. Im Ultraschall können wir also sehen, ob es einen Leitfollikel gibt und ob er sprungbereit ist. Oder ob es vielleicht auch mal zwei oder mehr Follikel sind (was dann zu Zwillingen, Drillingen etc. führen könnte). Bei Frauen in der Postmenopause, die ihre Wechseljahre hinter sich haben, kann man an den Ovarien keine Eibläschen mehr sehen. Bei ihnen sind die Eierstöcke auch insgesamt (deutlich) kleiner und erscheinen im Ultraschall mittel- bis dunkelgrau. Der Ultraschall ermöglicht uns die Beurteilung, ob die Eierstockstruktur gleichmäßig ist oder ob es irgendwo Unregelmäßigkeiten gibt wie Zysten, über die wir gleich sprechen werden. Damit ist er, was den Informationsgewinn angeht, der bimanuellen Tastuntersuchung deutlich überlegen.

Zuletzt kann man im Ultraschall noch in den Douglas-Raum (tiefster Punkt des kleinen Beckens zwischen Enddarm und Scheide) schauen und kontrollieren, ob es dort vermehrt Flüssigkeit gibt oder sich Auffälligkeiten wie Endometrioseherde zeigen. Auch beim Ultraschall geht die Ärztin nach dem

Prinzip vor, sich zunächst einen Überblick zu verschaffen und dann je nach Bedarf weiter ins Detail zu gehen.

Ultraschall ist übrigens eine dynamische Untersuchung, das heißt, man kann Bewegung sehen und beurteilen. So kann man verfolgen, wie der Darm den Nahrungsbrei weitertransportiert und wie in der Schwangerschaft das fetale Herz pumpt. Man kann Muskelanspannung darstellen, was zum Beispiel bei der Beurteilung des Beckenbodens von Bedeutung ist. Man kann das Blutflussmuster verschiedener Organe sichtbar machen und ihre Durchblutung, was extrem wichtig wird, wenn es zum Beispiel abzuklären gilt, ob eine auffällige Struktur in Richtung Krebs gehen könnte. Bei bösartigen Erkrankungen ist das Blutflussmuster nämlich oft ein anderes als bei gutartigen Veränderungen. Man kann in der Schwangerschaft überprüfen, ob Kontraktionen / Wehen zu einer Verkürzung und / oder Öffnung des Gebärmutterhalses führen, und man kann unter der Geburt in der Wehe die Bewegung des kindlichen Kopfes mitverfolgen und schauen, wie weit er tiefer tritt. Man kann sich die Schließmuskeln des Enddarms / Afters ansehen und nach Geburten überprüfen, ob es dort zu Verletzungen gekommen ist. Man kann nach auffälligen Lymphknoten schauen und die Brust beurteilen und vieles mehr. Daher ist der Ultraschall für mich eine der besten Untersuchungsmöglichkeiten, die wir in der Medizin zur Verfügung haben!

Zum Abschluss der gynäkologischen Untersuchung folgt ein Gespräch über die erhobenen Befunde. War etwas auffällig? Wenn ja, was? Soll noch eine Urinprobe für weitere Untersuchungen angegeben werden oder ist das schon passiert? Bedarf es weiterer Abklärung, oder war alles in Ordnung und man sieht sich in einem Jahr zur nächsten Vorsorge wieder? Auch wird besprochen, wann und auf welchem Wege (Anruf, Post) man die Ergebnisse der entnommenen Abstriche / Untersuchungen erhalten wird.

Natürlich verläuft die gynäkologische Untersuchung nicht immer gleich. Besonders wenn eine bestimmte Fragestellung im Vordergrund steht, macht man vielleicht den Ultraschall als Erstes oder überhaupt nur einen Ultraschall. Die hier vorgestellte Abfolge entspricht der einer Standarduntersuchung.

Das Ziel jeder (Vorsorge-)Untersuchung ist es, Auffälligkeiten zu erkennen, die in der Folge behandelt werden müssen. Doch egal, wie gut unsere ärztlichen Untersuchungsmethoden sind, erfolgreich sind wir Frauenärztinnen nur, wenn wir mit unseren Patientinnen zusammenarbeiten können. Wir brauchen deine Mitarbeit. Du musst deiner Ärztin sagen, wie es dir geht, was für Beschwerden du vielleicht hast und an welcher Stelle du etwas Auffälliges bemerkt hast. Daher hilft es auch hier ungemein, wenn du dich selbst möglichst gut kennst. Dich selbst kennenzulernen, ist der wichtigste Schritt in Richtung Gesundheit. Wie wäre es also mit einem Date mit deinem Körper?

Ein weibliches Krankheitsbild: Zysten am Eierstock

Nachdem wir ein wenig im Können des großartigen Eierstocks geschwelgt haben, wollen wir uns nun ansehen, welche Auffälligkeiten und Erkrankungen an diesem Organ womöglich vorkommen. Die häufigste Auffälligkeit sind Zysten. Eine Zyste ist nichts anderes als ein mit Flüssigkeit gefüllter Hohlraum. Der Ausdruck Zyste sagt erst einmal nichts darüber aus, ob es sich um eine gut- oder bösartige Veränderung handelt. Und glücklicherweise sind die allermeisten Zysten gutartig!

Wenn eine Zyste im Zusammenhang mit der Hormonaktivität des Ovars und/oder während der Eizellreifung auftritt, nennen wir sie eine funktionelle Zyste. Damit ist auch klar, dass wir sie bei Frauen ab der Pubertät bis in die Wechseljahre finden können. Funktionelle Zysten können an einem oder beiden Eierstöcken vorkommen.

Das hier sind die häufigsten Arten von funktionellen Zysten:

- Follikelzyste: Eine Eizelle reift, aber es kommt aus verschiedenen Gründen nicht zum Eisprung. In der Folge wächst der Follikel weiter und kann dabei bis zu 15 cm (!) groß werden. Er kann Beschwerden verursachen, indem er auf die Nachbarorgane wie die Harnblase drückt (dann muss man ständig aufs Klo), Schmerzen beim Sex macht oder für Probleme beim Stuhlgang verantwortlich ist. Allerdings fallen die meisten, auch großen Zysten nur zufällig in der Vorsorgeuntersuchung auf.
- Gelbkörperzyste (medizinisch: Corpus-luteum-Zyste): Der Gelbkörper entsteht nach dem Eisprung aus dem ehemaligen Eibläschen, in dem die Eizelle gereift ist. Die Bildung des Gelbkörpers ist also vollkommen normal und ein Teil des Zyklusgeschehens. Wenn sich jedoch nach dem Eisprung (viel) Blut im Gelbkörper ansammelt, kann es zur Bildung einer Gelbkörperzyste kommen.
- Luteinzysten: Diese kommen meistens in beiden Ovarien vor und können bei einer erhöhten hormonellen Aktivität entstehen, z. B. in einer Mehrlingsschwangerschaft oder bei der hormonellen Stimulation für eine künstliche Befruchtung.
- Zysten des Polyzystischen Ovarsyndroms (PCOS): Über das PCOS werden wir noch ausführlich in einem eigenen Kapitel sprechen. Hier ist nur wichtig zu wissen, dass das PCOS ein ganz typisches Bild am Eierstock macht mit ganz vielen minikleinen Zysten, die scheinbar wie Perlen an einer Schnur aufgereiht sind. Ursächlich für das PCOS ist eine Hormonstörung, die dazu führt, dass sich kein Leitfollikel herausbildet, sondern dass Dutzende kleiner Follikel ein bisschen wachsen, bis man sie sehen kann.

- Eine Sonderform der funktionellen Zyste bei der hormonaktiven Frau ist die Endometriosezyste (medizinisch: Endometriom), auch Schokoladenzyste genannt, weil sie mit dunkel erscheinenden Blutabbauprodukten gefüllt ist.

Die meisten funktionellen Zysten verschwinden ganz von allein, das heißt, man kann beruhigt abwarten und den Befund einfach nur im Ultraschall kontrollieren. Eine Ausnahme hierbei bilden die Endometriosezysten; sie gehen nicht von allein weg. Ob und wann sie entfernt werden müssen, ist immer eine individuelle Entscheidung und hängt von Faktoren wie einem bestehenden oder zukünftigen Kinderwunsch, Beschwerden und sonstigen Befunden ab.

Alle anderen funktionellen Zysten verursachen in der Regel keine ausgeprägten Schmerzen und müssen nicht operativ entfernt werden. Manchmal können sie platzen, was wehtun kann, aber interessanterweise nicht muss. Die Flüssigkeit aus der Zyste baut der Körper problemlos ab. Grund für eine OP besteht nur, wenn es durch das Platzen der Zyste zu einer stärkeren Blutung im Bereich der Zystenwand kommt, was sich durch Schmerzen bemerkbar macht. Aber auch das ist wirklich sehr selten.

Wenn wir über Zysten reden, müssen wir auch noch kurz über die sogenannten Dermoidzysten sprechen. Sie sind von den Keimzellen abstammende Fehlbildungen und nicht funktionell, das heißt, sie treten nicht in Verbindung mit Hormontätigkeit auf. In der Regel sind sie angeboren, wachsen sehr langsam und sind nichts anderes als eine Zyste gefüllt mit Gewebe, das aus Keimzellen hervorgegangen ist, jedoch nicht ins Ovar gehört. So können in der Dermoidzyste etwa Anteile von Haaren, Zähnen, Knochen oder Muskeln liegen. Das hört sich jetzt vielleicht gruselig an, ist es aber nicht. Solche harmlosen Dermoidzysten entfernt man meistens mit einer Bauchspiegelung.

Ein weibliches Krankheitsbild: Eierstockkrebs

Manchmal entdeckt man im Ultraschall Auffälligkeiten, die nicht einer einfachen Zyste entsprechen. Entweder weil die Zystenwand nicht glatt begrenzt ist oder weil die Zyste Strukturen in ihrem Inneren aufweist, die nicht zu einer funktionellen Zyste oder Demoidzyste passen. Ebenfalls abklärungsbedürftig ist es, wenn Zysten in der Postmenopause auftreten (nach den Wechseljahren), also zu einem Zeitpunkt, an dem wir keine funktionellen Zysten mehr erwarten. Dann muss man sich den Befund genauer ansehen, erst im Ultraschall und gegebenenfalls in einer Operation.

In seltenen Fällen finden wir so heraus, dass es sich bei der Veränderung um Eierstockkrebs handelt. Eierstockkrebs (medizinisch: Ovarialkarzinom) ist eine sehr aggressive Krebserkrankung, die über lange Zeit beschwerdelos bleiben kann und leider daher oft erst sehr spät erkannt wird. Sie entsteht, wenn veränderte Zellen im Ovar anfangen, unkontrolliert zu wachsen. Obwohl das Ovarialkarzinom eine Krebsart ist, an der intensiv geforscht wird, verstehen wir vieles daran noch nicht. Zum Beispiel wissen wir nicht, wie Eierstockkrebs genau entsteht und was das Zusammenspiel von Ovarien und Eileiter genau damit zu tun hat. Und auch darüber, was das Auftreten eines Eierstockkrebses befördert oder bremsen kann, wissen wir noch viel zu wenig.

Was wir aber wissen, ist, dass Schwangerschaften, lange Stillzeiten, eine Sterilisation mit Verschluss der Eileiter und die Einnahme der Pille vor Eierstockkrebs zu schützen scheinen. Umgekehrt erhöhen das zunehmende Alter, Übergewicht, Diabetes, Rauchen, Kinderlosigkeit und Unfruchtbarkeit, eine Hormontherapie in der Menopause sowie bestimmte Genmutationen das Risiko für ein Ovarialkarzinom. Wie beim Brustkrebs spielen auch hier die BRCA-Genmutationen eine große Rolle. Der beste Schutz beim Vorliegen einer solchen Mutation ist die rechtzeitige Entfernung von Eierstöcken und Eileitern. Betroffenen Frauen rät man tatsächlich so früh wie möglich dazu, nämlich sobald sie ihren Kinderwunsch erfüllt haben. Allerdings muss man sich bewusst sein, dass eine Patientin, der man die Ovarien entfernt, von einem Tag auf den nächsten in die Wechseljahre kommt, was gut begleitet werden muss. Übrigens hat sich Angelina Jolie, über deren Brustentfernung aufgrund einer BRCA-Mutation schon weiter oben zu lesen war, auch zu diesem Schritt entschieden, da ihr persönliches Risiko für ein Ovarialkarzinom auf 50 Prozent beziffert worden war. Wie beim Thema familiärer Brustkrebs führte ihre Offenheit auch beim familiären Eierstockkrebs zu mehr Bewusstsein für diese Erkrankung und die mögliche Prävention.

Grundsätzlich kann man sagen, dass Eierstockkrebs eine Erkrankung der zweiten Lebenshälfte ist, die nur in 5 bis 10 Prozent der Fälle bei Frauen unter 45 Jahren vorkommt. Das mittlere Erkrankungsalter liegt bei 68 Jahren, betroffen ist ca. jede 75. Frau. Erfreulicherweise sind seit der Jahrtausendwende die Zahlen der Neuerkrankungen und Sterbefälle deutlich rückläufig.

Typische Symptome, die auf eine bösartige Veränderung der Eierstöcke aufmerksam machen können, sind Verdauungsbeschwerden wie Völlegefühl und Blähungen, unklare Bauchschmerzen über eine längere Zeit, neu aufgetretenes ständiges Wasserlassen, unerklärliche Zunahme des Bauchumfangs, Leistungsminderung, Gewichtsabnahme oder Blutungsstörungen. Natürlich sind besonders Völlegefühl und Blähungen ziemlich unspezifische Beschwerden und können bei allen möglichen Erkrankungen auftreten. Wichtig ist jedoch, dass frau bei Problemen oder Beschwerden jedweder Art zeitnah ihre Frauenärztin aufsucht! Grundsätzlich ist es sinnvoll, auch nach den Wechseljahren weiterhin einmal jährlich zur gynäkologischen Kontrolle zu gehen. Leider gibt es jedoch für den Eierstockkrebs keine so effektiven Vorsorgeprogramme wie für Brustkrebs oder Gebärmutterhalskrebs. Unsere Hoffnung ruht in diesem Punkt auf der wissenschaftlichen Forschung, die das Verständnis für das Ovarialkarzinom verbessern und neue Therapie- und Vorsorgemöglichkeiten wie Tumormarker entdecken und entwickeln kann.

Tumormarker sind bestimmte biologische Substanzen in unserem Körper, deren erhöhte Konzentration im Blut einen Hinweis auf das Vorhandensein einer bestimmten Krebsart geben kann. Beim Ovarialkarzinom ist der verwendete Tumormarker CA-125. Allerdings kann er auch aus vielen anderen Gründen erhöht sein, sodass man ihn nicht zum Screening, also zur Reihenuntersuchung aller Frauen, verwenden kann. Er funktioniert jedoch gut zur Verlaufskontrolle nach der Behandlung eines Eierstockkrebs und zum Erkennen von Rezidiven (dem Wiederauftreten des Tumors).

Aktuell besteht die Therapie beim Eierstockkrebs aus einer Operation, bei der man sich bemüht, das Tumorgewebe so vollständig wie möglich zu entfernen, und einer anschließenden Chemotherapie. Seit einigen Jahren gibt es als ergänzende Therapieoption die Behandlung mit sogenannten PARP-Inhibitoren oder Antikörpern, die das Krebswachstum hemmen sollen. Mit der Hilfe von Studien, in denen genau erfasst wird, wie gut die verschiedenen Therapieoptionen wirken, versucht man, eine verbesserte Versorgung für alle Patientinnen zu entwickeln.

Zum Schluss möchte ich noch einmal betonen, dass es sich beim Ovarialkarzinom um eine seltene Krankheit handelt. Die allermeisten Frauen erreichen ein hohes Lebensalter *ohne* einen Eierstockkrebs oder eine andere schwere Erkrankung des Eierstocks zu bekommen.

Neben Zysten und dem Ovarialkarzinom sind weitere Erkrankungen des Eierstocks:

- Entzündungen – meistens aufgestiegen über die inneren Geschlechtsorgane (medizinisch: Adnexitis)
- Verdrehung des Eierstocks an seiner bindegewebigen Aufhängung (medizinisch: Ovarialtorsion)
- Endometriose am Eierstock
- Fehlbildungen und Funktionsstörungen des Eierstocks

Während unserer geschlechtsreifen Phase produzieren die Eierstöcke wertvolle Hormone und stellen das bezaubernde Zuhause für die Eizellen, aus denen die nächste Generation entstehen kann. Die Ovarien sind damit sozusagen das weibliche Organ schlechthin. Ihr Auftrag: Tu alles, damit die Frau zur Frau wird. Sie sind sozusagen die Wunderwaffe des Superheldinnenkörpers. Klein, arbeitsfreudig, kompetent.

Kann man da noch eins draufsetzen? Man kann, denn jetzt kommen wir zu der einen Zelle, mit der wir alle garantiert schon mal zu tun hatten, die Zelle, aus der wir alle stammen und die zugleich die Zukunft bedeutet. The one and only …

Die Eizelle

Heldin Nummer 1: Aufbau und Besonderheiten der Eizelle

Unter allen 28 Billionen Zellen der Frau ist die Eizelle der unangefochtene Superstar. Die Eizelle, die in der Medizin auch Oozyte (sprich O-o-zyte) genannt wird, ist die unschlagbare Nummer 1, sozusagen Mozart, die Beatles und Taylor Swift in einem. Denn sie hat eine Fähigkeit, die sie mit keiner anderen Zelle teilt und die sie absolut herausragend macht: Sie ist die Einzige, aus der sich ein neues Individuum entwickeln kann! Das kann sonst keine, nicht einmal ein Spermium. So, liebe Männer, da habt ihr's. Ohne Eizelle geht es nicht. Nicht, niemals, nie.

Die Eizelle ist die personifizierte Urzelle, die Zelle, mit der bei jeder von uns alles angefangen hat. Natürlich braucht man auch ein Spermium, um einen neuen Menschen zu erzeugen, aber das Spermium gibt nur seine DNA dazu. Die Eizelle liefert die andere Hälfte der DNA und zusätzlich den Raum für die Verschmelzung der beiden elterlichen DNA-Anteile (das nennt man Befruchtung), die notwendigen Zellbestandteile und die Energie. Für diese Aufgabe ist die Eizelle perfekt eingerichtet. Sie ist für eine Zelle außergewöhnlich groß (kann man gerade so mit dem bloßen Auge erkennen), wunderschön kugelrund und randvoll mit tollen Zellbestandteilen und wunderbaren Nährstoffen. Ihr Volumen ist mehr als zehntausend Mal größer als das eines Spermiums! Außerdem verfügt sie über besonders viele Mitochondrien. Mitochondrien werden auch Kraftwerke der Zelle genannt, denn sie stellen die Energie bereit, die die Zelle für ihre Tätigkeit braucht. Hat die Zelle einen hohen Energiebedarf, besitzt sie viele Mitochondrien. So hat eine Eizelle mehr als 100 000 Mitochondrien zur Verfügung, Spermien haben im Vergleich dazu nur ca. 5 bis 75!

Die Eizelle interagiert und kommuniziert sehr stark mit ihrer direkten Umgebung, aber auch mit entfernteren Strukturen. So setzt sie auch sogenannte Chemoattractants frei, die die Spermien zu ihr locken. Gerade wird in der Wissenschaft heftig darüber diskutiert, ob die Eizelle sich vielleicht sogar selbst das Spermium aussucht, das sie befruchten darf. Auf alle Fälle ist die Eizelle eine unglaublich wichtige Spielerin auf dem Spielbrett des Lebens, wenn nicht sogar die wichtigste von allen!

Die Eizellen einer Frau entstehen aus den sogenannten Urkeimzellen, und das bereits ganz früh während der Embryonalentwicklung eines Mädchens im Bauch der Mutter. Zum Zeitpunkt der Geburt sind die Eizellen, die ein Mädchen / eine Frau fürs Leben mitbekommt, schon da. Sie befinden sich jedoch in einer dornröschenähnlichen Schlafphase. Ab der Pubertät beginnt dann das allmähliche Aufwachen der Eizellen, und in jedem Zyklus reifen aus ungefähr 20 bis 100 frisch aufgeweckten ein bis zwei Eizellen vollständig heran. Gleichzeitig gehen viele unreife Eizellen verloren, sodass einer Frau in der Zeit zwischen ihrer ersten Blutung und der Menopause nur ungefähr 400 reife Eizellen für potenzielle Schwangerschaften zur Verfügung stehen. In der Postmenopause nach den Wechseljahren kommt es nicht mehr zu einer Eizellreifung, und das reproduktive Fenster, also die Phase, in der es zu einer Schwangerschaft kommen kann, hat sich geschlossen. Das ist grundlegend anders als beim Mann, bei dem Spermien ab der Pubertät bis zum Tod (zumindest theoretisch) permanent neu gebildet werden können, die dann im Ejakulat den Körper des Mannes verlassen.

Eizellen bleiben ihr Leben lang im Körper der Frau und begleiten sie durch alle Höhen und Tiefen. Sie erleben die Phasen des Wachstums und der Veränderung mit, die glücklichen Zeiten und die Krisen. Sie sind immer mit an Bord, und – ganz wichtig – sie altern auch mit »ihrer« Frau mit. Im Laufe ihres Lebens häufen sich Schäden in ihrer DNA und in ihren Zellbestandteilen wie den Mitochondrien an und machen irgendwann eine erfolgreiche Eizellreifung unmöglich. Die sogenannte Qualität der Eizellen nimmt ab. Auch die Gesamtzahl der Eizellen, die noch zur Verfügung stehen, wird kleiner. Beides sind Gründe, warum der Zeitraum für eine Frau, Mutter zu werden, von Natur aus begrenzt ist, und die Wahrscheinlichkeit, schwanger zu werden, mit zunehmendem Alter abnimmt.

Leben auf Zeit: Eizellen, Schwangerschaftschancen und Eizellalterung

Am höchsten ist die Chance auf eine Schwangerschaft für eine Frau zwischen zwanzig und dreißig. Ab Mitte Dreißig beginnt sie deutlich zu sinken, und zwar unabhängig davon, ob man es einfach so probiert oder mit dem Maximum an medizinischer Unterstützung. Mit ungefähr vierzig kommt der nächste große Einschnitt, die Fruchtbarkeit nimmt weiter erheblich ab, und ab Mitte vierzig ist es statistisch fast unmöglich, noch schwanger zu werden. Natürlich sind das nur Richtwerte – es gibt auch Einzelfälle spontaner Schwangerschaften bei Frauen ab Mitte vierzig bis zur Menopause –, aber sie zeigen einen klaren Trend auf. Die älteste Patientin, die ich je betreut habe und die (ungewollt) schwanger geworden ist, war 48. Sie hatte in jüngeren Jahren schon mehrere Kinder bekommen, was weitere

Schwangerschaften tendenziell zu erleichtern scheint. Das heißt, dass es zumindest theoretisch bis zur Menopause möglich ist, schwanger zu werden, auch wenn es mit zunehmendem Alter immer unwahrscheinlicher wird. Daher sollte jede Frau, wenn sie keinen Kinderwunsch (mehr) hat, auch bis zur Postmenopause verhüten.

Warum ist es aber nicht nur aus diesem Grund wichtig, den Zusammenhang zwischen Lebensalter und Fruchtbarkeit zu kennen? Oder anders gesagt: Warum betone ich das mit dem Alter und dem Kinderwunsch so? Als Frauenärztin habe ich viele Patientinnen und ihre Partner betreut, bei denen das Thema »Alter« bei der Verwirklichung ihres Kinderwunsches auf einmal zum Stolperstein wurde. Denn tatsächlich wissen auch heute viele Menschen nicht, dass die weibliche Fruchtbarkeit relativ früh im Verlauf des Lebens abnimmt und nicht erst, »wenn man alt ist«.

»Ich bin doch noch jung, ich habe massig Zeit«, hörte ich oft von meinen rein altersmäßig nicht mehr ganz jugendlichen Patientinnen. Und in gewisser Weise haben sie natürlich recht. Heutzutage ist man mit 40 jung, oftmals fast jugendlich, fit und gesund – nur eben leider nicht in Bezug auf die Fertilität. Dazu kommt, dass sich unsere Lebenspläne grundlegend geändert haben und Frauen heutzutage erst viel später über eine mögliche Schwangerschaft nachdenken. Frauen stellen sich beruflich ganz anders auf als noch vor 30, 40 Jahren, und es dauert länger, bis sie den Punkt erreichen, Kinder bekommen zu wollen. Das ist ja auch logisch, wenn man bedenkt, dass Ausbildung, Einstieg in das Arbeitsleben und Karriere Zeit brauchen und verbrauchen. 1970 lag in der BRD das Durchschnittsalter der Mutter bei der Geburt ihres ersten Kindes bei 24 Jahren, 2020 bei 30,2 Jahren. Diese mehr als sechs Jahre machen einen gewaltigen Unterschied aus.

Ich habe viele Frauen erlebt, die unter Tränen gesagt haben:

»Hätte ich das mit der Abnahme der Fruchtbarkeit gewusst, hätten mein Partner und ich sofort versucht, schwanger zu werden und nicht noch Jahre gewartet, bis der ideale Zeitpunkt kommt!« Denn der ideale Zeitpunkt ist dann, zumindest was die weibliche Seite der Fruchtbarkeit angeht, oft schon vorbei.

Ungerechterweise spielt das Alter der Frau für die Chance auf ein (eigenes) Kind eine deutlich größere Rolle als das des Mannes. Männer können auch im höheren Lebensalter noch Kinder zeugen. Vielleicht geht es nicht mehr so leicht und die Rate an genetischen Komplikationen beim Kind ist erhöht, aber es ist grundsätzlich möglich.

Was also tun? Wenn es nach mir ginge, würden wir wesentlich mehr über den Zusammenhang zwischen abnehmender Fruchtbarkeit und steigendem Alter sprechen. Mütter sollten mit ihren Töchtern darüber reden ebenso wie Großmütter mit ihren Enkelinnen, es sollte ein Thema unter Freundinnen sein, und das nicht erst ab dem 40. Geburtstag. Das Wissen um die abnehmende Fruchtbarkeit der Frau sollte bereits in der Schule vermittelt werden; es ist so wichtig, dass es unbedingt ein Teil des Aufklärungsunterrichts darstellen sollte.

Denn Bescheid zu wissen über den Zusammenhang von Zeit und Chance, gibt jeder Frau die Möglichkeit, sich ihren persönlichen Weg zu suchen, ohne irgendwann eine böse Überraschung zu erleben.

Und wie sehen die Optionen für Frauen aus? Eine Möglichkeit ist es, Glück zu haben, im richtigen Zeitfenster einen passenden Partner zu finden und Kinder zu bekommen. Aber das ist nicht planbar und gelingt nicht immer. Eine weitere Möglichkeit ist es, keine Kinder zu bekommen. Das ist eine reale Option, die ungefähr ein Fünftel aller Frauen bei uns wählt (Daten des Statistischen Bundesamts). Allerdings wird in der staatlichen Statistik nicht erfasst, ob es eine freiwillige Entscheidung ist oder eine erzwungene, weil das Leben eben so spielt.

Eine dritte Option ist es, früh Kinder zu bekommen und danach Karriere zu machen. Ich will keinesfalls behaupten, dass das einfach ist oder für jede Frau zur Wahl steht, aber man kann zumindest darüber nachdenken, wenn man weiß, wie das Zeitfenster in etwa aussieht, das man für die Verwirklichung seines Kinderwunsches zur Verfügung hat.

Kinderwunsch auf Eis: Social Freezing

Eine vierte Option, den Zeitdruck bei der Umsetzung des Kinderwunsches zu umgehen, ist das Social Freezing. Im Grunde genommen bedeutet es nichts anderes, als sich zu einem frühen Zeitpunkt (im besten Fall mit Mitte 20) Eizellen entnehmen zu lassen, die dann tiefgefroren darauf warten, zur Verfügung zu stehen, wenn man später schwanger werden möchte. Denn eingefrorene Eizellen altern nicht. Nach dem Auftauen kann man sie einer künstlichen Befruchtung zuführen, bei der die Chance auf Erfolg dem des Alters der Frau bei Entnahme entspricht. Sagen wir beispielsweise, eine Frau lässt sich mit 25 Jahren Eizellen entnehmen und möchte sie mit 40 Jahren verwenden. Dann entspricht ihre Chance auf eine Schwangerschaft ungefähr der einer 25-Jährigen, obwohl sie jetzt schon 40 Jahre alt ist. Das liegt daran, dass für eine Schwangerschaft das Alter der Eizelle entscheidend ist, nicht das Alter der Gebärmutter. So können Frauen auch mit weit über 60 Jahren noch eine Schwangerschaft in ihrer Gebärmutter austragen, wenn sie die Eizellen einer anderen, jüngeren Frau eingesetzt bekommen und die richtigen Hormone nehmen.

Social Freezing ermöglicht es also, die besseren Chancen auf eine Schwangerschaft, die man in jüngeren Jahren hat, in ein höheres Lebensalter zu transportieren. Das ist eine attraktive Nachricht für alle, die denken, wissen oder ahnen, dass sie in jungen Jahren nicht dazu kommen werden, ihren Kinderwunsch in die Tat umzusetzen. Wichtig ist aber zu betonen, dass es Social Freezing nicht umsonst gibt – und damit meine ich nicht nur die finanziellen Kosten. Es ist eine medizinische Behandlung mit Risiken, möglichen Komplikationen und potenziellen negativen Folgen. Aber es kann auch eine große Chance sein. Denn wenn man so möchte, ist es eine wahnsinnig elegante Möglichkeit, die zeitlichen Beschränkungen der Natur zu umgehen, so wie wir umgekehrt dem Wunsch der Natur auf ständige Schwangerschaften mit der Pille und anderen Verhütungsmethoden ein Schnippchen schlagen. Doch auch das vorsorgliche Einfrieren der Eizellen bietet *keine* Garantie auf eine spätere Schwangerschaft. Eine Garantie gibt es in der Medizin nie. Denn wie bei vielen Dingen in unserem Körper ist auch die Fruchtbarkeit von unzähligen Faktoren abhängig, von denen die meisten noch gar nicht richtig verstanden sind.

Häufig werde ich gefragt: »Was kann ich denn abgesehen vom Social Freezing für die Qualität meiner Eizellen tun?«

Tatsächlich ist das eine schwer zu beantwortende Frage, denn die einzig wissenschaftlich fundierte Antwort lautet: Wir wissen es nicht.

Zwar gibt es Untersuchungen zu der Frage, ob zum Beispiel eine zusätzliche Zufuhr Coenzym Q10 (gut für die Mitochondrienfunktion) oder andere Vitamine und Nahrungsergänzungsmittel die Eizellqualität verbessern können. Aber bisher hat man keinen eindeutigen Vorteil nachweisen können, der dafür spricht, dass jetzt alle Frauen Coenzym Q10 oder andere Substanzen einnehmen sollten. Dennoch schadet ein gesunder Lebensstil mit genügend Bewegung und einer ausgewogenen Ernährung mit ausreichend Nährstoffen und Spurenelementen sicherlich nicht, genauso wenig wie die Vermeidung von Giften und Umweltschadstoffen. Hier ganz oben auf der Liste: das Rauchen.

Fakt ist leider, dass die Eizellen jede gerauchte Zigarette sozusagen mitrauchen. Rauchen lässt die Eizellreserve schneller schrumpfen, stört die Reifung und Entwicklung der Eizellen und lässt sie vorzeitig altern! Zusätzlich stört das Rauchen die Kommunikation zwischen der Eizelle und ihrer Umgebung, was zu einem vorzeitigen Absterben der Eizellen führen kann. Wenn man sich bei einer künstlichen Befruchtung die Eizellen von Raucherinnen ansieht, stellt man fest, dass Rauchen nicht nur der Eizellqualität schadet, sondern auch die Anzahl an Eizellen vermindert, die man überhaupt gewinnen kann. Alles in allem hat Rauchen also ziemlich katastrophale Auswirkungen auf unsere Gesundheit und ganz besonders auch auf die unserer Eizellen. Man kann sich den entstehenden Schaden, den wir ja von außen nicht sehen können, ähnlich vorstellen wie die Schäden, die das Rauchen an der Haut hinterlässt: beschleunigte Faltenbildung, verzögerte Wundheilung, frühzeitige Alterung der Haut. Bei starken Raucherinnen kann das bis zu 10 Jahre Altersunterschied im Aussehen ausmachen. Rauchen lässt auch die Eizellen alt aussehen.

Aber Rauchen verringert nicht nur die Chance, schwanger zu werden, es lässt auch die Wechseljahre früher eintreten, macht einen anfälliger für bestimmte gynäkologische Erkrankungen, erhöht das Krebsrisiko und stört den Körper zusätzlich an unzähligen anderen Stellen.

Die gute Nachricht ist: Die Chance auf die Verwirklichung des Kinderwunsches kann sich wieder normalisieren, wenn man mit dem Rauchen aufhört. Und viele andere negative Effekte des Tabakrauchs auf den weiblichen Körper lassen sich ebenfalls mit der Zeit umkehren, wenn man nicht mehr zur Zigarette greift.

Diese Nachricht finde ich hervorragend, denn sie bedeutet,

dass es nie zu spät ist, um noch etwas zu ändern. Und dass jede Frau es selbst ein Stück weit in der Hand hat, was sie mit sich und ihrem Körper macht. Ich weiß, es ist sehr schwer, mit dem Rauchen aufzuhören. Aber ich weiß auch, dass viele meiner Patientinnen es geschafft haben. Deshalb möchte ich jeder Frau, die das Rauchen aufgeben möchte, wieder und wieder Mut machen, es wirklich zu versuchen. Gerne auch mit Unterstützung: Etabliert zur Hilfestellung sind Akupunktur, Hypnose, Rauchentwöhnungskurse und bestimmte Medikamente. Tatsächlich scheint das Wichtigste jedoch zu sein, es einfach anzugehen. Denn nur, wenn man es versucht, hat man auch eine Chance, es zu schaffen. Das klingt vielleicht banal, ist aber schlicht und einfach wahr.

Was können wir noch für unsere Eizellen tun? Nicht zu viel Alkohol, keine Koffeinexzesse, weder extremen Leistungssport noch ein Bewegungsmuffel, nicht zu dünn und nicht zu dick sein, die üblichen Punkte auf der Wunschliste aller Ärztinnen. Außerdem zeigen Studien, dass psychologischer und körperlicher Stress schlecht für die Eizellen sind und dass ihnen umgekehrt eine Stressreduktion wohltun könnte. Natürlich kann man sich von Entspannung und Gelassenheit keine Wunder erwarten, aber es klingt doch vielversprechend, dass man damit den Eizellen – und sich selbst insgesamt – etwas Gutes tun kann. Auch wenn Entspannung zu finden, ebenfalls zu den Dingen gehört, die viel leichter gesagt als getan sind. Aber vielleicht können wir tatsächlich dann und wann einmal tief durchatmen und dabei denken: Diesen Augenblick gönne ich mir jetzt. Das mache ich für mich und meine Eizellen. Klingt gut? Dann fang am besten gleich damit an. Einmal entspannt tief ein und wieder ausatmen – das macht unser toller Körper übrigens auch allein, wenn wir innerlich zur Ruhe kommen – und danach viel lockerer ab zum nächsten Punkt auf unserer Liste.

Vom verschlafenen Dornröschen zum Superstar: Die Entwicklung der Eizelle

Im Eibläschen (medizinisch: Ovarialfollikel), das man sich als kuschelige runde bis leicht ovale Kugel vorstellen kann, hat die Eizelle eine richtige Traumwohnung: schön, bequem und unfassbar praktisch. Und zu allem Überfluss wächst diese Wohnung auch noch nahtlos mit – so als könne man bei Platzbedarf ein Einzimmerapartment in ein Schloss verwandeln. Außerdem hat die Eizelle jede Menge Unterhaltung, denn sie bewohnt das Eibläschen nicht allein, sondern zusammen mit ihren besten Freundinnen, den Granulosazellen und Thekazellen. Beide sind ganz entscheidend für das Wohlergehen der Eizelle. Sie ernähren sie, überbringen ihr Nachrichten von anderen Organen wie dem Gehirn, kommunizieren mit der Umgebung und bilden das superwichtige weibliche Hormon Östrogen. Die Granulosazellen und Thekazellen stammen dabei aus dem Ovar selbst, die Eizellen sind, wie wir ja wissen, in der embryonalen Entwicklung dort nur eingewandert. Doch obwohl sie unterschiedlicher Herkunft sind, leben und arbeiten die drei perfekt zusammen. Am Anfang ist der Ovarialfollikel winzig klein und nur unter dem Mikroskop zu sehen (medizinisch: Primordialfollikel). In dieser Form verbleibt er in der gesamten Dornröschenschlafphase, bis die Pubertät anbricht. Wenn die Eizelle jetzt aufwacht, wächst der Follikel und wird zu einem deutlich größeren, nicht mehr nur unter dem Mikroskop sichtbaren Follikel (medizinisch: Primärfollikel). Die Eizelle beginnt ebenfalls zu wachsen, passend dazu wird der Follikel immer größer, entwickelt sich weiter, wird immer komplizierter im Aufbau und in der Ausstattung. Jetzt sind sowohl Granulosa- als auch Thekazellen aktiv und erledigen wie wild ihre wichtigen Aufgaben (medizinisch: Sekundärfollikel). Irgendwann bildet sich eine flüssigkeitsgefüllte

Höhle im Follikel (medizinisch: Tertiärfollikel). Die Eizelle hat es paradiesisch dort, denn alles ist auf ihre Bedürfnisse abgestimmt, und die Theka- und Granulosazellen versorgen sie rund um die Uhr. Im Laufe der Eizellreifung setzt sich der größte Follikel, der Leitfollikel, durch und wächst, bis er eine Größe von 15 bis 25 mm hat (medizinisch: Graaf-Follikel). Jetzt ist die Eizelle sprungbereit. Ein Abschied steht an. Letzte Besprechungen erfolgen, die Granulosazellen, die mit der Eizelle mitspringen werden, machen sich bereit. Die Theka- und Granulosazellen, die zurückbleiben, winken noch einmal, dann geht es los. Die Tunica albuginea (Bindegewebsschicht um den Eierstock) und die Follikelhülle reißen ein, die Eizelle springt, und zurückbleiben die getreuen Theka- und Granulosazellen im ansonsten leeren Follikel. Doch lange Zeit, um zu trauern, bleibt den Zurückgebliebenen nicht. Denn jetzt steht der zweite Teil ihrer Aufgabe an. Der Follikel verwandelt sich in den sogenannten Gelbkörper (medizinisch: Corpus luteum), und Theka- und Granulosazellen bilden dort Progesteron. Das ist das zweite wichtige weibliche Hormon, das für die Zykluskontrolle und eine mögliche Schwangerschaft von größter Bedeutung ist. Die Theka- und Granulosazellen bringen so ihre gemeinsame Aufgabe zu Ende.

Die Eizelle ist inzwischen im Eileiter angekommen, der sie mit seinem Fimbrientrichter sanft aufgefangen hat. Sie hat noch ein paar Granulosazellen bei sich, die ab jetzt Cumuluszellen heißen, und ist umgeben von einer Schutzschicht, der Zona pellucida. Aber sie muss keine Sorge haben, denn der Eileiter behandelt sie liebevoll und sanft, und außerdem nahen schon die Spermien, die sie nur zu gern befruchten würden. Kommt es zu einer Befruchtung, wird die (befruchtete) Eizelle zur Zygote und lässt sich langsam und gemächlich von den Flimmerhärchen des Eileiters in Richtung Gebärmutter tragen. Kommt es zu keiner Befruchtung, wartet die Eizelle noch ein wenig, bevor sie abstirbt und sich im nächsten Zyklus der Ablauf der Eizellreifung und des Eisprungs wiederholt. Das geht so lange, bis die Eizellreserve erschöpft ist und keine weiteren Eizellreifungen mehr möglich sind. Dann haben die Eizellen und ihre treuen Begleiterinnen ihre Lebensaufgabe erfüllt, und für den Eierstock ist es an der Zeit, sich zur Ruhe zu setzen, und für die Superheldin, einen neuen Lebensabschnitt zu beginnen.

Wie das Leben so spielt: Ein Fall aus meiner Tätigkeit als Frauenärztin

Lieber jetzt als nie?

Berenikes große Schwester war als junge Erwachsene an einer Leukämie erkrankt und hatte deswegen vor Beginn der Therapie Eizellen zur Fertiprotektion einfrieren lassen. Berenike, damals noch ein Teenager, hatte das zwar vage mitbekommen, sich aber nicht weiter damit beschäftigt. Jetzt waren die eingefrorenen Eizellen bei einem Familientreffen zur Sprache gekommen, und Berenike kam der Gedanke, dass ein Einfrieren von Eizellen vielleicht auch für sie etwas wäre. Also vereinbarte sie einen Termin in meiner Sprechstunde, um sich genauer darüber zu informieren.

Berenike war zu diesem Zeitpunkt 26 Jahre alt, studierte Kunstgeschichte und war vor allem damit beschäftigt, Studium, Jobs und Partys unter einen Hut zu bringen. Sie war normal groß, normal gewichtig, gesund und rauchte ca. 10 Zigaretten am Tag. Auffällig war nur ihre ungewöhnliche Kleidung, die aus lauter verschiedenen Stilen zusammengesetzt zu sein schien. Sie trug ein langes

Empirekleid, das wie aus einem Historienfilm aussah, zu einer zerfetzten Jeansjacke und schwindelerregend hohen Plateaupumps. Die Arzthelferinnen und ich waren entzückt. Dass uns Berenikes Kleidung so gut gefiel, hatte auch etwas damit zu tun, dass manche Patientinnen in ihren ältesten und ausgewaschensten Klamotten zum Arzt gehen. Was ich schon an uralten, ausgeleierten Slips, BHs und T-Shirts gesehen habe, ist ganz erstaunlich. Und das nicht etwa nur in der Notaufnahme, wo man ja in der Regel nicht damit rechnet hinzukommen, sondern auch bei ganz regulären Arztterminen. Berenike war da eine wunderbare Abwechslung.

»Ich möchte unbedingt Kinder bekommen«, erklärte sie mir. »Aber wer weiß, wann ich dazu komme.« Sie malte sich ihre Zukunft als Kunsthändlerin in einer großen Galerie aus. »Ein hochgestecktes Ziel, und es wird dauern«, sagte sie mir. Auf der anderen Seite stand der Wunsch, Kinder zu bekommen, für sie zweifelsfrei fest, schließlich kam sie selbst aus einer großen Familie. Aber jetzt schon Windelwechseln und schlaflose Nächte mit Babygeschrei – keine Option für Berenike.

»Ich denke, ich sollte meine Eizellen einfrieren lassen«, sagte sie. »Aber wie geht das genau?«

Für das Einfrieren von Eizellen macht man eine hormonelle Stimulation wie für eine künstliche Befruchtung, um so die Eierstöcke zu motivieren, möglichst viele reife Eizellen zu bilden. Dafür verwendet man beispielsweise die Hormone LH und FSH, um die es schon beim Thema Pubertät und Eierstock ging (siehe Seite 244) und die auch im Normalfall dem Ovar sagen, was es tun muss. Nur verwendet man für die Stimulation künstlich hergestellte Gonadotropine in viel höheren Dosen, als die Natur sie normalerweise benutzt, um einen stärkeren Effekt zu erzielen. Denn anders als im normalen Zyklus möchte man ja nicht nur eine oder zwei Eizellen reifen lassen, sondern möglichst viele. Die Stimulation dauert rund 9 bis 12 Tage. Dafür spritzt man sich die Hormone mit einer ganz feinen Nadel ins Unterhautfett zum Beispiel am Bauch. Berenike fand das keine berauschende Vorstellung, aber sie war bereit, sich damit zu arrangieren.

»Und dann?«, fragte sie.

Nachdem man mit der Stimulation möglichst viele Eizellen zum Wachsen gebracht hat, löst man mit einem Medikament den Eisprung aus, was den Eizellen sozusagen den letzten Schliff gibt und ihre Reifung abschließt. Dann entnimmt man sie aus dem Follikel, bevor sie tatsächlich springen. Dafür hat man ein gewisses Zeitfenster, deshalb muss die ganze Stimulation gut geplant werden. Die Entnahme findet unter Ultraschallkontrolle statt. Dazu wird der Schallkopf mit einer speziellen Nadel in einer Führungsschiene in die Scheide eingebracht. Von der Scheide aus können die Eierstöcke punktiert werden. Das funktioniert, weil der stimulierte Eierstock mit dem Gewicht seiner (vielen) Follikel tief ins kleine Becken sinkt und bei der liegenden Patientin so direkt neben der hinteren Vaginalwand zu liegen kommt. Man sticht mit der Nadel in die Follikel und saugt die Flüssigkeit darin mit der Eizelle ab. Der Eingriff findet in der Regel in einer Kurznarkose statt und gelingt meistens komplikationslos. Die entnommenen Eizellen können dann auf verschiedene Weise eingefroren und in Flüssigstickstoff bei Minus 196 °C gelagert werden.

Eiskalt, meinte Berenike fröstelnd. Nicht so gut fand sie die nicht unerheblichen Kosten, die auf sie zukommen würden. Medikamente, Untersuchungen, die Eizellentnahme in der kurzen Narkose, das Einfrieren der Eizellen und die anschließende Aufbewahrung in Flüssigstickstoff, das alles hatte seinen Preis. Allerdings standen die Chancen einer Stimulation bei ihr gut, wie ich ihr anhand der Daten von Tausenden durchgeführter Stimulationszyklen zeigen konnte. In ihrem Alter würde es aller Voraussicht nach leicht sein, mit einer oder zwei Stimulationen eine vernünftige Anzahl an Eizellen zu gewinnen, die sie dann für eine Schwangerschaft in der Zukunft zur Verfügung haben würde.

Wir machten alle Voruntersuchungen und sahen uns unter anderem ihre Spiegel von LH, FSH und Östrogenen an – dazu ihr Anti-Müller-Hormon (AMH wird von den Granulosazellen gebildet, und seine Höhe steht in Zusammenhang mit der vorhandenen Menge an noch reifungsfähigen Eizellen). Berenikes AMH war altersentsprechend ausgezeichnet, genau wie ihr sogenannter Antraler-Follikel-Count. Dafür zählt man zu Beginn des Zyklus im Ultraschall die kleinen Bläschen am Eierstock und kann je nach Anzahl etwas über die Aktivität des Eierstocks sagen. Bei Berenike sah das alles sehr gut aus. Von medizinischer Seite sprach nichts gegen eine Stimulation.

Berenike überlegte es sich und entschied sich dafür. Also besprachen wir im Detail, was wir machen würden und welche Risiken und Nebenwirkungen / Komplikationen auftreten könnten. Ich empfahl ihr, so oder so mit dem Rauchen aufzuhören. Berenike nahm sich vor, es wenigstens während der Stimulation zu versuchen. Unter die Aufklärungsbögen setzte sie ihre schwungvolle Unterschrift, und im nächsten Zyklus ging es los. Ich berechnete die Hormondosis, die sie sich spritzen sollte, und gab ihr ein Schema mit, auf dem für jeden Tag die verwendete Gonadotropinmenge verzeichnet war. Sie legte am zweiten Tag ihres Zyklus los, und ihre Eierstöcke sprachen ausgezeichnet auf die Stimulation an. Ab dem 7. Tag spritzte sie sich zusätzlich ein Medikament, das einen zu frühen Eisprung verhindern sollte. Während der Stimulation spürte Berenike durch die wachsenden Eierstöcke einen zunehmenden Druck im Unterbauch. Sie hatte zweimal Kopfschmerzen, aber ansonsten ging es ihr gut. Am 12. Zyklustag lösten wir den Eisprung aus und entnahmen knappe 36 Stunden später die gereiften Eizellen. Wir konnten 15 reife Eizellen gewinnen, die eingefroren wurden.

»Und jetzt?«, fragte Berenike anschließend. »Noch einen Zyklus oder nicht?«

Gemeinsam überlegten wir, was das beste Vorgehen für sie wäre. 15 Eizellen war eine gute Anzahl, aber Berenike wollte eine möglichst große Sicherheit und dazu die Option, vielleicht auch mehrere Kinder zu bekommen. Sie entschied sich für eine zweite Stimulation, allerdings erst nach einer längeren Pause.

Ein Jahr später saß sie wieder vor mir, diesmal in einer eher römisch anmutenden Tunika unter einem roten Regenmantel zu schwarzen Stiefeln.

»Ich bin bereit für eine zweite Runde«, meinte sie.

Wir wiederholten die Stimulation und erhielten diesmal 16 reife Eizellen.

Berenike war rundum zufrieden. »Meine Zukunft liegt jetzt auf Eis«, sagte sie, bevor sie sich verabschiedete. Sie fand das eine sehr gute Vorstellung. Bei diesem Termin vergaß sie ihren langen, wallenden roten Regenmantel. Er hing noch eine ganze Weile in der Garderobe der Praxis, bis sie ihn abholte, und er erinnerte mich immer wieder daran, wie viele Wege es heute für die Lebensplanung gibt. Man kann glücklich werden, wenn man früh Kinder bekommt, und man kann glücklich werden, wenn man sich mehr Zeit lässt. Man kann den naturgegebenen Zeitdruck mit Social Freezing abmildern oder sich bewusst gegen jeden medizinischen Eingriff entscheiden. Alle diese Möglichkeiten geben Frauen heute viel mehr Freiheit, selbst zu planen und selbst zu entscheiden. Und das ist doch absolut ein Schritt in die richtige Richtung, oder?

● ● ●

Die weiblichen Hormone

Das perfekte Uhrwerk: Die weiblichen Hormone und ihre Bedeutung für Körper und Seele

Zum krönenden Abschluss auf unserer Reise durch den weiblichen Körper wollen wir uns jetzt die weiblichen Hormone und ihre Funktionen noch einmal im Detail ansehen. Schließlich sind sie extrem wichtige Mitspielerinnen in und für uns.

Manche Effekte der weiblichen Hormone sind auf den ersten Blick nachvollziehbar und logisch, wie ihr Einfluss auf die Geschlechtsorgane. Aber sie wirken zudem auf viele weitere Teile unseres wunderbaren Körpers: Haare, Knochen, Herz, Darm und Gehirn, Stoffwechsel und Immunsystem. Die weiblichen Hormone beeinflussen unsere Denkfähigkeit und unser Verhalten, und sie steuern mit vielen anderen Faktoren zusammen unsere Stimmung und unser Wohlbefinden. Sie machen etwas mit uns, und ja, ihre Auswirkungen können durchaus auch schwierig sein. So fühlen sich viele Frauen im Wechselbad der Hormone vermehrt unter Druck. Erst die Zeit nach den Wechseljahren lässt uns diesbezüglich oft gelassener, entspannter und fröhlicher werden. Nichtsdestotrotz sind die weiblichen Hormone von fundamentaler Bedeutung, was erklärt, warum die Entwöhnung von ihnen – sei es jeden Monat zum Ende des Zyklus hin, sei es in den Wechseljahren – so herausfordernd sein kann.

Fangen wir mit Miss Wonderful an, *der* Heldin unter den weiblichen Hormonen. Einen warmen Applaus bitte für das Östrogen!

Miss Wonderful: Das Östrogen

Östrogen ist das wichtigste weibliche Sexualhormon, denn es übt einen Einfluss auf unzählige Strukturen, Organe und Funktionen des weiblichen Körpers aus, wie wir uns jetzt im Detail ansehen werden. Es wird vor allem von den Granulosazellen in den Eibläschen (medizinisch: Ovarialfollikeln) im Eierstock gebildet. Zusätzlich werden kleinere Mengen in der Nebenniere und in der Schwangerschaft im Mutterkuchen (medizinisch: Plazenta) hergestellt. Auch kann unser Fettgewebe aus Testosteron Östrogen herstellen. Männer produzieren ebenfalls Östrogen in ihrem Hoden, aber nur wenig.

Interessanterweise leiten sich alle Geschlechtshormone vom Cholesterin, einem Fettmolekül mit 27 Bausteinen, ab. Über mehrere Zwischenschritte entstehen daraus zunächst die männlichen Hormone (medizinisch: Androgene, von andrós, griechisch für Mann), die dann von den Granulosazellen in Östrogen umgewandelt werden.

Östrogen hat eine Vielzahl von Aufgaben im Körper und bei Weitem nicht nur welche, die mit Fortpflanzung zu tun haben. Östrogen

- steuert den Zyklus und lässt die Eizellen reifen,
- fördert den Aufbau der Gebärmutterschleimhaut,
- fördert den Aufbau der Vaginalschleimhaut, besonders der innersten Schicht, die viel Glykogen für die Milchsäurebakterien bereithält,
- unterstützt das Brustwachstum und die Entwicklung der Brust,
- erhält den Knochen gesund und verhindert Knochenabbau,
- beeinflusst den Fettstoffwechsel positiv,
- senkt den Blutdruck und wirkt schützend auf das Herz-Kreislauf-System,
- erhöht die Fähigkeit zur Blutgerinnung,

- hat eine aufbauende Wirkung im Stoffwechsel,
- unterstützt die Hirnfunktion und ist gut für das Gedächtnis,
- wirkt über andere Botenstoffe antidepressiv,
- fördert die Durchblutung der Haut und ihre Elastizität,
- sorgt für gesunde, volle Haare.

Für alle, die genau wissen möchten, wie das Östrogen arbeitet: Es erzeugt seine Wirkung durch die Aktivierung der Östrogenrezeptoren in den verschiedenen Geweben des Körpers. Das funktioniert nach dem Schlüssel-Schloss-Prinzip, indem ein Östrogenmolekül (Schlüssel) an den passende Östrogenrezeptor (Schloss) bindet und ihn so aktiviert. Es gibt drei verschiedene Östrogenrezeptoren: ER α, ER β und den relativ neu entdeckten GPER 1. Alle drei Rezeptoren haben verschiedene Funktionen und kommen in unterschiedlicher Verteilung im Körper vor. So gibt es ER α in Gebärmutter, Brust, Ovar, Fettgewebe, Gehirn, Herz-Kreislauf-System und Leber. ER α ist wichtig für die Funktion der weiblichen Geschlechtsorgane, für den Knochenstoffwechsel und die Stoffwechsellage im Allgemeinen. ER β kommt in Ovar, Niere, Gehirn, Herz-Kreislauf-System, Knochen, Gastrointestinaltrakt (Magen, Darm) und Immunsystem vor. Er ist bedeutsam für die Gehirnfunktion und das Immunsystem und mäßigt zudem die Auswirkungen des ER α auf Uterus und Brust (was eine Rolle bei der Vorbeugung gegen Brustkrebs und Gebärmutterkörperkrebs spielt).

Bei der Wirkung von Östrogen handelt es sich also um ein höchst komplexes Zusammenspiel der unterschiedlichen Rezeptoren. Aber das Dasein als Frau ist ja auch kompliziert, daher ergibt es auch Sinn, dass in unserem Superheldinnenkörper alles so individuell angepasst werden kann.

Übrigens gibt es nicht nur drei unterschiedliche Östrogenrezeptoren, sondern auch vier verschiedene natürliche Östrogene:

- Estradiol, auch 17β -Estradiol (kurz E_2): das wichtigste und biologisch aktivste von allen. Wenn wir allgemein über Östrogen sprechen, ist immer dieses gemeint. E_2 bindet sowohl an ER α als auch an ER β, ist für die Geschlechtsentwicklung und die Zykluskontrolle wichtig.
- Estron (kurz E_1): die Speicherform von Estradiol, Leithormon in der Postmenopause (wird nach Erlöschen der Ovarfunktion vor allem im Fettgewebe produziert), ist stoffwechseltechnisch deutlich weniger aktiv als E_2, bindet an ER α.
- Estriol (kurz E_3): hat nur $^1/_{10}$ der Aktivität von Estradiol, bindet an ER β.
- Estetrol (kurz E_4): wird nur in der Schwangerschaft von der Leber des Babys produziert und gelangt durch die Plazenta in den mütterlichen Blutkreislauf. Wirkt insgesamt nur sehr schwach, ca. 2 bis 3 Prozent der Wirkung von Estradiol, bindet stärker an ER α.

Aufgrund ihrer verschiedenen Wirkungen werden die verschiedenen Östrogene auch als Medikamente in der Medizin in unterschiedlichen Lebenssituationen eingesetzt. So kann man in der Postmenopause bei einer Scheidentrockenheit Estriol in die Vagina geben, was die Beschwerden meist sehr gut lindert, ohne Auswirkungen auf den ganzen Körper zu haben! Damit ist sogar eine solche Behandlung nach einer Brustkrebserkrankung möglich, bei der sonst Hormonbehandlungen kontraindiziert (also verboten) sind.

Zusätzlich zu den natürlichen Östrogenen gibt es künstliche (synthetische) Östrogene, die sich in ihrer Struktur von den natürlichen Östrogenen unterscheiden. Das berühmteste Beispiel ist Ethinylestradiol. Es ist ein Abkömmling des Estradiols, bei dem eine zusätzliche Ethinylgruppe angebracht wurde. Ethinylestradiol hat eine noch stärkere östrogene Wirkung als Estradiol und wird vor allem zur Empfängnisverhütung eingesetzt. Gegenüber dem natürlichen Östrogen hat es einige stoffwechseltechnische Vorteile, was es so attraktiv als Arzneistoff macht. In bestimmten Situationen sind also synthetische Östrogene zur Behandlung den natürlichen Östrogenen überlegen. Übrigens werden auch die sogenannten bioidentischen Hormone (die also genauso aufgebaut sind wie die körpereigenen Östrogene) im Labor hergestellt. Der Unterschied zu den synthetischen Östrogenen liegt also nicht in ihrer Herstellung per se, sondern dass sie in ihrer Struktur den natürlichen Östrogenen komplett entsprechen. Trotzdem haben auch sie, je nach Anwendung, Risiken und können Nebenwirkungen verursachen. Daher ist es für eine optimale Versorgung ganz wichtig, sich genau anzusehen, welche Hormone eine Frau zu welchem Zeitpunkt aus welchem Grund bekommen soll.

Miss Superwichtig: Das Progesteron

Das Gelbkörperhormon (medizinisch: Progesteron, von lateinisch pro gestatio, also für die Schwangerschaft) ist das zweite wichtige Hormon der Superheldin. Primär wird es nach dem Eisprung vom Gelbkörper (Corpus luteum) und in der Schwangerschaft vom Mutterkuchen (Plazenta) produziert. Zusätzlich stellt auch die Nebenniere etwas Progesteron her. Wie Östrogen entsteht Progesteron auf der Basis von Cholesterin.

Progesteron:

- sorgt für die Dezidualisierung der Gebärmutterschleimhaut, also den Umbau und die Vorbereitung für eine mögliche Einnistung eines Embryos,
- macht an der Zervix den postovulatorischen Verschluss, indem der Schleim dort wieder fester und undurchdringlicher wird,

- lässt die Körpertemperatur um 0,2 bis 0,4 Grad ansteigen,
- wirkt zusammen mit Östrogen auf die Brustdrüse und lässt sie wachsen,
- verringert die Bereitschaft glatter Muskulatur, sich zusammenzuziehen, und stellt so in der Schwangerschaft die Gebärmutter ruhig,
- ist dafür verantwortlich, dass in der zweiten Zyklushälfte nur die äußeren Schichten der Vaginalschleimhaut wachsen,
- hat Auswirkungen auf Stimmung und Psyche und scheint eher beruhigend und angstlösend zu wirken (sinkt sein Spiegel am Ende des Zyklus ab oder ist die Progesteronbildung insgesamt niedrig, kann das allerdings umgekehrt depressive Verstimmungen bei manchen Frauen auslösen, was wir uns noch im Kapitel über PMS genauer ansehen wollen).

Genau wie beim Östrogen gibt es zusätzlich zum »natürlichen« Progesteron die synthetischen Gestagene (medizinisch: Progestagene). Sie haben sehr unterschiedliche Eigenschaften und können bei verschiedenen Problemen und Erkrankungen eingesetzt werden. So gibt es Progestagene, die eine antiandrogene Wirkung zeigen, also gegen die männlichen Hormone wirken. Sie können deshalb besonders gut in Pillen für Patientinnen eingesetzt werden, die unter Akne und vermehrter dunkler Behaarung leiden. Auch gibt es Progestagene, die speziell bei Endometriose Anwendung finden. Zusätzlich gibt es Spiralen, die mit Progestagenen beladen sind und lokal in der Gebärmutter eine kleine Dosis dieses Wirkstoffs abgeben und so verhindern, dass die Gebärmutterschleimhaut sich aufbauen kann. Insgesamt gibt es eine viel größere Anzahl an synthetischen Progestagenen als an synthetischen Östrogenen. Ihre große Auswahl und die vielen Kombinationsmöglichkeiten mit den verschiedenen Östrogenen ermöglicht ein großes Spektrum individueller Anwendungen.

Damit kennen wir jetzt die Hauptfiguren im weiblichen Hormongeschehen und können uns als Nächstes den Zyklus ansehen, den Lebenstakt der geschlechtsreifen Frau.

Immer in Bewegung: Der weibliche Zyklus

Der Zyklus der Superheldin gehört zu den spannendsten Vorgängen im Körper. Damit er funktionieren kann, muss eine unglaubliche Vielfalt von Aktivitäten erfolgreich koordiniert werden: Die richtigen Hormone müssen in ausreichender Menge zum richtigen Zeitpunkt gebildet und ausgeschüttet werden, die Eizelle muss reifen, die Gebärmutter, die Eileiter und die Vagina müssen sich startklar für Sex und eine mögliche Befruchtung machen. Gleichzeitig macht sich der ganze Körper hübsch. Wir werden aufmerksamer den (sexuellen) Signalen unserer Umwelt gegenüber, unsere Libido steigt oftmals um die Zyklusmitte. Der Stoffwechsel wird dementsprechend angepasst, Flüssigkeit wird im Gewebe zurückgehalten. Wir fühlen uns gut. So gibt es viele Frauen, die am liebsten ihr ganzes Leben in der Stimmungslage der Woche vor dem Eisprung verbringen würden, wo der Östrogenspiegel am höchsten ist.

Mit dem Eisprung kommt der nächste große Umschwung, jetzt muss alles unter Hochdruck für eine eventuelle Schwangerschaft vorbereitet werden. Wieder gibt es große Umbauten, Anpassungen und Funktionsoptimierungen, bis es dann – bei einer ausbleibenden Schwangerschaft – zur Blutung kommt und das Spiel von vorn beginnt.

Allein die Zyklussteuerung durch das Gehirn ist ungeheuer kompliziert. Hormone werden nicht einfach fortlaufend ins Blut abgegeben, sondern pulsatil, was so viel heißt, dass sie stoßartig in einem festen Rhythmus ca. alle 90 Minuten ausgeschüttet werden müssen. Sie wirken nur so, gibt man sie dauerhaft ab, bewirken sie unter Umständen das Gegenteil. Stell dir mal vor, du müsstest alle 90 Minuten daran denken, etwas auszuschütten, damit der Gesamteffekt klappt. Nicht auszudenken, wie oft man das vergessen würde und dann alles schiefginge. Nicht so in unserem Gehirn. Da klappt die Zyklussteuerung meistens wie von selbst.

Zu der Hauptsteuerung im Gehirn kommt jede Menge detailliertes Feintuning überall im Körper, um den Zyklus möglichst optimal an uns und unsere Lebensumstände anzupassen. Von all dem bekommen wir nichts mit, abgesehen vom Eisprung (den manche Frauen spüren), der Blutung oder der Dauer des Zyklus. Normal sind 26 bis 35 Tage. Alles andere erledigt der Superheldinnenkörper heimlich still und leise. Ein echtes Wunder, oder? Dann lass uns dieses Wunder jetzt im Detail kennenlernen.

1. Follikelphase

Zu Beginn des Zyklus, während die alte Gebärmutterschleimhaut noch abblutet, beginnt die Follikel- oder Eireifungsphase. Besonders das Hormon FSH (follikelstimulierendes Hormon) ist hier von großer Bedeutung. Wie sein Name schon sagt, sorgt es dafür, dass im Eierstock die rekrutierten 20 bis 100 Ovarialfollikel zu wachsen beginnen und sich in Sekundärfollikel weiterentwickeln. Durch die Reifung der Eibläschen steigt die Östrogenmenge im Körper.

Parallel dazu schließt die Gebärmutterschleimhaut ihre Reparaturvorgänge ab, und die Funktionalis im Endometrium fängt unter Östrogeneinfluss wieder an zu wachsen. Der Zervixschleim vor dem Muntermund ist dickflüssig und verschließt ihn zwar nicht zu 100 Prozent, aber doch recht zuverlässig (nur leider nicht vor Chlamydien und anderen sexuell übertragbaren Krankheiten). Unter der Einwirkung von FSH wachsen die Follikel weiter, bis sich ein Leitfollikel durchsetzt. Er ist nicht mehr abhängig von der Östrogenproduktion um sich herum, denn seine Granulosazellen können ihn selbst ausreichend mit Östrogen versorgen. Gleichzeitig sondert er ein Hormon ab, das Inhibin heißt (inhibere ist lateinisch für hemmen) und das seinerseits dazu führt, dass im Gehirn nicht noch mehr FSH ausgeschüttet wird. Der Leitfollikel unterdrückt damit also die Reifung weiterer großer Follikel. Gleichzeitig hemmt der FSH-Abfall alle anderen in diesem Zyklus aufgeweckten Follikel, die aufgeben und absterben. Das ist insofern sinnvoll, als wir Menschenfrauen prinzipiell dafür gemacht sind, Schwangerschaften mit nur einem Kind auszutragen. Das ist bei Hündinnen (durchschnittlich 6 Welpen pro Wurf), Katzen (durchschnittlich 3 Junge / Wurf) oder Kaninchen (durchschnittlich 12 Junge / Wurf) anders.

Der Leitfollikel produziert nun seinerseits massig Östrogen. Um die Zyklusmitte ist der Östrogenspiegel am höchsten. Jetzt wird der Schleim vor dem Muttermund dünnflüssig und spinnbar. Der hohe Östrogenspiegel und die beginnende Progesteronproduktion im Follikel lässt das LH (das luteinisierende Hormon) plötzlich sprunghaft ansteigen. Dieser sogenannte LH-Peak löst wiederum nach ungefähr 36 Stunden den Eisprung aus. Mit dem Eisprung endet die erste Phase des Zyklus. Durch Messung des LH-Wertes im Blut kann man übrigens genau feststellen, ob ein Eisprung unmittelbar bevorsteht.

Ganz wichtig zu wissen ist, dass die Dauer der Follikelphase variabel und ganz unterschiedlich lang ausfallen kann. Normal sind 11 bis 21 Tage für diese erste Phase des Zyklus.

2. Gelbkörperphase

Mit dem Eisprung beginnt der zweite Teil des Zyklus. Jetzt muss alles auf eine mögliche Befruchtung der Eizelle zugeschnitten werden. Die Progesteronmenge nimmt massiv zu. Um dir eine Vorstellung zu geben, hier die Werte: Progesteron vor dem Eisprung < 1ng/ml, nach dem Eisprung > 10–35 ng/ml. Das ist mehr als eine 30-fache Steigerung! Anhand des Progesteronanstiegs kann man übrigens auch im Blut nachweisen, dass der Eisprung stattgefunden hat.

Auch das Östrogen, das nach dem Eisprung abfallen kann, legt in der zweiten Zyklushälfte noch einmal etwas zu. Progesteron führt zusammen mit dem (ansteigenden) Östrogen dazu, dass FSH und LH absinken. Das ist sinnvoll, schließlich gibt es aktuell keinen Bedarf an weiteren reifenden Follikeln, daher wird dieses System liebevoll, aber bestimmt runtergefahren. Gleichzeitig kommt es unter dem Einfluss von Progesteron zu einem Anstieg der Körpertemperatur um ca. 0,2 bis 0,4 Grad, der für die nächsten 12 bis 14 Tage anhält. Die erhöhte Körpertemperatur ist optimal für Befruchtung und Einnistung. Außerdem wirkt Progesteron auch auf die Psyche, und manche Frauen erleben in der zweiten Zyklushälfte einen Rückgang ihrer Libido.

Kommt es nicht zu einer Schwangerschaft, beträgt die Lebenserwartung des Corpus luteum ziemlich genau 14 Tage. Dann sinkt der Progesteronspiegel rapide ab, was dazu führt, dass FSH nicht länger gehemmt wird und wieder ansteigt. Damit wird alles bereit gemacht für eine nächste Eizellreifung und einen nächsten Zyklus. Wie wir im Kapitel über die Periodenblutungen gesehen haben, führt der Abfall von Progesteron zu einem Zusammenziehen der Spiralarterien in der Gebärmutterschleimhaut und zu einem Anstieg der Prostaglandine. Die Blutung wird eingeleitet, und der Zyklus geht zu Ende.

Anders als bei der Follikelphase ist die Dauer der Gelbkörperphase im Zyklus übrigens nicht variabel, sondern liegt konstant bei 14 bis 15 Tagen.

Wichtig: Während die erste Phase (Follikelphase) des Zyklus ganz unterschiedlich lange dauern kann, liegt die Dauer der zweiten (Gelbkörperphase) relativ fest bei 14 bis 15 Tagen.

Die Dauer der ersten Zyklusphase unterscheidet sich nicht nur von Frau zu Frau, sondern kann auch von Zyklus zu Zyklus variieren! Oder anders gesagt: Nur weil der Eisprung in den letzten drei Zyklen am 14. Tag war, muss er im aktuellen Zyklus nicht auch am 14. Tag stattfinden.

Für die Bestimmung der fruchtbaren Tage ergibt das folgende Herausforderung: Man kann in einem laufenden Zyklus *rechnerisch* nie vorhersagen, wann der Eisprung genau sein wird, weil das ja von Zyklus zu Zyklus schwankt. Nur Hormonmessungen im Blut und Ultraschalluntersuchungen machen eine genaue Bestimmung möglich.

Genau mit diesem Problem kämpfen aber auch Zyklus-Apps. Oftmals berechnen sie den Eisprung einfach nur als Mittelwert aus den Zykluslängen. Bei einem Zyklus von 28 Tagen, bei dem der Eisprung am 14. Tag stattfindet, stimmt der Mittelwert. Aber bei einer Zyklusdauer vom 32 Tagen sagt die App unter Umständen voraus, dass der Eisprung am 16. Tag stattfindet (Mittelwert) und nicht am 18. Tag, wo wir ihn tatsächlich erwarten würden. Noch fataler wird das bei kurzen Zyklen: Bei einer Zykluslänge von 25 Tagen (Eisprung am 11. Tag), sagen manche Apps den 13. Tag als Maximum der Fruchtbarkeit voraus. Hat frau jedoch erst am 13. Tag Sex, ist die Eizelle wahrscheinlich schon nicht mehr befruchtungsfähig. In der Praxis verursacht das tatsächlich eine Menge Probleme, und ich habe viele Patientinnen erlebt, die immer zum falschen Zeitpunkt (meist zu spät) versucht haben, schwanger zu werden. Wenn man also die fruchtbaren Tage ermitteln möchte, dann bitte bedenken, dass die erste Phase des Zyklus variabel ist!

Im Zyklus sind alle wichtigen Schritte miteinander verzahnt. Hormone befördern ihre eigene Ausschüttung oder bremsen sie, sie verstärken oder hemmen sich gegenseitig, um so ein möglichst perfektes Zusammenspiel zu ermöglichen. Anders als man früher dachte, haben die weiblichen Hormone außerdem einen weiterreichenden Einfluss. Vielleicht kennst du das auch: Zu verschiedenen Zykluszeitpunkten fühlt man sich unterschiedlich. Mal hat frau mehr Lust auf Süßes (angeblich eher in der Gelbkörperphase) oder ist unternehmungslustiger (wohl eher in der Follikelphase). Die Libido schwankt, genau wie unsere Lust, uns zu bewegen und auszupowern.

Wenn du herausbekommen möchtest, wie es dir persönlich mit deinem Zyklus ergeht, hilft ein Zyklustagebuch. Hier kannst du viel mehr eintragen als nur Datumsangaben. Du kannst auch Kategorien erfinden, die für dich persönlich wichtig sind. Wie fit fühle ich mich am Zyklusanfang, in der Zyklusmitte oder am Zyklusende? Habe ich zu bestimmten Zeiten immer wiederkehrende Beschwerden wie Brustspannen, Kopfschmerzen oder Stimmungsschwankungen? Habe ich zu verschiedenen Zykluszeitpunkten mehr Lust, etwas zu unternehmen, oder wann ist mein Sofa mein bester Freund? Habe ich Beschwerden, deren Regelmäßigkeit mir noch nie aufgefallen ist? Habe ich an bestimmten Tagen besondere Gelüste?

Wenn man ein solches Zyklustagebuch führt, kann man manchmal recht überraschende Erkenntnisse gewinnen, weit über das klassische »da habe ich meine Tage bekommen« hinaus. Das fängt schon damit an, dass die meisten Frauen feststellen, dass ihre Zykluslänge tatsächlich schwankt. Ich habe Patientinnen, die geschworen hätten, dass ihr Zyklus hundertprozentig regelmäßig ist, nur um mithilfe des Tagebuchs festzustellen, dass er doch immer mal wieder ein paar Tage länger oder kürzer ist. Umgekehrt gibt es Frauen, die mithilfe ihres Zyklustagebuchs erkennen, dass ihr Zyklus doch gar nicht so unregelmäßig ist, wie sie immer gedacht haben, sondern dass er einfach nur etwas länger oder kürzer ist als die allgemeinhin beschworenen 28 Tage.

Jetzt, wo wir wissen, wie kompliziert so ein Zyklus aufgebaut ist, wundert uns das aber überhaupt nicht, oder? Ganz im Gegenteil, es ist erstaunlich zu sehen, wie regelmäßig der Zyklus trotz aller Herausforderungen funktioniert. Und wie gut, dass unser Superheldinnenkörper das alles so fantastisch für uns regelt!

Ein weibliches Krankheitsbild: Zyklusstörungen

Jetzt habe ich ein klein wenig gelogen. Denn das mit dem Zyklus klappt ja im wirklichen Leben nicht immer so perfekt. Besonders in den Phasen des hormonellen Übergangs, also in der Pubertät und in der Perimenopause, haben fast alle Frauen mehr oder minder unter Zyklusunregelmäßigkeiten zu leiden. Bei manchen bleibt das das einzige Zeitfenster für größere Abweichungen in ihrem persönlichen Rhythmus, andere Frauen plagen sich ihr ganzes Leben mit Zyklusunregelmäßigkeiten oder -beschwerden herum.

Um zu verstehen, wie es zu diesen Zyklusstörungen kommen kann, sollten wir uns die möglichen Ursachen ansehen.

Es kann ein Problem geben

- in der Regulation durch das Gehirn. So werden keine, zu wenige oder die falschen Steuerungshormone gebildet,
- auf der Ebene der Eierstöcke, z. B. durch Erschöpfung der Eizellreserve, Störungen in der Hormonproduktion,
- in der Gebärmutter, z. B. bei Störungen in der Gebärmutterschleimhaut, bei Myomen etc.,
- aufgrund einer Infektion der weiblichen Geschlechtsorgane, z. B. mit Chlamydien,
- aufgrund von psychischen Problemen bei großem Stress, Partnerschaftskonflikten oder (unerfülltem) Kinderwunsch,

- aufgrund einer Störung irgendwo sonst im Körper, z. B. bei einer Gerinnungsstörung, bei Untergewicht, Übergewicht, Diabetes, Zöliakie und vielen anderen,
- aufgrund von Störungen der nicht gynäkologischen Hormone, z. B. bei einer Schilddrüsenunterfunktion, einer zu hohen Prolaktinproduktion und vielen anderen,
- in Form von Medikamentennebenwirkungen.

Alternativ kann man Zyklusstörungen auch nach ihrem Hauptsymptom in Gruppen sortieren:

- Störung der Blutungsstärke und Blutungsdauer: abgeschwächte, verlängerte und / oder verstärkte Blutungen.
- Störungen der Blutungsrhythmik: Die Blutung kommt gar nicht, zu selten, zu häufig oder mit Zwischenblutungen.
- Störungen des Befindens bei der Blutung: Dysmenorrhoe (Schmerzen bei der Periode) und PMS (prämenstruelles Syndrom, ein komplexes Krankheitsbild, das im Zusammenhang mit der Periode steht).

Diese Zyklusstörungen wollen wir ein wenig genauer betrachten. Allerdings reicht der Umfang dieses Buches nicht dafür aus, jede Ursache im Detail zu besprechen. Hast du Fragen oder fühlst dich unsicher in Bezug auf deine eigene Periode, empfehle ich dir ein Gespräch mit deiner Frauenärztin. Oftmals lassen sich so viele Fragen klären.

Abgeschwächte Blutungen

Sie können auftreten, wenn der Zyklus verkürzt ist (unter 25 Tagen), zum Beispiel im Rahmen der Pubertät oder des perimenopausalen Übergangs (Wechseljahre), bei Hormonmangel oder bei Schilddrüsenunterfunktion. Auch Stress und psychische Probleme sowie manche Medikamente wie die Pille,

Antidepressiva oder Blutdrucksenker können abgeschwächte Blutungen auslösen. Allerdings kann es auch einfach mal so im Leben einer Frau zu einzelnen abgeschwächten Blutungen im Verlauf der Zyklen kommen.

Verlängerte und / oder verstärkte Blutungen

Etliche Ursachen dafür haben wir bereits im Kapitel über die Gebärmutter und die Periode kennengelernt (siehe Seite 181). Verlängerte / verstärkte Blutungen sollten immer abgeklärt werden, insbesondere wenn sie neu auftreten oder sich ihre Intensität verändert.

Gar keine Blutung (medizinisch: Amenorrhoe)

Hier kann man zwei Formen unterscheiden: Bei der primären Amenorrhoe kam es noch nie zu einer Blutung. Verläuft die sonstige Pubertätsentwicklung normal (Brust, Schamhaare, Längenwachstum), sollte dieser Umstand spätestens drei Jahren nach Einsetzen des Brustwachstums oder mit 15 Jahren abgeklärt werden. Fehlt jede Pubertätsentwicklung, dann schon deutlich früher! Gründe für eine primäre Amenorrhoe gibt es vielfältige, zu ihnen gehören die fehlende oder unzureichende Steuerungshormonabgabe des Gehirns, eine Anlagefehlbildung der Gebärmutter wie beim MRKH (Mayer-Rokitansky-Küster-Hauser-Syndrom), ein komplett verschlossenes Hymen und viele andere.

Bei der sekundären Amenorrhoe kam die Blutung mindestens einmal, hörte dann aber gleich oder zu einem späteren Zeitpunkt im Leben für mindestens 90 Tage wieder auf. Der häufigste (zeitlich begrenzte) Grund für eine sekundäre Amenorrhoe ist eine Schwangerschaft. Weitere ebenfalls häufige Ursachen einer Amenorrhoe sind das Polyzystische Ovarsyndrom (PCOS), das wir uns gleich in einem eigenen Kapitel ansehen wollen, Essstörungen (Magersucht, Bulimie), ein starkes Untergewicht, exzessives Sporttraining, Stoffwechselstörungen wie eine Schilddrüsenunterfunktion, Krankheiten wie die chronisch entzündlichen Darmerkrankungen und andere (schwere) Einschränkungen sowie psychische Belastungen und Stress. Ein sekundäres Ausbleiben der Blutung sollte zeitnah abgeklärt werden.

Zu seltene Blutungen (medizinisch: Oligomenorrhoe)
Der Abstand zwischen zwei Blutungen ist größer als 35 Tage. Eine Oligomenorrhoe sollte ebenfalls abgeklärt werden! Der häufigste Grund dafür ist ein PCOS. Aber auch ein Diabetes, eine Schilddrüsenunterfunktion, andere internistische Erkrankungen und Medikamente können eine Oligomenorrhoe auslösen.

Zu häufige Blutung (medizinisch: Polymenorrhoe)
Die Blutung tritt häufiger als alle 24 Tage auf. Diese Blutungsstörung ist oftmals bei jungen Frauen in der Pubertät oder bei Frauen am Übergang zu den Wechseljahren zu beobachten und kann sich von selbst wieder geben. Sollten die Blutungen jedoch sehr stark sein oder stärker werden und / oder weitere Beschwerden auftreten, sollte man seine Ärztin zu Rate ziehen.

Zwischenblutungen
Sie können zu jedem Zeitpunkt des Zyklus auftreten. Der Zeitpunkt ihres Auftretens kann manchmal einen Hinweis auf ihre Ursache geben. So kommt es bei einer Gelbkörperschwäche und der nicht ausreichenden Produktion von Progesteron zu Schmierblutungen in der zweiten Zyklushälfte. Schmierblutungen nach penetrativem Geschlechtsverkehr können auf eine Schleimhautverletzung in der Vagina hinweisen oder auf eine vermehrte Verletzlichkeit des Muttermundgewebes und sollten

abgeklärt werden. Unregelmäßige Schmierblutungen können auch bei einer Schilddrüsenunterfunktion als Begleitsymptom auftreten. Infektionen – zum Beispiel mit Chlamydien – können ebenfalls Schmierblutungen machen, genau wie andere Entzündungen und Auffälligkeiten in der Gebärmutter. Tritt die Schmierblutung in Verbindung mit Schmerzen oder nach den Wechseljahren auf, ist eine sofortige Abklärung empfehlenswert.

Und wie behandelt man das?
Wie man sich bei so vielen unterschiedlichen Zyklusstörungen vorstellen kann, hängt die Behandlung meist von der zugrunde liegenden Ursache ab. Manchmal kann man (unter frauenärztlicher Kontrolle) einfach abwarten, manchmal versucht man, den Auslöser zu beseitigen, manchmal besteht das Bemühen vor allem darin, Beschwerden und Symptome zu lindern.

Manchmal muss die Patientin bestimmte Aspekte ihres Lebens selbst in die Hand nehmen und ändern, damit sich die Zyklusstörungen bessern, manchmal ist Geduld gefragt, und manchmal wird alles im Lauf der Zeit von allein wieder gut. Wichtig ist, erst einmal herauszufinden, um welche Zyklusstörung es sich genau handelt. Wenn es nicht gerade um eine Amenorrhoe geht, die augenscheinlich ist, kann ein Zyklustagebuch eine riesige Hilfe dabei sein.

Aber vielleicht hast du ja auch einfach Lust, diesen Teil deines spannenden Innenlebens besser kennenzulernen? Dann nichts wie los, ein Kalender, eine App, ja selbst ein Zettel und ein Stift reichen aus.

Sich selbst zu lieben, sagt Oscar Wilde, ist der Beginn einer lebenslangen Romanze. Womöglich ist sich selbst besser kennenzulernen der Start einer großen Liebe? Ich kann dich jedenfalls nur dazu ermutigen, deinen Körper zu entdecken und ihn dabei so zu behandeln wie deinen liebsten Menschen. Schließlich ist er das doch, oder?

Und wenn dir etwas an deinem Zyklus auffällt, das dir Sorgen macht, oder du Beschwerden bekommst, dann ist es Zeit für eine Vorstellung bei deiner Frauenärztin, denn sie ist die kompetente Ansprechpartnerin für Zyklusprobleme.

Wenn wir über Zyklusstörungen sprechen, kommen wir nicht drum herum, uns auch über das Polyzystische Ovarsyndrom zu unterhalten. Zum einen, weil es sehr häufig ist, zum anderen, weil es hier mehr noch als anderswo um die Frage geht, wie wir unseren wunderbaren Körper unterstützen können, wenn er allein das Zyklusmanagement nicht ganz so gut hinbekommt.

Ein weibliches Krankheitsbild: Polyzystisches Ovarsyndrom (PCOS)

Das Polyzystische Ovarsyndrom, kurz PCOS, zeichnet sich durch unregelmäßige und zu seltene Blutungen in Kombination mit vermehrten männlichen Hormonen und gegebenenfalls einem Übergewicht aus. Bei uns ist das die häufigste Ursache für eine Zyklusstörung. Man geht davon aus, dass bis zu 13 Prozent aller Frauen in der reproduktiven Lebensphase (also im geschlechtsreifen Alter) davon betroffen sein könnten. Damit ist das PCOS alles andere als eine Seltenheit; doch obwohl Millionen von Frauen weltweit betroffen sind, ist es bei Weitem nicht so bekannt wie andere Erkrankungen, und man weiß auch (noch) nicht genügend darüber.

Am ehesten kann man sich das PCOS als hormonelle Fehlregulation vorstellen, die dazu führt, dass die Hormone, die Eizellwachstum und Zyklus steuern, nicht einer geordneten Choreografie folgen, sondern wie wild durcheinandertanzen.

Dadurch kommt es nicht zu einer (gleichmäßigen) Eizellreifung, der Eisprung kann nicht stattfinden, die Gebärmutterschleimhaut wird in der zweiten Zyklushälfte nicht umgebaut, und schlussendlich bleibt die Periode aus (Amenorrhoe) oder kommt nur ganz selten (Oligomenorrhoe). Ein weiteres Symptom des PCOS ist wie erwähnt die erhöhte Konzentration von männlichen Hormonen im Blut (medizinisch: Hyperandrogenämie), die zu Akne führen kann und/oder zu vermehrt dunklen und kräftigen Haaren an Stellen, die eher typisch für Männer sind wie die Bartregion, die Brust, das Gebiet vom Bauchnabel bis zum Venushügel und vom Schambereich bis zu den inneren Oberschenkeln (medizinisch: Hirsutismus), sowie zu einem typisch männlichen Haarausfall am Kopf (medizinisch: androgenetische Alopezie der Frau). Ein drittes Leitsymptom ist die Darstellung sogenannter polyzystischer Eierstöcke im Ultraschall. Das hat der Erkrankung übrigens auch ihren Namen gegeben. Unter einem polyzystischen Ovar versteht man einen vergrößerten Eierstock, bei dem ganz viele kleine Eibläschen wie Perlen auf einer Schnur außen, direkt unterhalb der äußeren Bindegewebshülle des Ovars zu sehen sind.

Durch die nicht richtig koordinierte Hormonwirkung wachsen zu viele Eibläschen so lange, bis wir sie im Ultraschall sehen können, nur um dann in ihrem Wachstum innezuhalten und nicht auszureifen. Ein Leitfollikel setzt sich nicht durch. Dadurch sieht man viel mehr *kleine* Eibläschen als üblich, aber keine großen. Wichtig zu wissen ist, dass man bei jungen Frauen bis einige Jahre nach der ersten Blutung auch im Normalfall viele Eibläschen im Ultraschall erkennen kann. Diese sind im Unterschied zum PCOS jedoch meist über das ganze Ovar verteilt und nicht nur randständig zu finden.

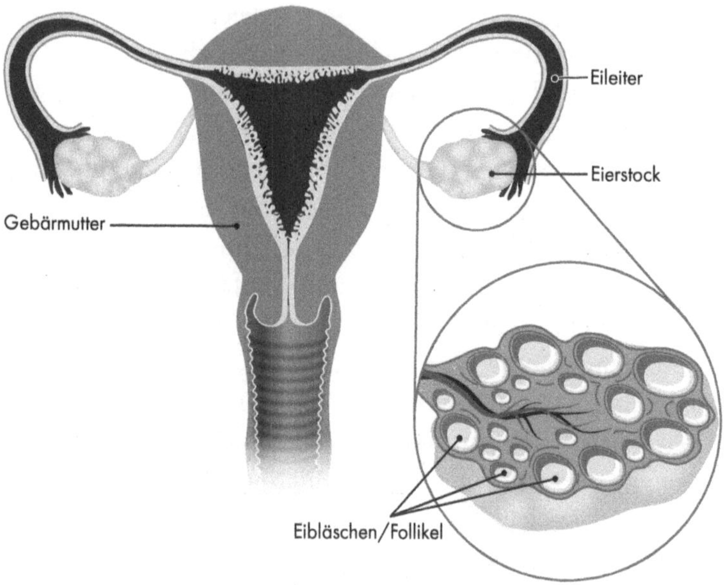

Darstellung des Eierstocks bei einem polyzystischen Ovarsyndrom

Sind zwei der genannten drei Kriterien (Blutungen seltener als alle 35 Tage oder seltener als 8-mal pro Jahr, vermehrte männliche Hormone und das typische Bild im Ultraschall) erfüllt, wird die Diagnose PCOS gestellt.

Neben diesen Hauptkriterien des PCOS gibt es noch etliche Nebenbefunde, die für ein PCOS sprechen oder sich aus der Erkrankung erklären:

- Eine Insulinresistenz: Das bedeutet, dass das körpereigene Insulin, das die Bauchspeicheldrüse herstellt und das den Blutzucker konstant halten soll, nicht so gut wirken kann. Dadurch nehmen Zielgewebe wie Muskeln oder Leber zu wenig Zucker aus dem Blut auf, der Blutzucker bleibt zu hoch, und gleichzeitig werden vermehrt (Bauch-)Fettreserven angelegt. Der Körper versucht gegenzusteuern und schüttet noch mehr Insulin aus, was parallel zu einer weiteren Erhöhung der männlichen Hormone im Blut führt. Eine Insulinresistenz ist dabei die Vorstufe, aus der sich später ein Diabetes Typ II entwickeln kann. Aus Studien wissen wir, dass 75 Prozent der schlanken Frauen mit PCOS unter einer Insulinresistenz leiden und 95 Prozent der übergewichtigen – und ganz viele von ihnen wissen es nicht! Daher ist es extrem wichtig, dass der Zuckerstoffwechsel bei Frauen mit PCOS regelmäßig kontrolliert wird – vollkommen unabhängig vom Gewicht. Außerdem profitieren alle Frauen mit Insulinresistenz von einer Therapie (wie das geht, werden wir uns gleich ansehen).

- Übergewicht: Leider macht es das PCOS einfach(er), Übergewicht zum Beispiel auf dem Boden einer Insulinresistenz zu bekommen. Umgekehrt kann wiederum Übergewicht die Insulinresistenz verschlechtern. Durch eine verschärfte Insulinresistenz verschlimmern sich wiederum die Beschwerden vom PCOS, und ein sehr ungünstiger Teufelskreis entsteht. Daher empfiehlt es sich unbedingt, mit einer Veränderung des Lebensstils und mit medizinischer Hilfe das Gewicht zumindest zu halten, wenn nicht sogar zu reduzieren. Übrigens: Schon eine kleine Gewichtsreduktion kann wahre Wunder für das Wohlbefinden bewirken, wie wir gleich sehen werden. Jede betroffene Frau kann sich in diesem Punkt also selbst wahnsinnig viel Gutes tun.
- Unerfüllter Kinderwunsch: Viele Frauen mit PCOS stellen sich bei ihrer Frauenärztin vor, weil sie nicht schwanger werden. Aufgrund der nur seltenen oder sogar ganz ausbleibenden Eisprünge beim PCOS ist es oftmals praktisch unmöglich, den richtigen Zeitpunkt zum Schwangerwerden zu erwischen und ohne medizinische Hilfe schwanger zu werden. Zwar dauert es länger, mit einem PCOS schwanger zu

werden, und es ist häufiger eine medizinische Unterstützung nötig, aber die Chance, ein Kind auf die Welt zu bringen, ist genauso groß wie bei Frauen ohne PCOS!

- Eine zu hoch aufgebaute Schleimhaut in der Gebärmutter (medizinisch: Endometriumhyperplasie): Das kommt daher, dass permanent Östrogen in den Eibläschen gebildet wird, es aber durch den ausbleibenden Eisprung nicht zu einem Progesteronanstieg kommt und daher das Endometrium in der zweiten Zyklushälfte nicht umgebaut (medizinisch: dezidualisiert oder transformiert) wird. Der Aufbau dieser hohen Schleimhaut kann dazu führen, dass die Blutung, wenn sie denn mal kommt, sehr stark ist. Außerdem ist die Dezidualisierung der Schleimhaut der wichtigste Schutz vor einem Krebs in der Gebärmutterschleimhaut (medizinisch: Endometriumkarzinom). Daher ist es von größter Wichtigkeit, beim PCOS regelmäßig mit Medikamenten für eine Dezidualisierung der Schleimhaut zu sorgen oder sicherzustellen, dass sie erst gar nicht so hoch aufgebaut wird. Wie man das macht, werden wir uns gleich bei der Therapie des PCOS anschauen.
- Herz-Kreislauf-Erkrankungen: Durch begleitende Probleme beim PCOS wie Insulinresistenz, Übergewicht und einen veränderten Fettstoffwechsel kommt es zu einer Erhöhung des Risikos für Arteriosklerose (Gefäßwandverkalkung) und Herz-Kreislauf-Probleme. Bewegung, gesunde Ernährung, regelmäßige Kontrollen und ggf. spezielle Medikamente können hier effektiv helfen, Problemen gegenzusteuern.
- Schlechter Schlaf und ein Schlafapnoe-Syndrom: Unter einer Schlafapnoe verstehen wir eine Atemregulationsstörung, bei der es im Schlaf immer wieder zu Atemaussetzern kommt. Währenddessen ist die Sauerstoffversorgung vermindert, was wiederum dazu führen kann, dass man sich am Morgen unausgeschlafen und wie gerädert fühlt. Eine Schlafapnoe tritt beim PCOS häufiger auf als bei Frauen ohne PCOS, un-

abhängig vom Gewicht. Da man sie behandeln kann, ist es wichtig, eine Schlafapnoe zu erkennen. Neben Müdigkeit am Morgen und vermehrter unerklärlicher Erschöpfung im Laufe des Tages kann auch Schnarchen ein Symptom sein.

- Seelische Gesundheit: Aus der Betreuung von Patientinnen mit PCOS wissen wir, dass PCOS sich negativ auf die Lebensqualität auswirken kann. Symptome wie keine Blutungen oder viel zu heftige Blutungen nach einer längeren Pause zu haben, eine vermehrte Behaarung im Gesicht und am Körper können genauso Sorge und Stress auslösen wie der Kampf gegen überflüssige Pfunde und das eventuell mangelnde Verständnis der Umgebung für die Begleiterscheinungen der Erkrankung. Auch die Frage, ob und wie der Kinderwunsch erfüllt werden kann oder wie die Erkrankung überhaupt therapiert werden sollte, ist belastend. Viele PCOS-Patientinnen fühlen sich daher niedergeschlagen und mutlos. (Heftige) Stimmungsschwankungen, Essstörungen, Probleme mit dem Körperschema, mit der Sexualität etc. können die Folge sein. Insofern ist es immens wichtig, sich als PCOS-Patientin gegebenenfalls mentale Unterstützung zu suchen; Anlaufstellen sind Frauenärztinnen ebenso wie Allgemeinärztinnen, Psychologinnen, Selbsthilfegruppen und Beratungsstellen für Frauengesundheit. Umgekehrt ist es superwichtig, dass die Umwelt – also jede Einzelne von uns – ein offenes Ohr für mögliche Sorgen und Probleme unserer Freundinnen, Bekannten und Verwandten hat, die mit den Herausforderungen eines PCOS kämpfen.

Nachdem wir über Symptome, Beschwerden und Probleme gesprochen haben, ist es nun ganz wichtig, dass wir uns auch die vielfältigen Therapieoptionen ansehen, die beim PCOS zur Verfügung stehen.

- Ein gesunder Lebensstil: Das ist tatsächlich der erste und wichtigste Punkt für Frauen mit PCOS. Es gibt Erkrankungen, bei denen man komplett von der Medizin abhängig ist, nicht aber beim PCOS. Hier kann jede Frau ihr Schicksal selbst in die Hand nehmen: Jeder einzelne Schritt, den frau geht (wortwörtlich), kann einen Unterschied machen. Bewegung ist der Schlüssel zu mehr Glück, weil sie die Ausschüttung von Glückshormonen in unserem Gehirn bewirken kann. Gutes Essen verdient ebensolche Anerkennung, weil es unserem Körper wohltut. Beim PCOS gibt es nicht die eine empfohlene Diät oder das eine richtige Bewegungsprogramm – die Ernährungsumstellung und Kalorienreduktion sollte nach dem Wunsch und der Erfahrung der Patientin erfolgen. Klare, machbare Ziele sollten es sein, die frau sich selbst steckt, und sie alle sollten ausschließlich der Verbesserung der Lebensqualität dienen. Und der Effekt selbst einer kleinen Gewichtsreduktion kann enorm sein: Schon 5 Prozent weniger Körpergewicht (das sind 4 kg bei einem Gewicht von 80 kg oder 4,5 kg bei 90 kg) können den Zyklus rhythmisieren und Eisprünge auslösen. Das heißt, manche Patientinnen bekommen ausschließlich aufgrund einer Gewichtsreduktion ihren Zyklus wieder ins Lot, fühlen sich besser und fitter, was sich wiederum positiv auf ihre psychische Verfassung auswirken kann.
- Hormonelle Medikamente: Hier steht an erster Stelle die Pille. Sie hilft, den Zyklus zu regulieren, das hormonelle Ungleichgewicht auszugleichen und den erhöhten Pegel der männlichen Hormone zu senken. Sie schützt das Endometrium und verhindert übermäßige Periodenblutungen, da unter ihr die Gebärmutterschleimhaut nicht so hoch aufgebaut wird. Besonders bei der kombinierten Pille aus Ethinylestradiol und einem Progestagen ist die Wirkung auf die Androgene stark. Neben den kombinierten Pillen gibt es

auch reine Gestagenpillen, die leicht antiandrogen wirken. Sie sind eine gute Option, wenn eine kombinierte Pille nicht gegeben werden kann, weil Gegenanzeigen bestehen oder eine Frau sie nicht einnehmen mag.

- Metformin (Insulin-Sensitizer): Metformin verbessert die Wirkung von Insulin auf Zielgewebe wie Leber und Muskeln. Durch die so verbesserte Insulinwirkung braucht die Bauchspeicheldrüse für dieselbe Wirkung nicht mehr so viel Insulin auszuschütten, was eine Menge positiver Effekte nach sich zieht und auch das Abnehmen einfacher zu machen scheint. Interessanterweise lässt Metformin allein bei manchen Patientinnen den Zyklus deutlich regelmäßiger werden. Zusammen mit einer milden Gewichtsreduktion kann der Effekt erstaunlich groß ausfallen. Metformin findet wegen seines zyklusrhythmisierenden Potenzials auch in der Kinderwunschbehandlung von PCOS-Patientinnen Anwendung, oftmals auch in Kombination mit anderen Medikamenten. Die Behandlung einer Insulinresistenz unabhängig vom Körpergewicht gehört zu den wichtigsten Behandlungsschritten beim PCOS. Für Frauen, die Metformin aufgrund von Unverträglichkeiten oder Nebenwirkungen nicht nehmen können oder wollen, gibt es auch medikamentöse Alternativen. Allerdings ist Metformin das mit Abstand am besten untersuchte Medikament in diesem Zusammenhang.
- Gezielte Behandlung des Übergewichts: Hier gibt es verschiedene (neue) medikamentöse und operative Möglichkeiten, die in Verbindung mit einer Veränderung des Lebensstils eine deutliche Gewichtsreduktion möglich machen können. Eine gute Beratung und eine sachkundige Begleitung sind hier von größter Wichtigkeit. Eine Gewichtsabnahme allein kann zu regelmäßigen Ovulationen und Blutungen führen.

- Kosmetische Behandlung: Die doofen dunklen Haare über der Oberlippe oder an der Innenseite der Oberschenkel nerven? Dagegen kann man etwas tun z. B. durch Enthaarung mittels Laser oder Elektroepilation. Es gibt auch spezielle (verschreibungspflichtige) Cremes, die die Haarfollikel in ihrer Funktion hemmen. Hierfür – ebenso wie für Akne – ist die Hautärztin die richtige Ansprechpartnerin.
- Kinderwunschbehandlung: Wenn es aufgrund der Zyklusunregelmäßigkeiten und seltenen Eisprüngen nicht mit einer Schwangerschaft klappt, gibt es mehrere sehr erfolgversprechende Behandlungsmöglichkeiten bei der Frauenärztin oder in spezialisierten Kinderwunschzentren. Man kann Medikamente wie Metformin oder Letrozol einsetzen, um die Reifung eines Leitfollikels und den Eisprung zu begünstigen. Durch begleitende Ultraschall- und Blutwertkontrollen kann man feststellen, wann der Eisprung genau sein wird, und durch Sex zum richtigen Zeitpunkt die Chance auf eine Schwangerschaft erhöhen. Natürlich besteht neben diesen leichten Stimulationen auch die Möglichkeit einer künstlichen Befruchtung, die besonders dann an Bedeutung gewinnt, wenn es neben der Zyklusstörung durch PCOS noch zusätzliche Probleme gibt – wie durch eine Entzündung vorgeschädigte Eileiter oder Einschränkungen im Spermiogramm. PCOS reduziert per se nicht die Möglichkeit, (viele) Kinder zu bekommen, da die Eizellen ja da sind. Eine Behandlung hilft nur, die Chancen zu verwirklichen.
- Psychotherapeutische und sexualmedizinische Begleitung: Das scheint mir einer der wichtigsten Punkte auf dieser Liste. Denn wenn es der Seele nicht gut geht, ist es schwierig, den Körper gesund zu erhalten. Unter Stress und Schlafmangel können wir nicht abnehmen. Unter Stress können wir (oftmals) nicht glücklich sein. Unter Stress können wir uns nicht wohlfühlen. Deshalb möchte ich jede Patientin

entschieden dazu ermuntern, sich Hilfe zu suchen, wenn sie sie braucht.

Jede der genannten Therapiemöglichkeiten dient auf unterschiedliche Weise einer Verbesserung der Lebensqualität. Allerdings bedarf es der Geduld, denn die Verbesserungen werden manchmal erst nach einer (langen) Weile spürbar. Die Therapie muss individuell zugeschnitten sein, was voraussetzt, dass man selbst weiß, was man möchte und wie es einem persönlich gelingen kann, mit den Problemen und Herausforderungen eines PCOS umzugehen. Häufig ist eine Kombination aus selbst gesteuerten Veränderungen und Medikamenten die beste Option. Das wiederum setzt voraus, dass das PCOS richtig erkannt wurde. Leider passiert es aber auch heute noch zu häufig, dass die Diagnose entweder gar nicht oder erst sehr spät gestellt wird, wenn die Probleme sich schon massiv verstärkt haben. So kenne ich Patientinnen, die über Jahre hinweg mit Beschwerden wie Zyklusstörungen und Übergewicht gekämpft haben, ohne dass jemand die Ursache gefunden und ihnen erklärt hätte, was da eigentlich los ist.

Erschwert wird das dadurch, dass wir bis heute leider nicht genau wissen, wie ein PCOS eigentlich entsteht. Wir wissen nur, dass es genetische Faktoren gibt, die eine Rolle spielen, was man auch an einer familiären Häufung erkennen kann. Mehrere unterschiedliche Gene sind betroffen, doch wie sich diese Genveränderungen im Einzelfall auswirken, hat viel mit individuellen Umweltfaktoren zu tun. Die Erkrankung entsteht also immer durch ein Zusammenspiel zwischen Genen und Umwelt, was erklärt, warum ein PCOS so unterschiedlich aussehen kann und manchmal eben auch nicht oder erst sehr spät erkannt wird. Dabei ist das enorm wichtig, nicht nur, um einen Namen für das zu haben, was einem zu schaffen macht, sondern auch, weil PCOS eine Diagnose ist, die ein Leben lang bestehen bleibt. Zwar verschwindet die Zyklusstörung mit den Wechseljahren, aber auch dann gilt es nach wie vor, auf seinen Stoffwechsel und hier speziell auf den Zuckerstoffwechsel sowie auf seine Herz-Kreislauf-Gesundheit zu achten. Zum Glück helfen die verschiedenen genannten (medizinischen) Ansätze dabei. Das Ziel sollte immer sein, dass jede Frau für sich selbst einen Weg findet, mit den Problemen und Herausforderungen der Erkrankung umzugehen.

Im Englischen gibt es den wunderbaren Ausdruck Self-Empowerment, was man vielleicht mit »wohltuender Selbststärkung« übersetzen könnte. Man kann sich das PCOS nicht aussuchen, aber jede Patientin kann selbst entscheiden, wie sie damit umgeht. Der erste Schritt beim Self-Empowerment ist Information. Je besser eine Patientin über das PCOS Bescheid weiß, über seine Symptome und die Therapiemöglichkeiten, desto eher kann sie gute Entscheidungen für sich selbst treffen. Aus einem PCOS wird *ihr* PCOS, und sie nimmt ihr Leben und das, was sie daraus macht, wieder selbst fest in die Hand.

Wie das Leben so spielt: Ein Fall aus meiner Tätigkeit als Frauenärztin

32 und andere Überraschungen

Natalya kam abends am Ende der Sprechstunde herein, als ich schon vom vielen Reden leicht heiser war. Sie landete auch nur deshalb so spät noch bei mir, weil es einen Fehler im System gegeben hatte. (Die gibt es wirklich manchmal.) Natalya war Krankenschwester und kannte das Drama mit der wenigen Zeit für zu viele Patienten. Allerdings schliefen ihre Patientinnen und Patienten meistens, wenn sie sich ausführlicher mit ihnen beschäftigte, denn sie arbeitete als Anästhesieschwester. Zu mir kam sie, weil sie nicht blutete. Ansonsten war sie gesund bis auf etwas Übergewicht (85 kg bei einer Größe von 1,69 m). Bisher hatte sie der Tatsache, dass sie selten bis nie ihre Periode hatte, keine große Bedeutung beigemessen. Das hatte sich jedoch geändert, als sie sich zwischen zwei Operationen mit einer Frauenärztin unterhalten hatte, die ihr gesagt hatte, dass man schon ab und zu bluten sollte.

»Muss man das wirklich? Ja oder nein?«, fragte Natalya mich nun direkt. »Wenn Sie Nein sagen, kann ich gleich wieder gehen.«

Jetzt ist es leider so, dass selbst einfach klingende Ja- oder Nein-Fragen in der Medizin manchmal nicht so leicht zu beantworten sind.

»Eher ja«, antwortete ich also etwas ausweichend. »Man braucht bestimmt nicht jeden Monat eine Blutung, aber alle paar Monate schon, wobei es weniger um die Blutung an sich als um die vorausgehende Dezidualisierung des Endometriums geht.« Ich erklärte ihr kurz die Bedeutung des Schleimhautumbaus in der zweiten Zyklushälfte.

Aber Natalya schien meine Argumentation nicht zu überzeugen. »Immer wenn ich meine Periode habe, was höchstens zwei Mal im Jahr vorkommt, fließe ich förmlich davon. Ich wünschte, ich könnte all diese Tampons zum Blutspendedienst geben. Also das brauche ich echt nicht häufiger.«

Das konnte ich absolut verstehen. Trotzdem blieb das Problem mit der lang anhaltenden Östrogenwirkung auf ihre Gebärmutterschleimhaut. Wir sprachen darüber, dass sich mit einer Pille oder unter der Hormonspirale die Schleimhaut gar nicht erst so hoch aufbauen würde. Damit könnte man zwei Fliegen mit einer Klappe schlagen.

Natalya legte den Kopf schief. »Verstehe ich«, meinte sie. »Möchte ich aber trotzdem nicht so gern.«

Aber sie war sehr dafür, ihre Zyklusstörung abklären zu lassen.

Also untersuchte ich sie und machte einen Ultraschall, der das klassische Bild der polyzystischen Ovarien zeigte. Zahllose kleine Follikel waren in ihren vergrößerten Ovarien zu sehen wie die sprichwörtlichen Perlen auf einer Schnur. Natalya schaute besorgt auf den Monitor, und ich spürte, wie sie immer nervöser wurde.

»Heißt das, dass ich nicht schwanger werden kann? Ich habe da so was im Internet gelesen«, meinte sie schließlich.

»Nein, das stimmt absolut nicht«, widersprach ich sofort, froh, dass sie ihre Sorgen laut aussprach und ich sie ihr nehmen konnte. »Ihre Eizellen sind ja da, und das nicht zu knapp. Es könnte nur schwierig werden, ohne Unterstützung einen der seltenen Eisprünge zu treffen. Zumal es mit einem einzigen Eisprung ja auch nicht unbedingt getan ist. Aber mit etwas medizinischer Hilfe gehe ich fest davon aus, dass Ihre Chancen sehr gut stehen.«

Das beruhigte Natalya enorm, und sie war danach viel fröhlicher. Da ihre letzte Blutung bereits etliche Monate her war und ihre Schleimhaut sich schon jetzt sehr hoch aufgebaut zeigte, gab ich ihr für 14 Tage ein Progestagen, das eine Transformation des Endometriums und eine Blutung bewirken sollte. Es funktionierte, und zu Zyklusbeginn (nachdem also ihre Periode eingesetzt hatte) nahm ich ihr Blut ab, und wir schauten uns ihre Hormonwerte an. LH war viel höher als FSH, und ihre männlichen Hormone waren mittelgradig erhöht (sie hatte außer einer etwas unreinen Haut und ein paar dunklen Haaren auf der Brust und im Bereich ihrer Oberschenkel allerdings keine Beschwerden). Ihre Schilddrüse arbeitete gut, ihre Nebenniere ebenfalls, und mit ihrer Blutgerinnung und ihren Leber- und Nierenwerten war alles in Ordnung. Nur ihre Blutzuckertestung war nicht im grünen Bereich, denn sie steuerte eindeutig auf eine Insulinresistenz zu. Als letzten Wert hatte ich vom Labor den AMH-Wert bestimmen lassen. Seine Höhe steht in Zusammenhang mit der vorhandenen Menge an reifungsfähigen Eizellen. In Natalyas Alter erwarteten wir einen Wert zwischen 1,1 und 3,3 ng/ml. Bei ihr lag er bei 32 ng/ml! Das war sehr, sehr hoch, und es passte perfekt zu den vielen kleinen Follikeln im Ultraschallbild.

Wir sprachen über mögliche Veränderungen in ihrem Lebensstil, die ihr guttun würden, und ich schlug ihr Metformin als zusätzliche Behandlung vor, aber Natalya war entschieden, es ohne Medikamente zu schaffen. Sie ging zu einer Ernährungsberatung, die eine Kollegin anbot, die Natalya aus dem Krankenhaus kannte. Sie verbrachte ihre Tage (und oft auch Nächte) weiterhin im OP, versuchte sich aber außerhalb mehr zu bewegen und gesünder zu essen, was allerdings im Schichtdienst alles andere als einfach ist.

Als sie zur Kontrolle zu mir kam, hatte sie trotz ihrer Bemühungen etwas zugenommen, was sie sehr frustrierte. Es fiel ihr schwer, sich damit abzufinden, dass ausgerechnet sie ein PCOS hatte. Ich bot ihr eine psychologische Unterstützung an, das wollte sie keinesfalls. Abermals schlug ich Metformin vor, doch Natalya war gerade komplett bedient von der Ungerechtigkeit des Lebens und wollte gar nichts, schon gar kein Medikament, an das sie nicht glaubte. Wir vereinbarten einen neuen Termin in 3 Monaten. Doch dann verschob sie den Termin zweimal, und als ich sie wiedersah, hatte sie deutlich zugenommen, ihre Haut war schlechter geworden, und ihre Stimmung war gedrückt.

»Nichts funktioniert«, sagte sie, »ich habe aufgegeben.«

Sie hatte großen Stress in der Arbeit, musste ständig bei Nachtdiensten einspringen. Dadurch schaffte sie es nicht, gesund zu essen, denn nachts war ihr Verlangen nach Schokolade und anderen Süßigkeiten einfach übermächtig. Tagsüber schlief sie, um sich zu erholen, und verpasste ihre Sportgruppe. Außerdem hatte ihre Cousine ihr gesagt, dass es niemals mit dem Kinderkriegen klappen würde, wenn sie keine Periode hätte. Sie hatte ihr verschiedene Posts auf Insta gezeigt, die das zu beweisen schienen. Tragischerweise hatte Natalya gerade mehr Zutrauen zu irgendwelchen Influencerinnen als zur Schulmedizin, obwohl ich mich bemühte, ihre Sorgen zu zerstreuen. Da sie in der Zwischenzeit keine Periode gehabt hatte, wiederholten wir die Progesterongabe und die Blutzuckertestung, die jetzt eine manifeste Insulinresistenz erbrachte. Natalya weinte, als ich ihr das sagen musste, und sie tat mir sehr leid.

Wieder legte ich ihr Metformin ans Herz und sprach mit ihr über Selbsthilfegruppen und etwas Unterstützung für ihre Seele. Ich gab ihr etliche Adressen mit, war aber nicht sehr optimistisch, dass sie etwas in diese Richtung unternehmen würde, da sie allem nach wie vor sehr kritisch gegenüberstand. Immerhin begann sie, das Metformin zu nehmen, hatte aber mit Nebenwirkungen im Magen-Darm-Bereich zu kämpfen. Wir reduzierten die Dosis, obwohl wir sowieso schon mit wenig gestartet waren.

Wieder erschien sie nicht zur Kontrolle.

Als ich ihren Namen viele Wochen später auf meiner Patientenliste sah, war ich erleichtert und besorgt zu-

gleich. Wie es ihr wohl ergangen war? Sie kam herein und ich konnte gar nicht glauben, wie gut sie aussah. Sie wirkte entspannt und fröhlich und lachte mich an. War Metformin daran schuld? Nun, um ehrlich zu sein, lag es vielleicht daran, vielleicht aber auch an Holger, der neu in ihrer Abteilung angefangen hatte und der im Sturm Natalyas Herz erobert hatte. Sie war verliebt – bis über beide Ohren.

Ob es die Verliebtheit war oder das Metformin oder vielleicht beides zusammen, sie hatte tatsächlich mehr als drei Kilo abgenommen, wie sie mir berichtete. Außerdem hatte sie ihrer Chefin gesagt, dass sie nicht mehr so viele Nachtdienste machen könnte, und war jetzt wieder deutlich häufiger im Tagdienst. Dadurch konnte sie sich wieder mehr bewegen und mehr Sport machen und hatte, man höre und staune, sogar schon einmal ihre Periode von ganz allein gehabt. Sie war glücklich, und ich war begeistert. Wir entschieden, mit Metformin weiterzumachen, und wir redeten über Verhütung. Wir suchten eine Pille für sie aus, für die ich ihr ein Rezept mitgab.

Doch zur nächsten Kontrolle erschien sie wieder nicht. Es dauerte mehrere Monate, bis sie wieder in meinem Sprechzimmer saß. Bei ihrem Anblick zog sich mein Herz zusammen. Sie sah unglücklich aus und hatte wieder deutlich zugenommen. Ihre Hautunreinheiten waren viel stärker geworden, und ihre Haare waren zum ersten Mal, seit ich sie kannte, fettig und ungepflegt.

»Was ist denn los?«, fragte ich sie.

»Es lohnt sich nicht«, erklärte sie mir bitter. »Ich habe alles gemacht, und es hat nichts gebracht. Ich weiß jetzt, dass es sinnlos ist.«

Das hörte sich furchtbar an. Und je mehr sie erzählte und alles in immer düsteren Farben malte, desto mehr be-

kam ich das Gefühl, dass noch etwas anderes als das PCOS dahinterstand. Vorsichtig fragte ich nach.

Natalya schien in sich zusammenzusinken. Leise erzählte sie mir, dass sie in einem Dienst unabsichtlich mitgehört hatte, wie Holger, in den sie so verliebt gewesen war, sich über die Fette lustig gemacht hätte, die in ihn verknallt wäre. Das war sie. Die Fette. So hatte sie sich noch nie gesehen. Die Fette – das war sie doch nicht. Seine Worte hatten ihr komplett den Boden unter den Füßen weggezogen. Die Fette, hatte es von da ab in ihr nachgehallt und ihr so wehgetan, dass sie auf einmal keinen Sinn mehr darin sah, sich anzustrengen. Sie hörte auf, Metformin zu nehmen, aß jede Menge Frust-Süßes und haute sich nach dem Dienst vor die Glotze, statt zu ihrer Sportgruppe zu gehen. Zu allem Überfluss ließ sie sich von ihrer Cousine mit Halbwahrheiten über das PCOS versorgen, die sie immer mehr glauben ließen, dass ihr Leben aussichtslos war. Alles, was sie mir erzählte, hörte sich einfach nur entsetzlich an, und es schien mehr und mehr Raum einzunehmen.

Aber ich beschloss, mich nicht mit hinunterziehen zu lassen, sondern Natalya eine alternative Perspektive aufzuzeigen. Immerhin war sie ja jetzt hier, und das war doch zumindest mal ein Anfang. Also versuchte ich, ihr zu erklären, dass es bei ihrer Zyklusstörung und ihrem Gewicht nicht um Schwäche ging oder etwas, das sie nicht gut machte. Sondern dass sie es besonders schwer hatte wegen ihres hohen Insulinspiegels und ihrer sonstigen Hormone, die machten, was sie wollten, und sich einfach nicht in Reih und Glied zu stellen bereit waren. Ich erinnerte Natalya daran, wie gut sie sich gefühlt hatte, als sie sich mehr bewegt hatte, in der Absicht, etwas für sich selbst zu tun. Zwar spürte ich, dass sie mir nicht wirklich glaubte, aber die Erinnerung an früher schien ihr einen Ruck zu geben. Ich schrieb ihr erneut Metformin auf und empfahl ihr abermals eine psychotherapeutische Begleitung. So gut ich konnte, machte ich ihr Mut. Sie war schon so weit gekommen. Alles, was sie geschafft hatte, war ihr eigener Triumph, und niemand hatte das Recht, ihr das wegzunehmen. Sie ging mit dem Rezept in der Hand.

Diesmal kam sie zum nächsten Termin. Sie wäre noch nicht ganz über den Berg, sagte sie, aber es ginge ihr besser. Sie hatte eine andere Krankenschwester kennengelernt, die auch ein PCOS hatte und sich gerade in einer Kinderwunschbehandlung befand. Als Natalya davon erzählte, spürte ich, dass sie wieder etwas optimistischer gestimmt war. Es wurde noch besser, als Natalyas Kollegin schwanger wurde und Natalya damit den Beweis hatte, dass man auch mit PCOS seinen Kinderwunsch erfüllen konnte.

Als sie das nächste Mal in die Sprechstunde kam, hatte sie etwas abgenommen, was ich großartig fand. Wir steigerten die Metformindosis, zusätzlich nahm Natalya Probiotika, von denen sie gehört hatte, dass sie auch helfen konnten. Man sah ihr an, dass sie sich wieder mehr bewegte, und sie sah super aus. Sie erzählte, dass sie einer Bekannten, die wie sie mit Übergewicht und Zyklusproblemen kämpfte, von ihrem PCOS berichtet und ihr geraten hatte, sich bei ihrer Frauenärztin vorzustellen. So langsam fand Natalya ihr Gleichgewicht wieder.

Der Sommer kam und ging, und auch im Herbst hielt Natalya gut durch und machte weiter Sport. Ihr Körper dankte es ihr. Sie sah gut und gesund aus und schien nur so vor Energie zu strotzen, etwas, das sie so noch gar nicht kannte, wie sie sagte. Im Winter hatte sie noch einmal ein kleines Tief, weil es so viel leichter war, sich nach dem Dienst auf dem Sofa einzukuscheln, als sich sportlich zu betätigen. Aber im Frühjahr wurde auch das wieder besser.

Als wir im Frühsommer zusammen auf das zurückschauten, was Natalya geschafft hatte, waren wir beide froh. Sie war nicht gertenschlank, das würde sie nie werden, aber sie schien viel gesünder als früher, und sie fühlte sich besser. Ihr Zyklus kam unter der Metformineinnahme nicht ganz regelmäßig, aber er kam. Sie erzählte anderen vom PCOS und ermuntert sie, sich um sich zu kümmern. Und sie hatte akzeptiert, dass das PCOS ein Teil von ihr war. »Ich habe beschlossen, das Beste daraus zu machen«, erklärte sie mir. Und ich fand, dass sie auf dem allerbesten Weg dorthin war.

● ● ●

Zyklusbeschwerden können sich nicht nur als Blutungsstörungen äußern, sondern auch zu einer Menge anderer, besonders auch psychischer Belastungen führen, die sich Zyklus für Zyklus wiederholen. Ein solches Krankheitsbild ist das prämenstruelle Syndrom, das wir uns als Nächstes ansehen wollen.

Ein weibliches Krankheitsbild: Prämenstruelles Syndrom (PMS)

Ein häufiges Krankheitsbild, das ganz eng mit dem Zyklus in Verbindung steht, ist das prämenstruelle Syndrom. Darunter verstehen wir eine ganze Reihe von Beschwerden und Symptomen, die regelhaft in der zweiten Zyklushälfte auftreten, meistens dicht vor der Periode, und die mit Einsetzen der Blutung oder kurz danach wieder verschwinden.

Zyklusabhängige Veränderungen sind sehr häufig, und ich kenne keine Frau, die nicht irgendeine Veränderung in der zweiten Zyklushälfte benennen kann. Je nach Studie werden beim PMS bis zu 200 verschiedene Symptome beschrieben. Die häufigsten sind Unterbauchschmerzen, Kopf- und Rückenschmerzen, spannende Brüste, Wasseransammlungen im Körper, Müdigkeit und Erschöpfung, Migräne, Heißhunger oder umgekehrt Appetitlosigkeit, Übelkeit, Blähungen und Verstopfungen, Hautprobleme. Dazu kommen Beschwerden im seelischen Bereich wie Stimmungsschwankungen, Traurigkeit bis hin zur Depression, Reizbarkeit und Aggressivität, Angst, Selbstzweifel, Schlafstörungen und Konzentrationseinschränkungen.

Genauso vielfältig wie die Art der Symptome ist auch ihre Ausprägung, sodass der Schweregrad von PMS extrem unterschiedlich sein kann. Manche Frauen fühlen sich einfach vor ihrer Periode nicht gut, anderen geht es so schlecht, dass sie in dieser Zeit nur noch eingeschränkt ihren Alltag bewältigen können. Ungefähr 5 bis 12 Prozent der Frauen sind von einem schweren bis sehr schweren PMS betroffen.

Ist vor allem das seelische Befinden stark eingeschränkt, bezeichnet man das PMS als PMDS, was für prämenstruelle dysphorische Störung steht. Das heißt nicht, dass nicht auch körperliche Symptome auftreten können, aber Reizbarkeit, Wut, Stimmungsschwankungen, Angst, Anspannung oder Depressivität stehen im Vordergrund. Wie man sich vorstellen kann, ist ein schweres PMS oder ein PMDS extrem belastend, auch weil es – zumindest bis zu den Wechseljahren – in jeder zweiten Zyklushälfte immer wiederkehrt. Daher sollte man es unbedingt behandeln.

Leider ist bis heute nicht ganz klar, was ein PMS / PMDS wirklich auslöst. Sicher ist lediglich, dass es etwas mit den

Schwankungen der weiblichen Hormone im Lauf des Zyklus zu tun hat, besonders mit denen vom Progesteron. Diese Schwankungen haben Auswirkungen auf viele Teile unseres Körpers, so auch auf unsere Verhaltenssteuerung und die neurobiologische Aktivität unseres Gehirns. Zusätzlich weiß man, dass die weiblichen Hormone Östrogen und Progesteron auch auf bestimmte Botenstoffe des Gehirns wie GABA und Serotonin einwirken, die für unsere Stimmungskontrolle wichtig sind. Das kann erklären, wie es unter den Hormonschwankungen zu schweren seelischen Ausschlägen nach unten kommen kann. Jedoch sind das alles nur kleine Teile in einem großen Puzzle. Was uns nämlich auch noch fehlt, ist die vollständige Antwort darauf, warum manche Frauen auf diese Hormonschwankungen so stark reagieren und andere nicht. Oder anders gesagt, warum manche Frauen PMS/PMDS bekommen, während andere, die genau denselben hormonellen Schwankungen ausgesetzt sind, keine gravierenden Symptome entwickeln. Wie man in Versuchen herausgefunden hat, spielen genetische Faktoren eine Rolle, und man weiß, dass es bei Zwillingen und innerhalb von Familien zu einem gehäuften Auftreten von PMS kommen kann. Weitere Risikofaktoren sind Rauchen, Alkohol, Übergewicht und psychische Belastungen wie großer Stress, Beziehungsprobleme und erlebte Traumata, die insbesondere das Risiko für PMDS erhöhen. Auch bestehende psychische Erkrankungen wie Angst- und Panikstörungen und Depressionen erhöhen das Risiko, ein PMDS zu entwickeln, und umgekehrt erhöht das PMDS das Risiko, irgendwann im Leben eine weitere psychische Erkrankung zu bekommen. Wichtig ist es hier, gute Unterstützung und Betreuung zu finden und sich selbst zu stärken. Denn tatsächlich wissen wir, dass die innere Widerstandsfähigkeit und die erlernbare Fähigkeit, mit Herausforderungen umzugehen, auch im Umgang mit PMS/PMDS sehr helfen können.

Bevor wir jetzt gleich darüber sprechen, welche Behandlungsmethoden es beim PMS/PMDS gibt, sollten wir uns zunächst ansehen, wie man es am besten diagnostiziert. Tatsächlich ist hier ein Zyklustagebuch von unschätzbarem Wert, das über mindestens zwei Zyklen möglichst genau geführt werden sollte (besser sind drei oder mehr Zyklen). Denn viele PMS-Symptome kommen auch bei anderen gynäkologischen Erkrankungen wie Endometriose, Dysmenorrhoe oder im perimenopausalen Übergang vor oder bei anderen Krankheiten wie einer Schilddrüsenunterfunktion oder Hyperprolaktinämie (im Gehirn wird zu viel Prolaktin produziert) und sollten dann dementsprechend behandelt werden. Die für die Diagnosesicherung PMS wichtigen Informationen kann nur die Patientin selbst liefern. Es gibt Erkrankungen, da misst man kurzerhand einen Laborwert oder macht einen Ultraschall und weiß, womit man es zu tun hat. Hier ist das anders, denn beim PMS/PMDS macht es erst die Zusammenarbeit zwischen Patientin und Ärztin möglich, die richtige Diagnose zu finden und gemeinsam den Behandlungsbedarf festzulegen. Deshalb ist es in diesem Zusammenhang auch so entscheidend, dass man sich traut, über psychische Beeinträchtigungen und Belastungen zu sprechen. Genau wie über das Thema Gewalt, das unbedingt im Arztgespräch zur Sprache kommen sollte, ganz einfach, weil wir wissen, dass häusliche Gewalt erstens schrecklich häufig vorkommt und zweitens Schmerzen auslösen kann (nicht nur durch die direkte Gewalteinwirkung). Dies ist ein Punkt, von dem ich mir wünsche, dass wir in unserer Gesellschaft noch viel offener und häufiger darüber sprechen, unter Müttern und Töchtern, Freundinnen und Freunden, Kolleginnen und Kollegen und unter Patientinnen und Ärztinnen. Denn chronische Unterbauchschmerzen können auch auf einem Boden von erlebter Gewalt entstehen ebenso wie eine Dysmenorrhoe und ein PMS/PMDS. Alles, was einer Frau das

Gefühl gibt, ihre Grenzen wären nicht sicher und es wäre nicht an ihr, Nein sagen zu können, erhöht das Risiko für akuten Schmerz und die Entwicklung chronischer Schmerzen. Bei Gewalterfahrungen (aktuell oder in der Vorgeschichte) ist es gut, wenn man Begleitung erfährt und Schutz und Unterstützung finden kann. Auch hierbei können Frauenärztinnen helfen – durch Gespräche und Vermittlung an gute Beratungs- und Betreuungsstellen. Ich wünsche mir, dass wir alle einander noch viel mehr in diesem Bereich helfen, damit Frauen nicht mehr alleine leiden müssen.

Überhaupt ist Scham bei der Ärztin nicht nötig. Es ist keine Schande zu sagen: »An den Tagen vor den Tagen habe ich auf einmal so viel Angst und Sorgen, viel mehr als im ganzen restlichen Zyklus zusammen« oder »An den Tagen vor den Tagen packt mich die Wut beim kleinsten Anlass« oder »Für einige Tage habe ich jeden Monat so grässliche Blähungen, was mir im Büro immer superpeinlich ist.« Denn nur wenn frau etwas sagt, kann sich auch etwas ändern. An Erkrankungen wie PMS / PMDS sehen wir also, wie wichtig es ist, die Dinge auszusprechen, wie sie sind, weil man nur so die richtige Diagnose und in der Folge die richtige Therapie finden kann.

Denn PMS / PMDS kann man behandeln. Wie häufig in der Frauenheilkunde hängt die Wahl der Therapie ganz von der persönlichen Situation und den im Fokus stehenden Beschwerden der einzelnen Patientin ab. Um die Belastung von Symptomen abschätzen zu können, hilft die Feen-Frage: Wenn ich als Ärztin ein Symptom wegzaubern könnte, welches wäre es? Sind es die depressiven Verstimmungen oder Ängste vor den Tagen? Oder die Kopf- und Rückenschmerzen direkt vor der Blutung? Wird eine medikamentöse Behandlung gewünscht? Manche Frauen fühlen sich bei dem Gedanken nicht wohl und möchten lieber erst alle anderen Optionen ausschöpfen.

So kann es durchaus helfen, sich selbst zu sagen: Ich bin

nicht verrückt, ich bilde mir meine Symptome nicht ein, ich reagiere einfach verstärkt auf die Hormonschwankungen in meinem Körper. Das ist vielleicht nervig und doof, gehört aber irgendwie zu mir und ist spätestens mit Einsetzen der Blutung vorbei. Und wenn ich erst in den Wechseljahren bin, ist das Thema ganz erledigt. Außerdem bestehen wir alle nicht nur aus Sonnenseiten, und wenn das eine meiner Schattenseiten ist, kann ich damit leben. Ein solches Selbstgespräch kann tatsächlich in manchen Situationen deutlich entspannen. Auch die Unterstützung von Selbsthilfegruppen kann wohltun.

Weitere nicht medikamentöse, sehr hilfreiche Strategien bei PMS/PMDS sind genügend Schlaf (besonders in der zweiten Zyklushälfte), genügend Bewegung, ausreichend Entspannung, wenig Alkohol und grundsätzlich nicht zu rauchen. Viele Frauen schwören auf naturheilkundliche Präparate wie Agnus castus (Mönchspfeffer, ein Pflanzenextrakt), dessen Wirkung allerdings nicht eindeutig bewiesen ist, genauso wenig wie die Wirkung von Calcium, Vitamin B_6 oder Magnesium. Für Akupunktur oder Akupressur wurde in Studien ein kleiner Effekt nachgewiesen. Auch eine kognitive Verhaltenstherapie kann ähnlich wie bei der Dysmenorrhoe positive Effekte besonders auch beim PMDS erzielen.

Wenn es speziell um psychische Symptome beim PMS/PMDS geht, kann man versuchen, den Serotoninspiegel mit einer Ernährung zu heben, in der viel Vorläufersubstanzen von Serotonin wie Tryptophan vorkommen.

Reichlich Tryptophan enthalten zum Beispiel Käse, dunkle Schokolade, Soja, Nüsse, Fisch, Fleisch und grüne Bohnen. Allerdings ist auch da ein Effekt nicht eindeutig nachgewiesen. Umgekehrt schadet eine generell gesunde Ernährung garantiert nicht.

Wenn alle nicht medikamentösen Ansätze die Symptome nicht ausreichend lindern, die die Lebensqualität zu sehr beeinträchtigen, müssen wir über eine Therapie mit Medikamenten nachdenken. Zur Wahl stehen:

- Antidepressiva (insbesondere Serotonin-Wiederaufnahmehemmer): Diese kommen vor allem beim PMDS zur Anwendung und wirken dort sehr gut. Grundsätzlich gibt es drei Möglichkeiten, wie sie eingenommen werden können: entweder durchgehend oder nur in der zweiten Zyklushälfte oder erst beim Einsetzen der Beschwerden.
- Hormone, die den Eisprung unterdrücken können. Ohne Eisprung kommt es zu keinem starken Progesteronanstieg in der zweiten Zyklushälfte. Wenn keine Gründe wie z. B. ein Kinderwunsch oder eine Gerinnungsstörung dagegensprechen, können Hormone daher eine hervorragende Behandlungsoption sein. Besonders kommt hier die Pille (kombiniertes hormonelles Kontrazeptivum) infrage.
- Schmerzmittel, wenn es schwerpunktmäßig um Schmerzen geht. Die sogenannten nichtsteroidalen Antiphlogistika (NSAP oder NSAR) wie Ibuprofen, Naproxen, aber auch Paracetamol können gut helfen. Natürlich muss hier vor möglichen Nebenwirkungen (insbesondere im Magen-Darm-Trakt) gewarnt werden.
- Diuretika: Das sind Medikamente, die Wasser aus dem Körper ausschwemmen können und zum Beispiel bei zu starken Wassereinlagerungen vor der Periode Anwendung finden.

Wie bei vielen Erkrankungen kann es auch beim PMS/PMDS hilfreich sein, Medikamente und nicht medikamentöse Strategien zu kombinieren. Insbesondere der Verzicht auf Alkohol und Rauchen macht sich sehr gut und unterstützt eine Behandlung der quälenden Beschwerden.

Wie das Leben so spielt: Ein Fall aus meiner Tätigkeit als Frauenärztin

Außer Kontrolle

Edwinas Leben war randvoll, manchmal geradezu überquellend. Sie hatte vier Kinder im Alter zwischen Baby und Teenager, einen Beruf, den sie mochte, der ihr aber einiges abverlangte, und einen Ehemann, der sich redlich bemühte, sie zu unterstützen, aber auf seine chaotische Art eine Menge zusätzlicher Unruhe hereinbrachte. So zumindest schilderte sie es mir, als wir uns kennenlernten. Aber Edwina liebte trotz aller Anstrengungen ihr Leben, wie es war. Einen kleinen Lottogewinn würde sie nicht ablehnen, meinte sie, aber ansonsten wäre alles im Lot. Sosehr sie an ihrer trubeligen Kinderschar hing, so gern trank sie abends in Ruhe ein Glas Rotwein, wenn endlich alle im Bett waren. Als ich sie kennenlernte, kurz nach der Geburt ihres letzten Kindes, ging es ihr vor allem um das Thema Verhütung. Vier Kinder sind mehr als genug, erklärte Edwina und wünschte sich eine Methode, die zu 100 Prozent sicherstellte, dass es dabei blieb. Vor ihren Schwangerschaften und auch dazwischen hatte sie die Pille genommen und sich damit auch wohlgefühlt, aber jetzt wollte sie keine Hormone mehr nehmen. Daher entschied sie sich für eine Kupferspirale. Damit kam sie prima klar, und die etwas stärkeren Blutungen, die sie dadurch hatte, störten sie nicht. Das Einzige, was sie quälte, war ein mittelstarkes PMS, das sich neu zeigte.

»Wo kommt denn das her?«, fragte sie mich. »Verpasst mir ein unangenehmes Brustspannen vor der Periode und

einen unerschöpflichen Heißhunger auf Süßigkeiten. Wenn das mein neuer Freund sein soll, der jeden Zyklus auftaucht, dann vielen Dank auch.«

Sie fand es befremdlich, dass sie früher nie Beschwerden gehabt hatte, jetzt aber schon. Aber früher waren ihre Zyklen durch die Pille ja auch eisprunglos gewesen.

»Hätte ich nie gedacht, dass ich mich mal auf meine Blutung freuen würde«, meinte sie. »Kaum setzt sie ein, ist alles wieder gut.«

Eine medikamentöse Therapie kam für sie nicht infrage. Sie hatte allerdings beschlossen, im entscheidenden Augenblick nicht zu viel Süßes im Haus zu haben und einen festeren BH anzuziehen, um mit diesem ärgerlichen »Kleinkram« fertigzuwerden.

So verging die Zeit. Edwinas PMS wurde leider nicht besser, wie sie gehofft hatte, sondern sogar noch schlimmer.

Ungefähr zwei Jahre, nachdem ich sie kennengelernt hatte, saß sie eines Tages in meiner Sprechstunde, sichtlich schockiert.

»Ich habe gestern mehrere Teller zerschlagen, weil ich mich so geärgert habe«, sagte sie. »Mit voller Absicht. Das ist mir noch nie passiert.«

Ich fragte sie, wie es dazu gekommen war, und sie erzählte mir, dass sie zunehmend reizbar vor der Periode wäre. »Bei der kleinsten Kleinigkeit flippe ich aus. Grauenhaft! Das kenne ich nicht von mir. Aber nähern sich meine Tage, werde ich zum Monster.«

Das klang nicht gut.

»Ich muss mich wahnsinnig zusammenreißen, um meinen Kindern nicht am Ende noch eine zu scheuern und meinen Mann nicht ständig anzubrüllen. Es ist grässlich.« Edwina sah so aus, als würde sie gleich in Tränen ausbrechen.

»Und das ist noch nicht alles.«

»Was denn noch?«

Jetzt kullerten ihre Tränen doch. »Ich habe auf einmal so viel Angst. Ich sitze in der Arbeit und denke plötzlich voller Panik, dass unser Geld nicht reicht und wir unsere Wohnung verlieren.«

»Ist das eine reale Sorge?«

Edwina schüttelte den Kopf. »Eigentlich nicht. Mein Mann und ich haben beide sichere Jobs.«

Ich sprach mit ihr über ihre aktuelle Lebenssituation, und sie erzählte mir, dass ihre Mutter, die sie sonst viel unterstützt habe, nach Süddeutschland zu ihrem Lebensgefährten gezogen sei. Also noch mehr Stress und Druck für die arme Edwina. Und dazu ein PMS, das sich genau diesen Moment ausgesucht hatte, Edwina so richtig zu quälen. Wir sprachen über PMS und PMDS und beschlossen, dass Edwina erst einmal ein Zyklustagebuch führen würde. Auch wollte sie das Gespräch mit Mann und Kindern suchen über die Ursache ihrer Gereiztheit. Außerdem verabredeten wir eine Verringerung ihres Alkoholkonsums und im Gegenzug eine größere Ration an dunkler Schokolade zum Zyklusende hin. Das Tagebuch führte Edwina mithilfe einer App.

Als sie mir zwei Monate später ihre Notizen zeigte, bewies sich das, was wir schon erwartet hatten: Stress, Angst, Gereiztheit in der zweiten Zyklushälfte, besonders in den letzten fünf Tagen vor ihrer Blutung. Das Brustspannen fand sie im Vergleich dazu nicht so schlimm, aber die seelische Achterbahnfahrt schon. Was also tun? Medikamente wollte Edwina keine nehmen, und eine psychologische Unterstützung wünschte sie auch nicht. »Die brauche ich nicht. Mein Mann meint vielleicht, dass ich spinne. Aber damit kann ich leben. Und die Kinder kapie-

ren mittlerweile ziemlich gut, dass es Tage gibt, an denen sie besser einen Bogen um mich machen sollten. Ich brauche mehr Ruhe.«

Also schrieb ich sie zweimal jeweils 3 Tage vor ihrer Periode krank, weil ihr Arbeitgeber nicht bereit war, auf ihre zyklischen Beschwerden Rücksicht zu nehmen. Als wir danach miteinander sprachen, bekam ich den Eindruck, die kleine Verschnaufpause hätte Edwina geholfen, sich zu arrangieren. Doch ich sollte mich täuschen.

Denn Edwinas PMS wurde schlimmer, besonders die Angst, die sie immer heftiger in den Tagen vor der Periode peinigte.

»Ich bin mir dann so fremd«, erklärte sie mir. »Das bin nicht ich und gleichzeitig irgendwie wieder doch, nur so, als wäre ich durch einen riesigen Verzerrspiegel gegangen. All meine Gereiztheit und meine Angst werden gigantisch, und die nette, unkomplizierte Edwina verschwindet vollkommen dahinter, bis sie mit einem Tampon bewaffnet wieder hervorkommen kann.«

An dem Punkt fragte Edwina mich zum ersten Mal nach etwas, was sie dagegen einnehmen könnte. Die Pille wollte sie weiterhin nicht, daher entschied sie sich für ein Antidepressivum, das sie zunächst nur ab dem Beginn der Beschwerden einnehmen sollte. Noch im laufenden Zyklus fing sie mit der Einnahme an. Ich warnte sie, dass eine Verbesserung womöglich nicht sofort eintreten würde, und gab ihr parallel noch eine Überweisung zu einer Psychotherapeutin mit.

Gute zehn Tage später schrieb sie mir eine Nachricht, dass es dieses Mal erträglich gewesen wäre und ihre Familie mir dankbare Grüße schickte. Im nächsten Zyklus wiederholte sie die Einnahme, und es zeigte sich, dass ihr das Antidepressivum tatsächlich half. Einige Zyklen später wechselte sie auf ein festes Einnahmeschema, bei dem sie das Antidepressivum immer in der zweiten Zyklushälfte schluckte. Erst einmal für sechs Monate, dann würden wir weitersehen.

»Die Tabletten sind mein Bodyguard, damit das PMS kein Monster mehr aus mir machen kann«, erklärte Edwina mir. »Und spätestens in den Wechseljahren hört der Spuk dann ganz auf. Ich freue mich schon drauf.«

Vorfreude auf die Wechseljahre erlebe ich zugegebenermaßen eher selten. Aber warum auch nicht? Edwina hatte auf alle Fälle recht. Warum sollte sie sich nicht auf die nächste große Phase im Leben einer Frau mit all ihren Vorteilen und neuen Möglichkeiten freuen?

● ● ●

So ist er – der Zyklus. Ein Wunderwerk, das uns manchmal alles mögliche abverlangt, aber insgesamt einfach nur genial aufgebaut und verschaltet ist. Seine Aufgabe ist es, eine Schwangerschaft vorzubereiten. Daher versucht er, alles auf dieses Ziel hin zu optimieren, sowohl körperlich als auch seelisch. Das erklärt, warum die Hormone, die ihn steuern, so viel mehr regeln als nur den Schleimhautaufbau in der Gebärmutter. Sie greifen in unser Befinden und unseren Stoffwechsel ein, sie steuern unsere Libido, und sie haben mehr als ein Fünkchen bei unserer Stimmung und in unserem Denken mitzureden. Sie können das Leben großartig für uns machen, aber auch schwierig. Es lohnt sich, seinen Zyklus zu kennen und zu lieben, auch wenn er einen manchmal vor ganz schön große Herausforderungen stellen kann. Denn Zyklus und Hormone sind ein Teil der Superheldin – kompliziert, aber genial.

Der große Umbruch: Die Perimenopause

Die Wechseljahre – eine besondere Phase im Leben einer Frau. Puh, denken viele, wenn sie die Pubertät hinter sich haben. So was Krasses brauche ich nie wieder! Jede Menge Unsicherheit, Veränderung in allen Bereichen, Verknalltheit, Hormonwallungen, Wachstumsschübe, Fremdschämen. Die Pubertät ist hart.

Dann kommt das normale Erwachsenenleben, und alles wird von Jahr zu Jahr einfacher. Man findet sich besser in seinem Körper zurecht, tut häufiger, was man möchte und nicht mehr das, was irgendwer anders diktiert. Alter hat seine Vorteile, überlegt man sich vielleicht mit Anfang Vierzig und schaut gelassener auf Situationen, die einen bisher komplett verrückt gemacht haben. Und schließlich kommt die Erkenntnis: Life is good. Und genau, wenn man diesen Grad an Entspannung erreicht hat, haut die nächste Umbruchphase rein: die Perimenopause, auch bekannt als Wechseljahre oder Klimakterium, die zweite große Phase hormoneller Veränderung im Leben einer Frau.

Die Perimenopause bezeichnet dabei die Phase des Umbruchs selbst, die Menopause den Zeitpunkt, an dem die letzte Blutung 1 Jahr her ist, und die Postmenopause die Zeit nach der Menopause. Wechseljahre hingegen ist kein so genau gefasster Begriff; manche verwenden ihn für den Zeitbereich des Umbruchs, manche hingegen für die Postmenopause, wenn der Umbruch bereits hinter der Frau liegt. Überhaupt herrscht in der Alltagssprache oft keine klare Abgrenzung, und alle Begriffe gehen wild durcheinander. Aber das ist kein Problem – Hauptsache man versteht, worüber man miteinander spricht. In diesem Buch benutze ich die Wörter Wechseljahre und Perimenopause für die Phase des Übergangs und den Ausdruck Postmenopause für die Zeit *nach* dem Übergang, also für die

Zeit im Leben, in der die letzte Periode mindestens ein Jahr her ist. Bei unserer Lebenserwartung von weit über 80 Jahren ist das eine lange Zeit, die wir uns schön machen können.

Dass wir überhaupt über den Wechsel sprechen, ist übrigens ein großer Fortschritt. Denn die Wechseljahre waren ein Thema, das jahrhundertelang einfach totgeschwiegen wurde, so als würde es nicht existieren – wie viele Frauenthemen im Übrigen. Vielleicht wurde leise hinter vorgehaltener Hand unter Freundinnen oder Schwestern über Hitzewallungen oder Scheidentrockenheit und die damit verbundenen Schmerzen beim Sex geflüstert, aber das war es auch schon. Groß kommuniziert wurde darüber nicht, oder weißt du, wie deine Mutter oder Großmutter ihre Wechseljahre erlebt hat oder wann ihre letzte Blutung war?

Zu dieser gesellschaftlichen Tabuisierung passt auch, dass es lange Zeit in der Medizin gar nicht um die Wechseljahre ging, und wenn überhaupt, dann höchstens um den Krankheitswert der Postmenopause, den es wegzutherapieren galt. Die Phase, in der der Umbruch passiert, wurde hingegen eher stiefmütterlich behandelt. Dabei ist das eine extrem wichtige Zeit, in der im Körper und in der Seele neue Seiten aufgezogen werden. Als junge Ärztin hörte ich den Vortrag einer Psychoanalytikerin, die sinngemäß ausführte, dass durch den natürlichen Rückgang der Östrogene Frauen endlich weniger nachgiebig und harmoniesüchtig würden. Dass sie so neue Wege in ihrem Leben beschreiten könnten und nicht länger das von Emotionen gefesselte Heimchen am Herd sein müssten. Sie würden sich Beziehungen entledigen, die ihnen nicht mehr guttäten, und sich anschließend freier und glücklicher ihren eigenen Weg suchen.

Und wenn man sich umsieht, stellt man fest: Das stimmt. Viele Frauen werden in der Postmenopause kreativer, stärker und unternehmungslustiger. Selbst die Nachgiebigsten zeigen auf einmal klare Kante gegenüber Dingen, die sie (vielleicht schon immer) doof fanden. Die Wechseljahre bedeuten nach dieser Lesart also eine große Chance – eine Chance auf Neues, bisher Unerprobtes. Eine Chance, sich selbst von einer ganz anderen Seite kennenzulernen und Dinge hinter sich zu lassen, die frau nun wirklich nicht mehr braucht. Viele Frauen finden es großartig, sich um Verhütung keine Gedanken mehr machen zu müssen, und das allein kann zu einem richtigen Boost an sexueller Lust führen. Und anders als die Mär von der vertrockneten Alten unterstellt, honoriert die Natur unseren Wechsel durchaus. Denn während die meisten Weibchen im Tierreich kurz nach dem Ende ihrer reproduktiven Phase versterben, verbringt bei uns die Frau mindestens ein Drittel ihres Lebens in der Postmenopause! Unter den wenigen Tierarten, die außer uns Menschen die Menopause kennen, sind die Schwertwale. Bei ihnen werden ausschließlich postmenopausale Weibchen zum Leittier, das die Herde anführt. Also hat die Menopause auch hier einen klaren Vorteil. Eine Theorie besagt, der Wert der postmenopausalen Frau sei evolutionär so hoch, dass es sich für die Natur lohnt, auf viele Jahre reproduktiver Möglichkeiten zu verzichten, um sie nicht durch Schwangerschaft und Geburt zu gefährden. Ob das stimmt oder nicht, Frauen in den Wechseljahren und in der Postmenopause sind besonders, und es lohnt sich, ihre Fähigkeiten und Kenntnisse kennenzulernen. Und bloß, weil in unserer Gesellschaft aktuell ein Jugendwahn herrscht, heißt das noch lange nicht, dass Jugend der einzige Weg zum Glück ist.

Alles in allem bedeutet es aber auch, dass der Wechsel und die nachfolgende Postmenopause kein Fehler der Natur sind oder etwas, was unbedingt behandelt und korrigiert werden muss. Außer natürlich die Wechseljahre machen Beschwerden oder sie kommen viel zu früh, dann muss man handeln. Dazu weiter unten mehr.

Fakt ist, dass die Wechseljahre etwas vollkommen Normales sind! Sie sind ein physiologischer Umbruch im Leben, der durch das Schwinden der Eizellreserve hervorgerufen wird. Weniger Eizellen – weniger Eibläschen – weniger Granulosazellen – weniger Östrogen. Das ist die einfache Kausalkette, die eine Menge Folgen nach sich zieht. Da es in dieser Phase immer wieder zum Ausbleiben des Eisprungs kommt, fehlt auch der darauf eigentlich folgende Progesteronanstieg, woraus sich Zyklusverschiebungen und Blutungsstörungen ergeben können. Die Periode kann eine Zeit lang ausbleiben, schwächer werden oder aber auch häufiger kommen und unterschiedlich stark ausfallen, es kann zu Zwischenblutungen, Dauerblutungen oder anderen Problemen kommen. Aber das ist nicht alles. Auch eine Veränderung des seelischen Befindens kann sich bemerkbar machen, da, wie wir ja wissen, Östrogene und andere Hormone auch einen Einfluss auf Geist und Psyche haben.

Die Wechseljahre sind an sich definitiv keine Krankheit, aber sie können Beschwerden auslösen, die durchaus Krankheitswert haben. Die Betonung liegt hier auf *können*, denn ein Drittel aller Frauen merkt gar nicht viel von diesem Übergang. Das ist extrem wichtig zu wissen, denn dort, wo keine Beschwerden und Erkrankungen vorherrschen, gibt es in der Regel auch keinen Behandlungsbedarf! Ein Drittel aller Frauen hat milde Einschränkungen und Probleme, und ein Drittel leidet unter massiven Beschwerden wie Hitzewallungen, Stimmungsschwankungen, Schlafstörungen, depressive Verstimmung, Leistungsminderung, Blutungsstörungen und vielen anderen, die wir uns im Folgenden genauer ansehen wollen und die man unbedingt behandeln sollte!

Also ist weder der Rat »Zähne zusammenbeißen und aushalten« angemessen noch das Credo »Hormone für alle«. Das Einzige, was funktioniert, ist, jede Superheldin individuell in dieser Lebensphase zu begleiten. Zu schauen, ob und welche Beschwerden da sind, zu besprechen, ob Hormone das Mittel der Wahl sind oder ob es Alternativen gibt, die im Einzelfall besser geeignet sind. Manchmal reicht es schon, überhaupt über das alles zu reden. Denn die Wechseljahre sind ein natürlicher Teil von uns Superheldinnen.

Jetzt heißt es Abschied nehmen von der Fähigkeit, Kinder zu bekommen – zumindest mit eigenen Eizellen (mit fremden Eizellen einer Spenderin geht das auch noch deutlich länger). Für manche Frauen kommen die Wechseljahre auch einem endgültigen Abschied von der Jugend gleich. So ein Abschied kann traurig sein und seelisch wie körperlich schmerzen. Auf der anderen Seite bekommt jede Frau etwas Neues geschenkt, etwas, das seit Kindertagen nicht mehr da war. Nämlich die Unabhängigkeit von der Ausrichtung des Körpers auf eine mögliche Schwangerschaft. In unserem geschlechtsreifen Lebenszeitfenster tut unser Körper, ob wir wollen oder nicht, alles dafür, dass wir potenziell Nachwuchs bekommen können. Jetzt wird das grundlegend anders. Und das bedeutet eine große Freiheit und Platz für neue Dinge.

Die Frage ist also weniger, ob wir den Umbruch wollen, als vielmehr, was wir daraus machen und wie wir es individuell schaffen, diese Lebensphase mit all ihren Chancen erfüllend, kreativ und glücklich machend zu gestalten.

Wie das Leben so spielt: Ein Fall aus meiner Tätigkeit als Frauenärztin

Die Achterbahnfahrt
Hatices Martyrium begann mit 43 Jahren. Im Rückblick konnte sie klar erkennen, wann und wie die Probleme ein-

setzten, aber damals hatte sie das Gefühl, alles bräche aus heiterem Himmel über sie herein. Sie hatte keine Ahnung, was eigentlich los war, nur dass ihr Leben aus einer eigentlich befriedigenden Situation auf einmal von allein in Richtung Katastrophe marschierte.

Dabei waren die Umstände ihres Daseins eigentlich gut. Hatice liebte ihre Familie, ihren Mann Stefan und ihre zwei Kinder Lara und Cem. Dass die beiden mit 17 und 15 Jahren tief in der Pubertät steckten, machte die Sache zwar nicht leicht, aber es änderte nichts daran, dass Hatice liebend gern Zeit mit ihrer Familie verbrachte. Außerdem mochte sie ihre Arbeit als leitende Physiotherapeutin in einem Krankenhaus, die sie auf vielerlei Weise forderte. Sie musste Konzepte entwickeln, Mitarbeiterinnen führen und im Umgang mit den anderen Abteilungen viel Fingerspitzengefühl beweisen. In all diesen Punkten war sie sehr gut. Bis zu dem Moment, in dem sich auf einmal alles änderte.

Es begann mit einem Streit an einem Sonntagnachmittag. Der Anlass war banal, es ging um eine Packung Eiscreme, die irgendwer praktisch leer zurück ins Gefrierfach gestellt hatte. Als Hatice ihre Tochter darauf ansprach, entgegnete die schnippisch, dass sie sich mal lieber selbst an die Nase fassen sollte bei ihrem zunehmenden Taillenumfang. Hatice, sonst meilenweit erhaben über derartige Teenagerprovokationen, rastete komplett aus, und während sie es tat, kam es ihr gleichzeitig unwirklich und surreal vor. Aber sie konnte sich nicht bremsen, es war, als müsste das alles einfach raus. Und das, obwohl sie doch sonst niemand war, der leicht die Beherrschung verlor. Es wurde noch schlimmer, als Stefan sich einmischte und seinen Sonntagsfrieden verlangte, woraufhin Hatice endgültig die Hutschnur riss und sie die gesamte Familie inklu-

sive des herbeigeeilten Cems in Grund und Boden brüllte. Danach fühlte sie sich nicht erleichtert, sondern einfach nur furchtbar. Es wurde auch nicht besser, als Lara und Cem den restlichen Tag nur vorsichtig um sie herumschlichen.

»Ich weiß nicht, was mit mir los ist«, klagte Hatice ihrer besten Freundin Aneta.

»Vielleicht wirst du krank, Lungenentzündung oder so«, meinte Aneta, die ein morbides Faible für Unpässlichkeiten hatte und überall irgendwelche schweren Erkrankungen sah.

Aber das glaubte Hatice nicht. Doch was auch immer der Grund war, es blieb dabei: Irgendetwas stimmte mit ihr nicht. Und es wurde immer schlimmer. In der nächsten Leitungssitzung verlor sie mehrmals den Faden, begann einen Satz und brachte ihn nicht zu Ende – etwas, das ihr in ihrer gesamte Berufslaufbahn noch nie passiert war. Natürlich bemerkte sie die Blicke, die sich die anderen daraufhin zuwarfen. Doch die weckten nicht ihren Kampfgeist wie sonst, sondern ließen sie sich zu Recht abgewertet fühlen. Sie wehrte sich auch nicht, als man ihr ein Projekt wegnahm, auf das sie sich eigentlich gefreut hatte. Sie stritt sich mit Stefan. Sie stritt sich mit Lara und Cem und sogar mit Aneta, die danach beleidigt für eine Weile nicht mehr vorbeikam. Hatice wunderte sich über sich selbst, denn eigentlich war sie gar nicht streitlustig, sondern friedlich und harmoniebedürftig. Aber gerade provozierten die anderen sie so sehr, mehr als je zuvor, dass sie sich einfach nicht beherrschen konnte. In der Arbeit gab es erste Beschwerden. Hatice führte mehrere Gespräche mit ihrem Chef und ihren Mitarbeiterinnen, aber es wurde nicht besser. Mehr und mehr bekam sie das Gefühl, ihrem Job nicht mehr gewachsen zu sein. Dazu hatte sie über zwei Wochen lang ein schmerzhaftes Brustspannen, das sie so auch noch nie gehabt hatte und das sie fast verrückt machte. Zum Glück nahten die Ferien. Doch nicht einmal am Meer, auf das Hatice sich so gefreut hatte, wurde es besser. Ihre Periode kam zu spät und dafür so heftig, dass sie nicht baden mochte. Mit Stefan bekam sie sich ständig in die Haare, obwohl Urlaub immer ihre besondere Zeit der Zweisamkeit gewesen war. Sie hatte ständig Kopfschmerzen. Die ließen erst nach, als sie wieder zu Hause war, aber dort ging der Stress in der Arbeit wieder los. Hatice bekam einen Hexenschuss und mitten am Tag Herzrasen und Unwohlsein. Alles und alle schienen sich gegen sie zu verschwören, und sie wusste nicht, was sie dagegen tun konnte. Im Auto auf dem Weg von der Arbeit nach Hause weinte sie. Sie weinte, weil sie nicht wusste, warum um alles in der Welt sie zu einer so gestressten, gequälten Frau Anfang 40 geworden war. Die Zukunft erschien ihr rabenschwarz. In der folgenden Nacht konnte sie nicht schlafen, sondern wälzte sich die ganze Zeit verzweifelt hin und her. Ihr war zu warm, außerdem störte sie Stefans lautes Atemgeräusch, das sie sonst immer beruhigte. Im Halbdunkel starrte sie ihn an und fragte sich, ob er wohl seine neue Kollegin attraktiver fände als sie. Bis der Morgen heraufzog, sah sie die drohende Scheidung förmlich vor sich. Kaum schlug Stefan die Augen auf, fragte sie ihn, ob er sie betrog. Stefan reagierte schockiert und verärgert, was Hatice als Eingeständnis sah. Es kam zu einem Riesenkrach, in dem er zu ihr sagte: »Ich glaube, du musst zum Psychiater. Du bist nicht mehr normal. So kenne ich dich gar nicht.«

Hatice weinte wieder, weil sie sich so auch nicht kannte. Nervös, unruhig, mal völlig überdreht, dann wieder zu schlapp, um sich zu Dingen aufzuraffen, die sie sonst eigentlich problemlos meisterte. Nichts lief mehr wie von allein, selbst ihre zuverlässige Periode kam, wann sie wollte. Als sie ihrem Hausarzt davon erzählte, diagnostizierte der ein beginnendes Burn-out, schrieb sie eine Woche krank und verordnete ihr ein Schlafmittel.

Burn-out – da war sie nun, die Diagnose, die Hatice immer furchtbar gefunden hatte. Sie hatte nur nie gedacht, dass sie so etwas bekommen könnte. Am Ende der Krankschreibung war Hatice benommen von dem Schlafmittel und fühlte sich ansonsten keinen Deut besser. Stattdessen hatte sie schon wieder ihre Tage, was sie gar nicht verstand, und einen starken Widerwillen, jemals wieder in die Arbeit zu gehen. Sie schleppte sich morgens dorthin und nachmittags wieder zurück. Sie stritt sich mit Stefan, den sie auf einmal gar nicht mehr attraktiv fand. Sie ließ vieles schleifen und sah mutlos dabei zu, wie andere ihre Aufgaben übernahmen. Ihr Hausarzt schlug ihr vor, ihre wöchentliche Arbeitszeit zu reduzieren und die Leitungsfunktion, die sie eigentlich so liebte, aufzugeben. Hatice weinte noch mehr, denn das war doch ihr Traumjob. Aber so, wie es aussah, führte kein Weg daran vorbei. Sie war eindeutig krank – das sagten alle.

Gerade als sie fast so weit war, ihre Stundenzahl zu reduzieren, fiel ihr ein, dass sie mal wieder zu ihrer Frauenärztin zur Kontrolle gehen musste. Irgendwie hatte sie auch das verpasst. Aber als sie ins Sprechzimmer kam, saß da eine fremde Ärztin, die sie nicht kannte. Hatice wurde sehr ärgerlich und ziemlich laut.

»Haben Sie nicht gewusst, dass Sie heute bei mir eingetragen sind?«, fragte ich freundlich.

Hatice schüttelte den Kopf, während sie sich wutentbrannt auf den Stuhl mir gegenüber fallen ließ. Sie war normal groß, normal schwer und hatte wunderschöne hellbraune Haare, die in einem etwas lieblosen Zopf zusammengebunden waren.

»Wie geht es Ihnen?«, fragte ich sie.

»Nicht gut«, erwiderte Hatice, und plötzlich brach alles aus ihr heraus, ermutigt vielleicht von der Tatsache, dass sie mich nicht kannte. Sie erzählte mir, wie ihr Leben sich in einen Albtraum verwandelt hatte, ohne dass sie wusste, warum. »Ich fühle mich, als hätte ich Watte im Kopf. Mein Hausarzt meint, es wäre ein Burn-out.«

Sie klang nicht so, als glaubte sie selbst an diese Diagnose.

Ich sah sie an, sah ihre vor Wut geröteten Wangen und ihren vor Emotionen wogenden Busen. »Vielleicht sind es auch Beschwerden der Perimenopause. Wechseljahre mit Komplikationen sozusagen.«

»Aber ich bin erst 43«, protestierte Hatice heftig. »Und Hitzewallungen habe ich auch nicht.«

»Wissen Sie, dass die Wechseljahre schon 10 Jahre vor dem Ausbleiben Ihrer Periode beginnen können und dass man keine Hitzewallungen haben muss?«

Hatice öffnete den Mund und schloss ihn dann wieder, bevor sie abwehrend die Hand hob. »Aber ich blute fast regelmäßig. Dass es nicht hundertprozentig jeden Monat klappt, liegt am Stress. Zumindest habe ich das gedacht.«

»Das ist natürlich möglich. Aber auch regelmäßige Blutungen garantieren in diesem Zusammenhang leider nicht unbedingt, dass Ihre Hormone nicht trotzdem anfangen, verrückt zu spielen. Wie wäre es, ich untersuche Sie erst mal, und dann sprechen wir weiter?«

Hatice war einverstanden. Im Ultraschall war alles in Ordnung, nur an ihren Eierstöcken sah man wenige Follikel, dafür aber mehrere Follikelzysten, was dazu passte, dass ihr Zyklus gerade so durcheinander war.

Hatice setzte sich mir gegenüber an den Schreibtisch. Wie war die Lage? Sie war 43 Jahre alt und eindeutig körperlich und seelisch in einer anderen Situation als zuvor. Sie hatte eine Menge Symptome, die in ihrer Gesamtheit sehr gut zur Perimenopause passten: neu aufgetretene Zyklusunregelmäßigkeiten und Blutungsstörungen, immer mal wieder Brustspannen, Schlafstörungen, Konzentrationsstörungen, Leistungsminderung, Reizbarkeit und Wut.

»Glauben Sie wirklich, dass das die Wechseljahre sind?«, fragte mich Hatice. »Es klingt auf alle Fälle besser als dieses blöde Burn-out.«

»Es ist sehr gut möglich«, erwiderte ich. »Wir können noch Ihre Blutwerte abnehmen. Allerdings ist es nicht gesagt, dass sie uns viel mehr Informationen liefern werden.«

»Und warum geht es mir so ätzend?« Hatice hob beide Schultern und ließ sie mit einem tiefen Seufzer wieder sinken.

»Sie müssen sich das ein wenig wie eine zweite Pubertät vorstellen. In der Pubertät ist man ja auch nicht auf Knopfdruck erwachsen, sondern es ist eine längere Phase voller Veränderungen.« Ich erklärte Hatice, dass anders als die meisten Menschen annahmen, die Hormone in den Wechseljahren keinen geordneten, langsamen Rückzug veranstalten und einfach immer weniger werden. Stattdessen kann es eine ziemlich wilde Zeit sein, die sich wie Achterbahnfahren anfühlt – ganz ähnlich wie die Pubertät. Denn mal sind viele bis zu viele Hormone da, mal zu wenige.

»Das Gehirn versucht die ganze Zeit, das Maximum aus den Eierstöcken herauszuholen und schickt unglaublich viele Botenstoffe, die die Eierstöcke zur Arbeit auffordern sollen. Manchmal stößt das Gehirn am Eierstock

dabei auf offene Ohren, manchmal aber auch nicht, dann versucht es, mit noch mehr Botenstoffen noch stärker zu stimulieren. Anders als früher, als der Zyklus regelmäßig ablief, können Eisprünge jetzt auch vollkommen außer der Regel auftreten und alles noch mehr durcheinanderbringen. Das Gehirn sagt, ich möchte weiter einen regelmäßigen Zyklus mit Eisprüngen, und das Ovar antwortet, ich kann das nicht mehr liefern, weil mein Eizellenvorrat zur Neige geht, aber ich schaue mal, was ich noch tun kann. Und dieses ›Was-tun‹ kann ein Chaos im Hormonhaushalt auslösen, das man spürt.«

Hatice runzelte die Stirn. »Aber dann brauche ich doch nicht noch mehr Hormone, wie meine Mutter sie genommen hat.«

»Das stimmt. Sie brauchen etwas, das Ihnen wieder etwas mehr Kontrolle über das gibt, was in Ihren Eierstöcken passiert. Wir müssen das wilde Tun Ihrer Eierstöcke sozusagen ein bisschen drosseln, aber nur ganz leicht, gerade so, dass Sie nicht mehr die ganze Zeit das Gefühl haben müssen, dass alles mit Ihnen Schlitten fährt.«

Hatice überlegte. »Drosseln, nicht nachlegen?«

»Genau! Nachlegen würde man erst später oder wenn das Drosseln Probleme macht.«

»Und nach den Wechseljahren muss ich dann weiter Hormone nehmen?«

»Das kann ich nicht sicher vorhersagen, das muss man dann sehen. Auf alle Fälle würde ich Ihnen Hormone nur dann empfehlen, wenn Sie sie wirklich brauchen. Was Sie jetzt auf alle Fälle tun können, ist, sich gesund ernähren mit viel Gemüse, wenig Zucker, dazu viel Bewegung und nicht rauchen.«

»Ich rauche nicht«, sagte Hatice mit Nachdruck. »Und

ich bin bereit, alles auszuprobieren, was Sie vorschlagen.«

Wir sprachen ausführlich über Hatices Vorerkrankungen und Risikofaktoren. Zum Glück war sie sehr gesund. Schließlich gab ich ihr ein Rezept für ein Hormonpräparat, das die hektische Arbeit der Eierstöcke und das ständige Auf und Ab in den Hormonspiegeln etwas beruhigen sollte.

»Ich und die Pille«, meinte Hatice kopfschüttelnd. Aber sie wirkte sehr viel positiver gestimmt als am Anfang des Gesprächs.

»Ich glaube, dass dieses Präparat Ihnen helfen kann, aber vielleicht müssen wir noch an der Feinsteuerung arbeiten. Der perimenopausale Übergang ist eine besondere Lebenssituation, die bei jeder Frau anders verläuft, und da müssen wir unter Umständen unsere Therapie immer wieder anpassen. Wenn Sie also Zwischenblutungen bekommen, möchte ich Sie wiedersehen. Wenn andere, neue Beschwerden auftreten auch. Ansonsten kommen Sie in drei Monaten zur Kontrolle.«

Hatice ging nach Hause. Verrückterweise fühlte sie sich schon besser, obwohl sie noch keine einzige Tablette genommen hatte. Aber allein die Vorstellung, dass es eine logische Erklärung dafür gab, warum sie sich so fühlte, wie sie es tat, war eine Wohltat. Sie war nicht verrückt, sondern nur das Opfer einer zweiten Pubertät, die ausgerechnet bei ihr so richtig zuschlug. Aber auch diese Umstellungsphase würde vorbeigehen. Hatice war fest entschlossen, sich von jetzt ab selbst viel mehr zu unterstützen.

Zuhause erklärte Hatice ihrer Familie, was mit ihr los war. Sie begann, das Medikament zu nehmen, und es half ihr tatsächlich. Nicht sofort und nicht hundertprozentig, aber es war eine Unterstützung. Genau wie das Wissen, dass sie in einem normalen Lebensprozess steckte. Das allein ordnete viel von dem emotionalen und körperlichen Chaos, dem sie sich vorher vollkommen ausgeliefert gefühlt hatte.

Ich schaffe es, wurde wieder ihr Credo. Mit der Sicherheit, immer noch sie selbst zu sein, holte sie sich langsam Stück für Stück ihr Leben zurück.

● ● ●

Perimenopause / Wechseljahre kurz gefasst: Alles, was frau wissen muss

- Wechseljahre sind keine Krankheit, sondern eine normale Lebensphase – niemand käme auf die Idee, die Pubertät als Krankheit zu bezeichnen.
- Die Wechseljahre betreffen in ihren seelischen und körperlichen Auswirkungen die ganze Frau. Auch Stimmungs- und andere psychische Veränderungen können ein Teil dieser Phase sein.
- Die Phase des Wechsels kann bis zu zehn Jahre dauern (muss sie aber nicht) – ab Anfang Vierzig sind erste Symptome normal.
- Die Wechseljahre können auch schon deutlich früher anklopfen, dann sollte man aber unbedingt das Gespräch mit der Frauenärztin suchen! Denn bei den vorzeitigen Wechseljahren (vor dem Alter von 40), die ca. 1 Prozent aller Frauen betreffen, wird eine engmaschige Betreuung und die Gabe eines Hormonersatzes dringend empfohlen, um möglichen Negativfolgen im Knochenstoffwechsel, Herz-Kreislauf-System und Gehirn vorzubeugen.

- Die Wechseljahre können unterschiedlich belastend verlaufen. Ein Drittel aller Frauen merkt wenig bis gar nichts, ein Drittel hat leichte bis mäßige Beschwerden, und ein Drittel ist schwer betroffen.
- Beschwerden können sein:
  - Hitzewallungen und Schweißausbrüche (das klassische Symptom der Wechseljahre)
  - Schlafstörungen
  - Blutungsstörungen (die Periode kommt zu selten oder zu oft, es blutet zu stark, es gibt Zwischenblutungen, oder es kommt zu Dauerblutungen)
  - Stimmungsschwankungen und depressive Verstimmung
  - Vermehrte Reizbarkeit, Wut und Aggressivität
  - Vermehrte Angst
  - Vermindertes Selbstbewusstsein
  - Nachlassende Leistungsfähigkeit
  - Trockene Schleimhäute
  - Haut- und Haarprobleme wie eine trockene, empfindliche Haut und ein Ausdünnen der Kopfhaare sowie ein vermehrtes Wachsen von Haaren im Gesicht
  - Nachlassende Libido (»weniger Lust auf Sex«)
  - Trockene Scheide und Schmerzen beim Geschlechtsverkehr
  - Wiederkehrende Harnwegsinfekte
  - Gelenkschmerzen
  - Figurveränderungen und Veränderung der Fettverteilung am Körper hin zu einer vermehrten Speicherung von Fett im Bauchbereich bei einem gleichzeitig verringerten Energiebedarf
- Die Beschwerden können nur während der Umbruchphase auftreten oder aber auch noch darüber hinaus in der Postmenopause bestehen bleiben, sich verändern oder dann erst auftreten.

- Psychische Veränderungen und seelische Herausforderungen können den Hauptteil der Beschwerden ausmachen.
- Beschwerden, die als belastend empfunden werden, sollte man unbedingt behandeln! Hierfür gibt es verschiedene Ansätze. Oftmals helfen Hormone am besten, aber sie sind nicht die einzige Möglichkeit.
- Gesunde Ernährung, Sport und Bewegung, Entspannung und Stressverminderung sowie kognitive Verhaltenstherapien können ebenfalls die Beschwerden verringern und die Lebensqualität verbessern.
- Rauchen lässt die Menopause früher eintreten und verstärkt die Beschwerden. Mit dem Rauchen aufzuhören, kann unglaublich hilfreich sein.
- Die Wechseljahre an sich brauchen keine Therapie. Hormone für alle ist genauso unsinnig wie Hormone für niemanden.
- Eine Ausnahme bildet der Fall, in dem eine Frau sehr früh, vor ihrem 40. Geburtstag, in die Wechseljahre kommt. Hier ist eine Hormontherapie dringend indiziert, wenn es keinen absoluten Ausschlussgrund dagegen gibt!
- Es gibt Befunde in der Postmenopause, die einer Behandlung bedürfen, auch wenn sie keine typischen Wechseljahresbeschwerden machen wie zum Beispiel eine Osteoporose (Knochenschwund).
- Eine Therapie muss individuell angesetzt werden und sollte gegebenenfalls im Verlauf der Wechseljahre angepasst werden. Individuelle Risikofaktoren müssen dabei genauso Beachtung finden wie persönliche Vorlieben und Wünsche.
- Welche Therapie eine Frau in der Postmenopause braucht, muss im Einzelfall mit der Frauenärztin besprochen und abgestimmt werden. Auch eine psychologische Unterstützung kann im individuellen Fall sehr hilfreich sein.
- Der Zeitpunkt ein Jahr nach der letzten Blutung wird als

Menopause definiert – eine Verhütung wird danach, wenn man ganz sicher gehen möchte, noch für ein bis zwei Jahre empfohlen, anschließend ist keine Schwangerschaft mehr möglich.

- Die Wechseljahre und der darauffolgende Lebensabschnitt können eine große Chance im Leben einer Frau bedeuten.
- Wie frau sich zu den Wechseljahren stellt, beeinflusst stark, wie sie sie erlebt. Eine positive Einstellung kann Wunder an Gelassenheit bewirken.
- In unserer Gesellschaft sprechen wir noch viel zu wenig über die Wechseljahre und über das, was sie bedeuten. Hier wird es Zeit für mehr Verständnis und Offenheit.
- Die Wechseljahre gehören zu uns Superheldinnen dazu!

Ein neues Leben: Die Postmenopause

Nun sind die Wechseljahre vorbei, die letzte Periode liegt mehr als ein Jahr zurück, und die Phase des Umbruchs läuft so langsam endgültig aus. Im Durchschnitt sind Frauen 52 Jahre alt, wenn sie diesen Zeitpunkt erreichen – weit entfernt davon, alt zu sein. Sie stehen voll im Leben und werden das auch weiter tun.

Wie geht es also für die Superheldin weiter?

Fröhlich, gut gelaunt, energisch, optimistisch, hoffe ich. Denn du bist immer noch genau dieselbe großartige Frau wie zuvor. Nur weil sich etwas an deiner Hormonsituation geändert hat, bleibst du trotzdem du selbst. Jetzt liegt eine neue Lebensphase vor dir mit vielen Möglichkeiten und Chancen. Also, Superheldin, wie willst du leben? Was ist dir wichtig? Welche Dinge in deinem Leben bedeuten dir etwas? Gibt es etwas, das du schon längst klären oder loswerden wolltest? Und nicht zuletzt: Wie geht es deinem Körper?

Wenn man die biologische Seite der Postmenopause betrachtet, ist die Hauptveränderung, dass dein Körper jetzt mit sehr viel weniger Östrogen klarkommen muss, weil deine Ovarien keines mehr produzieren. Das Östrogen, das noch in deinem Körper zirkuliert, stammt vor allem aus dem Fettgewebe. Die Ovarien sind übrigens nicht vollkommen still, sondern produzieren für einige Jahre noch etwas Androgen (wahrscheinlich wichtig für die Libido). Auf alle Fälle nimmt die Gesamt-Östrogenmenge im Körper deutlich ab und unterliegt keinen zyklischen Schwankungen mehr. Für Frauen mit menstruationsabhängiger Migräne, Mastopathie, Dysmenorrhoe oder Endometriose etc. kann das eine ausgezeichnete Nachricht sein. Auch in Bezug auf das Brustkrebsrisiko bedeutet der Östrogenrückgang in der Postmenopause eine gute Veränderung. Und wie wir ja schon gesehen haben, muss die Postmenopause evolutionär (also in der Menschheitsentwicklung) einen Vorteil gebracht haben, sonst hätte sie sich nicht durchgesetzt, und auch wir Homo-sapiens-Weibchen würden Kinder bekommen, bis wir tot umfielen. Dass dem aber nicht so ist, sieht man daran, dass sich weltweit aktuell fast 1 Milliarde Frauen in der Postmenopause befinden.

Gute Veränderungen, die die Postmenopause bringen kann, sind Gelassenheit, das Gefühl, mehr bei sich selbst zu sein, eine gewachsene Selbstständigkeit, eine gelebte Lebenserfahrung und innere Ruhe. Was die Postmenopause jedoch individuell für eine Frau bedeutet, ist sehr unterschiedlich und wird von einer Vielzahl von Faktoren beeinflusst. So spielt das Ausmaß der Beschwerden eine große Rolle bei der Frage, wie gut man die neue Lebensphase annehmen kann. Dazu kommen individuelle psychologische Aspekte, ob man grundsätzlich Veränderungen begrüßt oder eher ablehnt oder ob man sich den Veränderungen gewachsen fühlt. Auch soziale Gesichtspunkte spielen eine große Rolle. Lebe ich in Beziehungen, in denen ich wertgeschätzt werde für das, was ich bin, oder werde ich nur nach veränderlichen Äußerlichkeiten beurteilt? Wie ist meine Arbeitssituation? Wird mein Wissen und meine Expertise so geschätzt, dass meine Fehltage aufgrund von postmenopausalen Beschwerden gern in Kauf genommen werden, oder bekomme ich gespiegelt, dass ich ab sofort für überflüssig gehalten werde?

Auch gesellschaftliche Strömungen stellen Weichen. Wenn eine Gesellschaft ihre Mitglieder wegen ihrer höheren Lebenserfahrung wertschätzt, werden Frauen die Postmenopause ganz anders erleben, als wenn ein hysterischer Jugendwahn ihnen das Gefühl gibt, unsichtbar zu werden.

Also, wie geht es dir, wie fühlt sich dein Leben an? Wie geht es deinem Körper und deiner Seele? Hast du Beschwerden? Wenn ja, wie schlimm sind sie? Brauchst du medizinische Unterstützung, oder möchtest du einfach mal darüber sprechen?

Wenn wir uns ansehen, welche Gewebe und Organe Östrogen beeinflusst (siehe Kapitel »Östrogen«), ist klar, dass sein Fehlen Probleme machen kann. Die Betonung liegt allerdings auf dem *kann*, denn sehr viele Frauen haben keine Probleme oder Beschwerden in der Postmenopause. Sie begegnen ihrem Osteoporoserisiko mit Bewegung, Sport und ausreichend Vitamin D. Stimmungsschwankungen gleichen sie aus, indem sie sich viel an der frischen Luft bewegen und Arbeit und Hobbys nachgehen, die sie erfüllen. Schlafstörungen schultern sie, indem sie sich in der schlaflosen Zeit nicht nur herumwälzen, sondern lesen, Podcasts hören, Sex haben oder sich interessante Gedanken machen. Einer möglichen Gewichtszunahme bieten sie die Stirn mit einer gesunden Ernährung und mehr Bewegung.

Aber was ist, wenn das alles nicht funktioniert oder die Beschwerden einfach zu schwerwiegend sind? Dann muss die Superheldin unbedingt handeln! Stilles Leiden, wie es in den vergangenen Generationen von Millionen Frauen verlangt wurde, ist weder gut noch sinnvoll, sondern führt zu Unglück, Unzufriedenheit und körperlichen und seelischen Qualen. Also, wenn du Beschwerden hast, die dir Lebensqualität und -freude rauben, tu unbedingt etwas dagegen. Und das ist genau der Punkt, für den wir Frauenärztinnen da sind. Selbst wenn alles gut ist, wollen wir dich als Patientin weiterhin einmal im Jahr zur Vorsorge sehen. Doch wenn nicht alles gut ist, sollten wir sofort zusammen nach einer Lösung suchen.

Wie können mögliche Therapieansätze bei postmenopausalen Beschwerden aussehen?

Für viele Symptome, die durch einen Östrogenmangel ausgelöst werden, ist die Gabe von Hormonen tatsächlich die wirkungsvollste Therapie. Das ist irgendwie auch nicht überraschend, da man etwas ausgleicht, das gerade fehlt. Also in anderen Worten: Bei starken Hitzewallungen, Nachtschweiß und Schlafproblemen hilft eine Hormonersatztherapie (HRT) besser als jede andere Methode (HRT kommt aus dem Englischen und steht für Hormon replacement therapy, die seltener verwendete deutsche Abkürzung lautet HET für Hormonersatztherapie). Dafür kann man Östrogene als Tablette nehmen oder als Pflaster, Spray, Gel über die Haut geben. Hat eine Frau noch ihren Uterus, muss unbedingt ein Gestagen dazugegeben werden, damit die Gebärmutterschleimhaut geschützt wird. Für welches Präparat und welche Dosierung man sich entscheidet, muss jede Frau individuell im Gespräch mit der Frauenärztin klären und gegebenenfalls ausprobieren. Wichtig ist in diesem Zusammenhang auch, mit seiner Ärztin über mögliche Nebenwirkungen und negative Langzeitfolgen zu sprechen. Eine HRT erhöht das Risiko, ein Blutgerinnsel (medizinisch: Thrombose) zu entwickeln. Außerdem können die Hormone in der HRT grundsätzlich das Brustkrebsrisiko erhöhen, unabhängig davon, ob es sich um synthetische, also künstlich hergestellte Hormone, natürliche Hormone oder bioidentische Hormone handelt. Die immer wieder verbreitete Aussage, dass bioidentische Hormone das Brustkrebsrisiko nicht erhöhen, ist nach dem aktuellen Wissensstand so nicht richtig. Daher sollten vor und während einer Hormontherapie regelmäßige Brustuntersuchungen (Mammografie und Ultraschall) durchgeführt werden.

Die Risiken sind je nach Ausgangslage, verwendetem Präparat und Dauer der Anwendung jedoch ganz unterschiedlich hoch. Daher muss eine individuelle Beratung jeder einzelnen Frau erfolgen!

Eine Ausnahme unter den Hormongaben bildet die lokale vaginale Gabe von Estriol zur Behandlung beispielsweise der trockenen (atrophischen) Vagina. Bei dieser Behandlungsform ist nicht mit einer Erhöhung des Brustkrebsrisikos zu rechnen, daher darf eine solche Therapie sogar nach einer Brustkrebserkrankung angewandt werden.

Insgesamt kann man zur Hormonersatztherapie sagen, dass sie richtig angewandt sehr wirkungsvoll ist. Im Vorfeld sollte jedoch die individuelle Situation einer Frau genau beurteilt werden. Gibt es Gegenanzeigen, die eine Einnahme nicht sinnvoll erscheinen lassen oder sogar ausschließen? Oder gibt es umgekehrt Gründe, wie eine bereits bestehende Osteoporose, die für eine HRT sprechen? Wann hat die Postmenopause begonnen? War eine Frau noch sehr jung, würde man ihr stärker zu einer HRT raten, als wenn sie schon vergleichsweise alt bei ihrer letzten Blutung war und es zusätzlich in ihrer Familie ein vermehrtes Auftreten von Brustkrebsfällen gibt. Wie lange ist die Menopause her? Auch das spielt eine große Rolle bei der Frage, ob es sinnvoll ist, in der aktuellen Situation mit einer HRT zu starten.

Doch was ist, wenn eine Frau keine Hormone nehmen kann oder nehmen möchte? Keine Sorge, bei den allermeisten Beschwerden und Symptomen, die in der Postmenopause auftreten können, ist eine HRT nicht die einzige Behandlungsoption. Welche verschiedenen Alternativen es gibt, wollen wir uns anhand der einzelnen Symptome ansehen.

- Vasomotorische Beschwerden wie Hitzewallung und Nachtschweiß: Hier ist die erfolgversprechendste Therapie, wenn keine Gegenanzeigen bestehen, tatsächlich die Hormonersatztherapie (HRT). Sie ist den anderen Behandlungsmethoden überlegen, was aber nicht heißt, dass es keine Alternativen gibt. So kommen auch bestimmte Antidepressiva (Serotonin-Reuptake-Inhibitoren) zum Einsatz oder die relativ neuen NK3-Inhibitoren, die auf die Temperaturregulation im Gehirn wirken. Eine weitere Option ist der Einsatz von pflanzlichen Heilmitteln (medizinisch: Phytotherapeutika). Dazu zählen Isoflavone (chemisch-strukturell ähnlich zu Östrogen) und zugelassene Cimicifuga-Arzneimittel (Traubensilberkerze). Bei diesen Phytotherapeutika gibt es eine Vielzahl von Zubereitungen, die unterschiedlich wirken können und deren Sicherheit unklar ist. Auch kann es zu Interaktion mit anderen Medikamenten kommen. Alternativ hilft nachgewiesenermaßen auch die kognitive Verhaltenstherapie bei vasomotorischen Beschwerden gut.
- Schlafstörungen: Wichtig ist zu wissen, dass der Schlafbedarf mit zunehmendem Alter sinkt – das ist vollkommen normal. Liegen die Schlafstörungen an nächtlichen Hitzewallungen und Nachtschweiß, kann eine Therapie der vasomotorischen Symptome auch den Schlaf verbessern. Liegt eine Schlafapnoe vor (Atemaussetzer im Schlaf), sollte das spezifisch behandelt werden. Beim Restless-Legs-Syndrom, einem Krankheitsbild, das sich durch Missempfindungen und einen unangenehmen Bewegungsdrang in Armen und Beinen besonders in Ruhe und daraus folgenden Schlafstörungen auszeichnet, hilft eine Aufsättigung des Eisenspiegels
  Weitere Therapieoptionen bei Schlafstörungen sind: Verhaltensanalyse mit Schlafprotokollen. Feste Bettzeitfenster und

regelmäßige Schlafengeh- und Aufstehzeiten können dabei helfen, die eigenen Schlafgewohnheiten besser zur strukturieren und dadurch zu verbessern. Die kognitive Verhaltenstherapie hilft auch bei Schlafstörungen. Eine Vorstellung in der Schlafmedizin mit gegebenfalls medikamentöser Therapie ist eine weitere Option. Im subjektiven Empfinden kann auch eine HRT Schlafstörungen verbessern.

- Stimmungsbeeinträchtigung: Vor allem sind hier Angststörungen, depressive Symptome und Depression zu nennen. Es gibt Risikofaktoren für postmenopausale Beschwerden im seelischen Bereich, zu denen eine frühe Menopause gehören, eine Menopause aus medizinischen Gründen (zum Beispiel bei der prophylaktischen Entfernung der Eierstöcke zur Verhinderung eines Ovarialkarzinoms bei BRCA-Mutation), ein langer perimenopausaler Übergang, menopausale Beschwerden, Depression und andere psychische Erkrankungen in der Vorgeschichte, finanzielle Nöte, Arbeitslosigkeit, mangelnde soziale Einbindung, fehlende Unterstützung, Übergewicht und Rauchen. Umgekehrt gibt es auch schützende Faktoren wie eine positive Grundeinstellung, ein gesunder Lebensstil, soziale Interaktionen, positive Schlafregulation, Rauchstopp, erfolgreiches Stressmanagement und ein positives Selbstbild

  Therapie: Liegt die Stimmungsbeeinträchtigung an Hitzewallungen und Schweißausbrüchen, kann eine Therapie der vasomotorischen Symptome auch das seelische Befinden verbessern. Gleiches gilt für die Behandlung von Schlafstörungen

  Zusätzlich ist je nach Schwere der Symptome eine psychotherapeutisch-psychiatrische Begleitung in dieser Lebensphase hilfreich. Eine kognitive Verhaltenstherapie kann helfen, besser mit der Postmenopause und seelischen Tiefschwüngen klarzukommen

Weitere Therapiemöglichkeiten: Lebensstilmodifikation hin zu mehr Bewegung und gesünderer Ernährung, mehr sozialen Interaktionen, alles, was das Selbst und ein positives Selbstbild stärkt. Selbstverständlich gibt es auch hier die Möglichkeit einer medikamentösen Therapie mit Antidepressiva und anderen Medikamenten.

- Scheidentrockenheit (vaginale Atrophie): Hier werden zwei Therapien empfohlen: die lokale Hormonbehandlung vorzugsweise mit Estriol, das vaginal angewandt wird, oder die Verwendung hormonfreier Feuchtigkeits- oder Gleitgele auf Wasserbasis (ggf. mit Hyaluronsäure). Wichtig zu wissen ist, dass es auch unter einer HRT zu einer Scheidentrockenheit kommen kann, die dann zusätzlich lokal behandelt werden sollte.
- Urogenitale Beschwerden wie die postmenopausale Harninkontinenz: Auch hier kommt als mögliche Therapie eine vaginale Hormonbehandlung mit Estriol infrage. Zusätzlich wird Beckenbodentraining empfohlen.
- Urogenitale Beschwerden wie wiederkehrende Harnwegsinfekte: Therapeutisch kann man hier die vaginale Hormonbehandlung mit Estriol versuchen. Eine Alternative ist die antibiotische Langzeitprävention (also die dauerhafte Gabe eines Antibiotikums).
- Sexuelle Probleme wie Libidoverlust, Schmerzen beim penetrativen Geschlechtsverkehr, Orgasmusstörungen: Es ist normal, dass die Libido sowohl bei Frauen als auch bei Männern mit steigendem Alter nachlässt. Allerdings berichten viele Paare umgekehrt auch von einer besonders schönen, zugewandten Sexualität nach Wegfall der Sorge vor einer unerwünschten Schwangerschaft und dem Nachlassen eines großen Leistungsdruckempfindens. Da wir wissen, dass die Sexualität von körperlichen Aspekten, Selbstwahrnehmung und Kommunikation beeinflusst wird, kann man umgekehrt

genau diese Kommunikation auch zur Stärkung der gemeinsamen Sexualität verwenden. Hier kann eine psycho- und/oder sexualtherapeutische Beratung und gegebenfalls Paartherapie sehr hilfreich sein
Wenn die Beschwerden auf einer Scheidentrockenheit beruhen, kann eine Behandlung dieses unangenehmen Symptoms eine deutliche Besserung bringen. Ist eine hormonelle Therapie gewünscht, kann man eine HRT oder eine Testosterongabe in Erwägung ziehen.

Grundsätzlich bessern sich die Beschwerden der Postmenopause im Lauf der Zeit oftmals von selbst. Das weiß man nicht nur aus der reinen Beobachtung, es ist auch wissenschaftlich nachgewiesen im Rahmen sogenannter randomisiert placebo-kontrollierter Doppelblindstudien. Darunter versteht man wissenschaftliche Untersuchungen – häufig eingesetzt zur Testung von Medikamenten oder neuen Behandlungsmethoden –, bei denen die Studienteilnehmerinnen zufällig auf zwei Gruppen verteilt werden (randomisiert). Dabei weiß weder die Studienteilnehmerin noch der Studienarzt, zu welcher Gruppe eine Studienteilnehmerin gehört (doppelblind). Von den Studienteilnehmerinnen erhält dann die eine Hälfte das Verum – also das echte Medikament – und die andere Hälfte ein Placebo – ein Scheinmedikament, das in der Regel nur Stärke und/oder Zucker enthält (placebo-kontrolliert). Auf diese Weise kann man genau herausfinden, ob ein Medikament wirklich hilft. Wenn ja, muss die Wirkung in der Verum-Gruppe deutlich stärker ausfallen als in der Placebo-Gruppe. Eine deutliche Verbesserung in der Placebo-Gruppe spricht umgekehrt dafür, dass sich die Beschwerden von allein bessern oder einzig der Glauben daran, ein wirkungsvolles Medikament zu bekommen, eine positive Wirkung hervorruft. Letzteres nennt man Placeboeffekt. Aus vielen Studien weiß man nun, dass die

Beschwerden der Postmenopause auch in der Placebogruppe regelmäßig deutlich besser werden, und zwar in einem höheren Maße, als der reine Placeboeffekt es erklären kann. Die Zeit allein führt also zu einer Verbesserung der Beschwerden.

Doch nicht nur Zeit ist ein heilender Faktor, auch das Wissen um diese besondere Lebensphase hilft bei der Bewältigung der Herausforderungen! Zu wissen, was einen erwarten könnte und wie man damit umgehen kann, nimmt die Sorge vor dem Unberechenbarem. Oder anders gesagt, Wissen reduziert Angst und Stress. Gleichzeitig hat man als Superheldin in dieser Lebensphase viel mehr Pfeile im Köcher als früher. Du weißt, wer du bist, wo deine Stärken und deine Schwächen liegen. Du weißt, wie man liebt und wie man loslässt und wie man das meiste aus einer eigentlich ausweglosen Situation macht. Du weißt, was du allein schaffen kannst und wann du dir Hilfe holen solltest. Du bist du selbst. Die Postmenopause ändert nichts daran.

Altern ist ein Teil unseres Lebens, unabhängig davon, ob wir das wollen oder nicht. Und ja, auch wir Superheldinnen altern. Aber unser Körper tut auch weiterhin alles, was er kann, damit wir ein ganz besonderes Leben führen können, nämlich unser ganz eigenes Leben. Wir atmen und unser Herz schlägt. Hormone steuern unsere Wachheit und unseren Stoffwechsel. Wenn wir uns verlieben – was in jedem Alter vorkommen kann –, steigen unsere Aufregung und Aktivität. Wir können Sex haben, wenn wir möchten, und es vielleicht in vielen Punkten noch mehr genießen als früher. Gleichzeitig sind wir emotional und körperlich unabhängiger, stabiler in uns selbst, genauso neugierig, aber stärker als früher. Wir brauchen weniger Schlaf und können uns ganz in Dinge versenken. Du bist in der Postmenopause, und dein Gehirn ist weiterhin hochaktiv. Du lächelst und deine Augen funkeln. Du lachst und fühlst dich frei. Und für einen Augenblick spürst du all die Unannehmlichkeiten gar nicht, die dich sonst plagen, weil dein Gehirn gerade keine Zeit hat, sich damit zu beschäftigen. Bei allem, was du tust, begleitet dich dein wunderbarer Körper – in dieser Lebensphase und in jeder anderen. Ganz einfach, weil du eine Superheldin bist.

Wenn man sich mit dem Thema Frau beschäftigt, kommt man aus dem Staunen nicht mehr heraus. Überall unglaubliche Leistungen, fantastische Möglichkeiten, geniale Konstruktionen. Unser Körper ist ein Wunder, und es macht einen Riesenspaß, sich damit zu beschäftigen. Ich hoffe, ich konnte dich mit meiner Begeisterung auf dieser Reise durch den Körper anstecken. Denn eines ist ganz klar: Wir Frauen sind etwas ganz Besonderes. Wir sind Superheldinnen!

Literaturverzeichnis

Das ausführliche Literaturverzeichnis zu diesem Buch findet sich hier: www.penguinrandomhouse.de/wir-superheldinnen

Register

C

D

E

H

I

K

L

M

N

O

P

W

Z